RELIGA

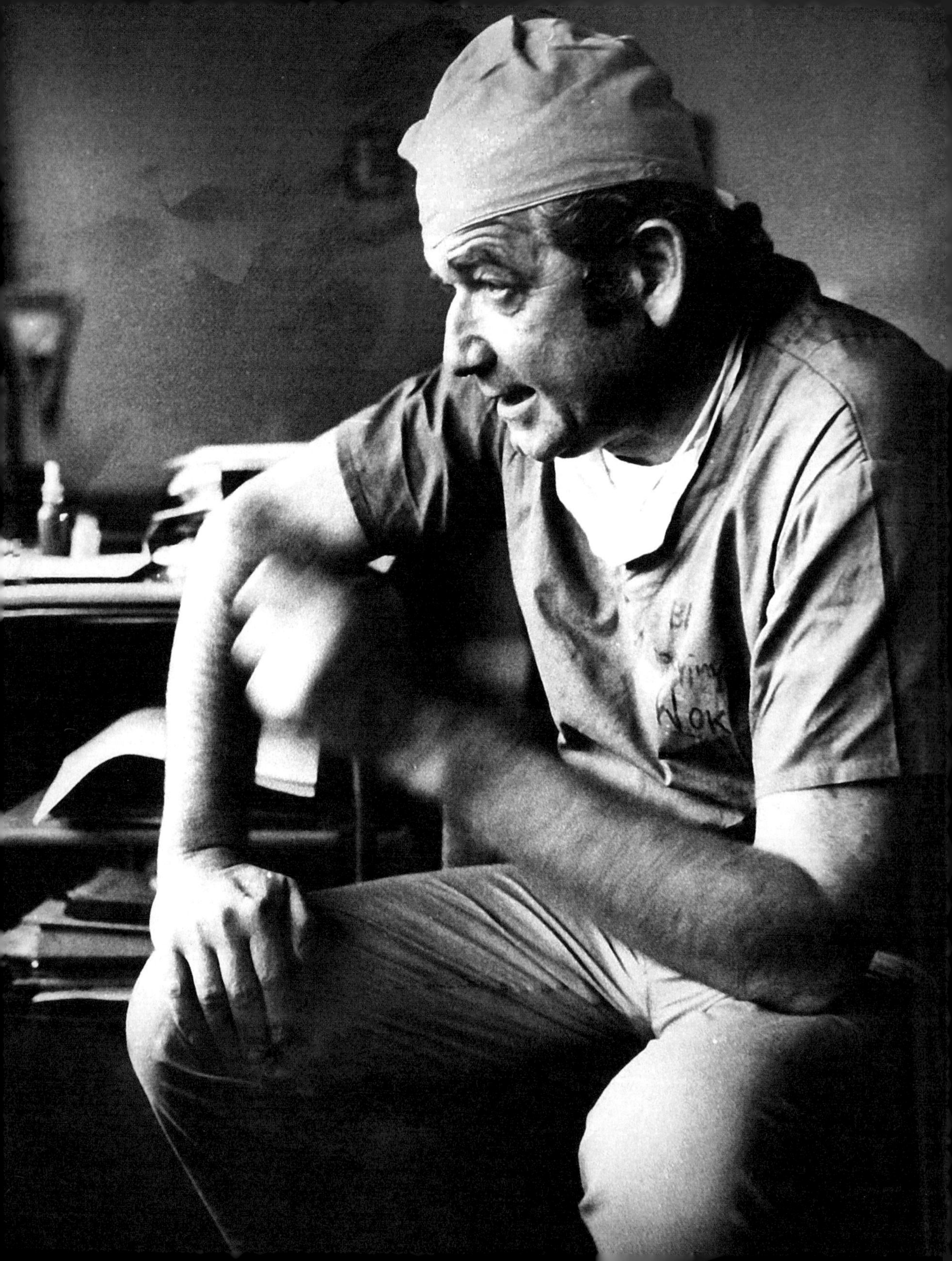

DARIUSZ
KORTKO

JUDYTA
WATOŁA

RELIGA

BIOGRAFIA NAJSŁYNNIEJSZEGO POLSKIEGO KARDIOCHIRURGA

Biblioteka
Gazety
Wyborczej

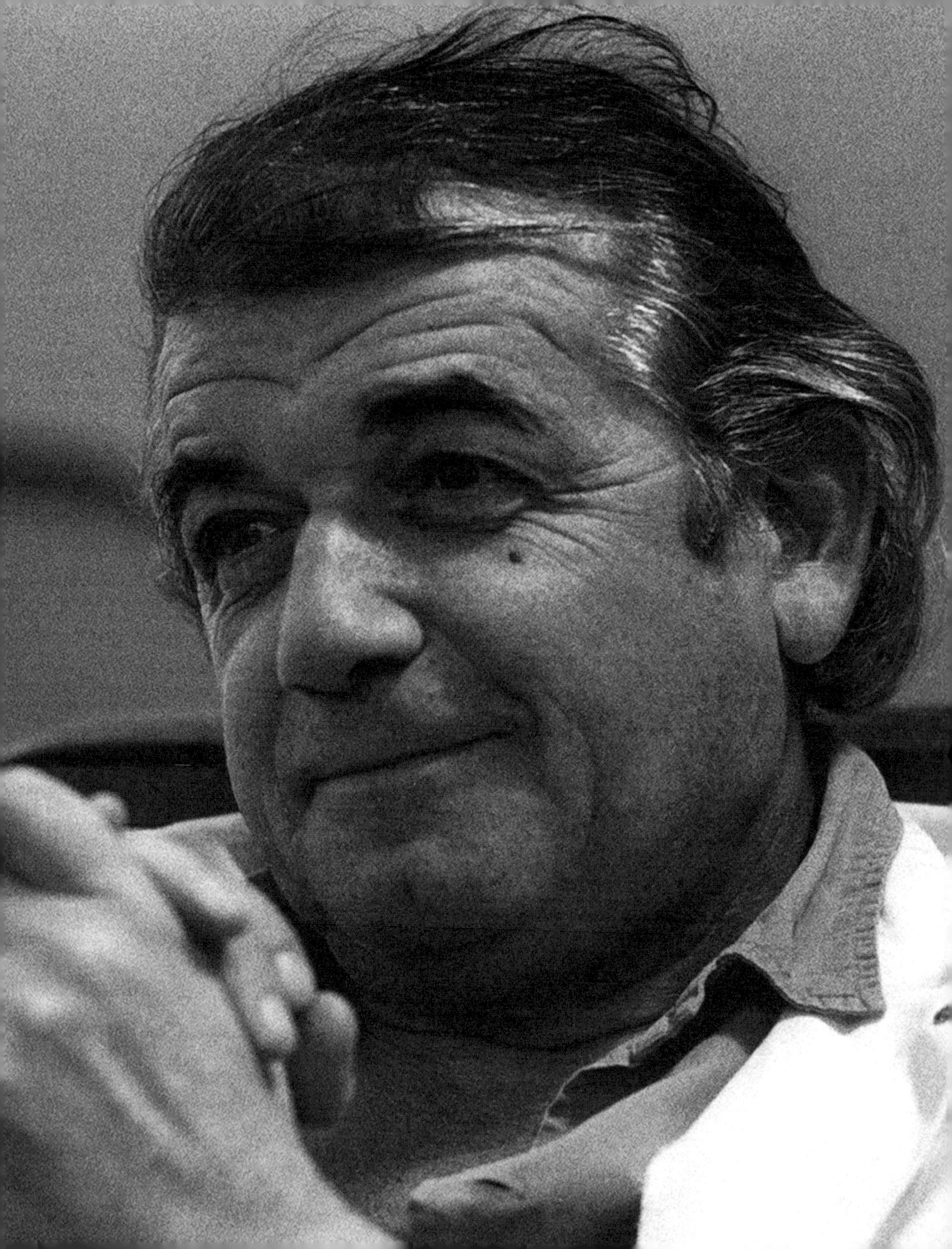

Spis treści

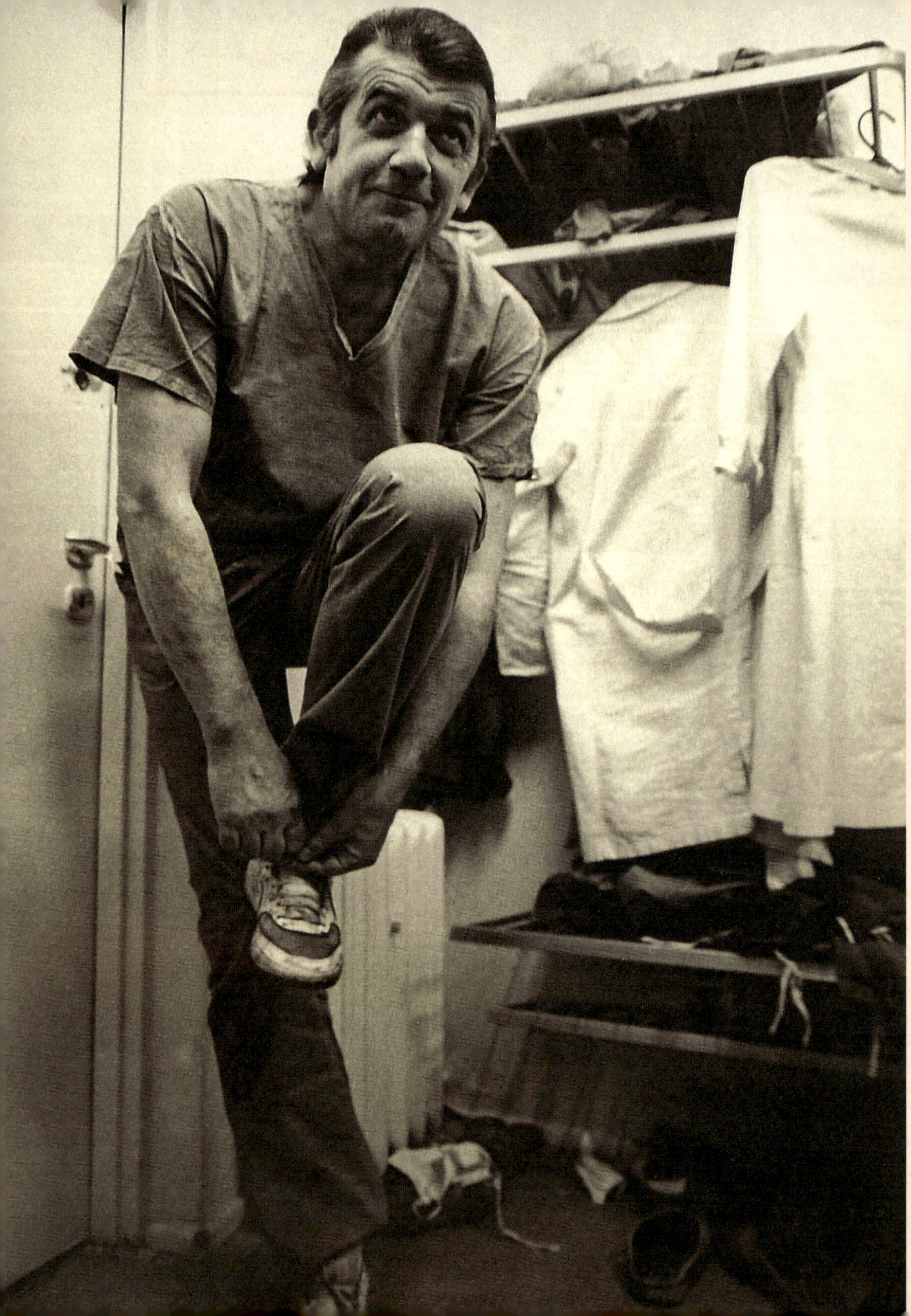

WSTĘP

Operują w skupieniu. Krótkie polecenia. Skalpel, ssak, klema. Przytnij, otwórz, zamknij. Ciśnienie, temperatura, saturacja.

Serce jest niepokorne. Ma wielkość pięści, waży około 300 gramów. Wciąż bije, ciągle w ruchu. 72 uderzenia na minutę, ponad 4 tysiące na godzinę, niemal 40 milionów uderzeń w roku. Potrafi nagle przyspieszyć, u przeciętnego człowieka nawet do 120 uderzeń na minutę, tłoczy wtedy 12 litrów krwi. Wytwarza prąd o mocy około 20 watów. Ale musi być zdrowe.

A gdy zawodzi? Do tej pory to wyrok śmierci. Teraz próbują nieznanego. Po raz pierwszy usuwają chore serce, żeby zrobić miejsce na nowe. Widok pustej klatki piersiowej jest niesamowity. Przerażający. To tak wygląda człowiek bez serca – pusta, przygnębiająca otchłań. Odtąd nie ma już odwrotu, trzeba iść dalej, starego mięśnia nie da się ponownie przyszyć.

Muszą do pustej klatki włożyć serce nowe, dokładnie zespolić przedsionki, aortę i tętnicę płucną dawcy z przedsionkami, aortą i tętnicą płucną biorcy. Praca łatwa, ale żmudna. Szew po szwie, liczy się dokładność. Najtrudniejsze przed nimi. Odłączyć sztuczne krążenie, zdjąć zaciski z naczyń, pozwolić, by krew biorcy zaczęła płynąć przez nowe serce. Niepewność, nawet strach. Ten na stole przeżyje albo umrze.

Nowe serce nabiera kolorów, wypełnia się krwią, ale się nie spieszy. Denerwuje chirurga, który bierze je w dłoń, masuje. Najpierw delikatnie, potem coraz bardziej nerwowo. W końcu zaczyna bić. Najpiękniejszy widok na świecie, potwierdzony przez miarowe bip, bip z monitora. Chciałoby się krzyczeć z radości, ale przy stole operacyjnym nie można. Trzeba opanować emocje.

A więc to tak się przechodzi do historii? Z kamieniem w żołądku i ściśniętym gardłem.

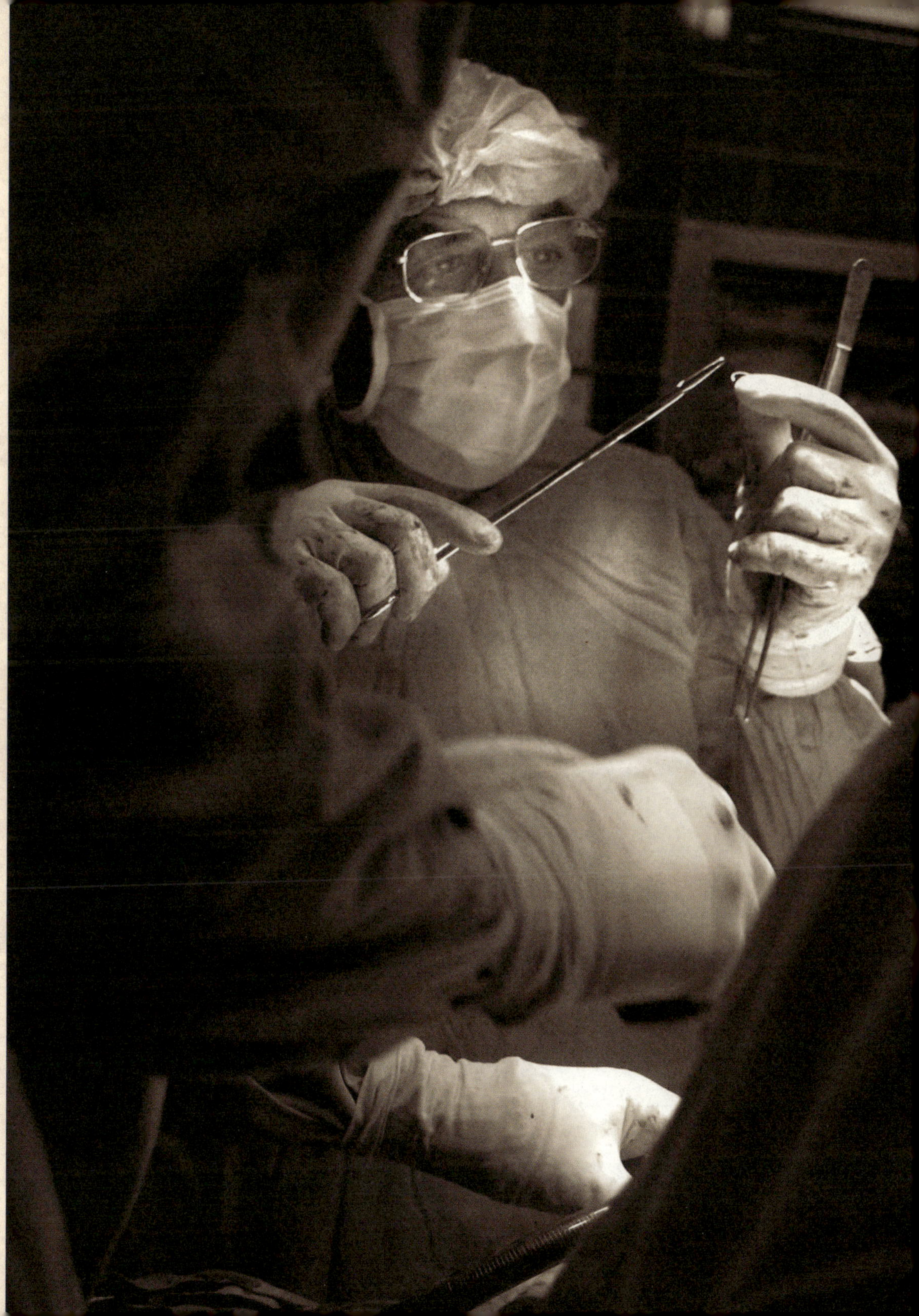

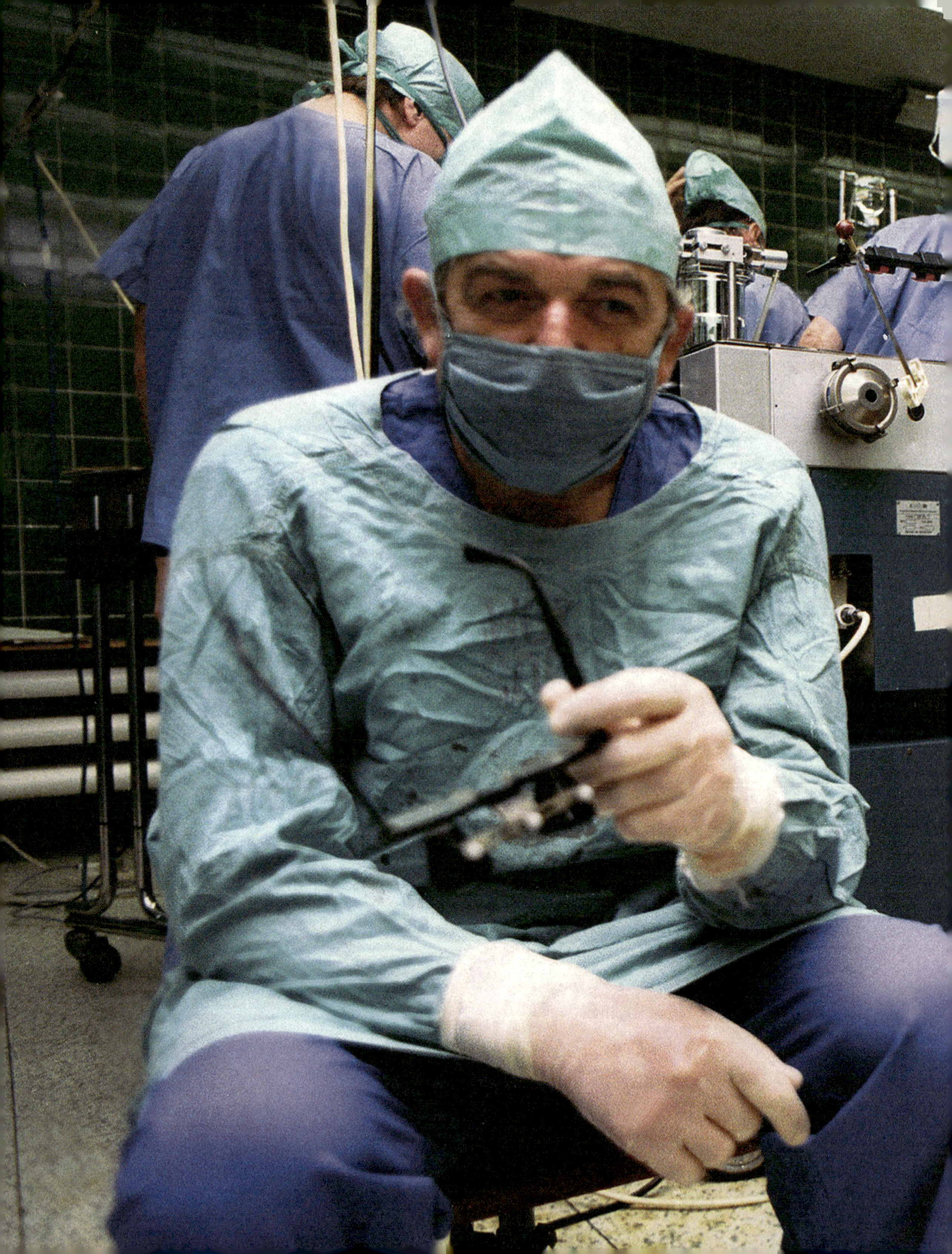

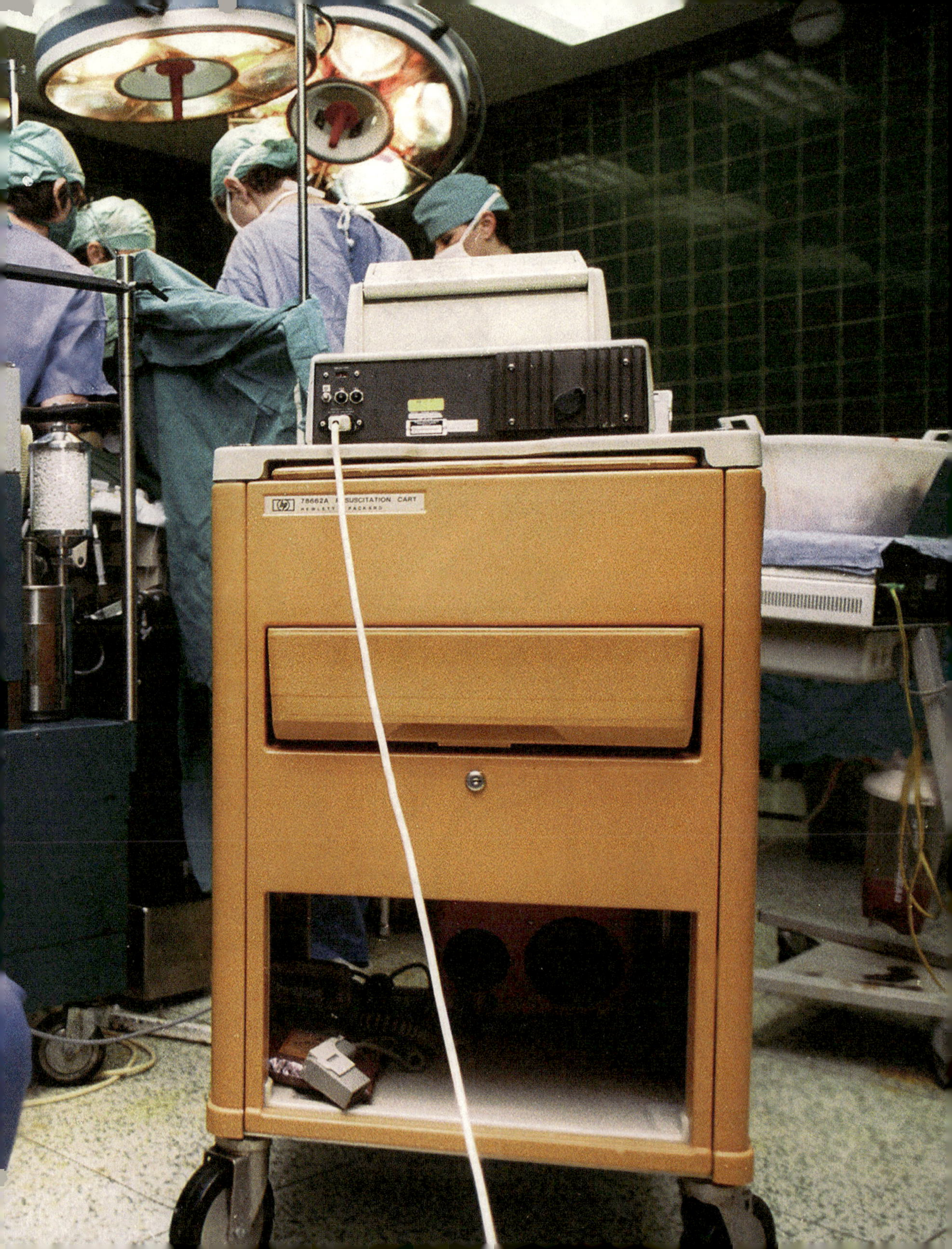
78662A SUSCITATION CART

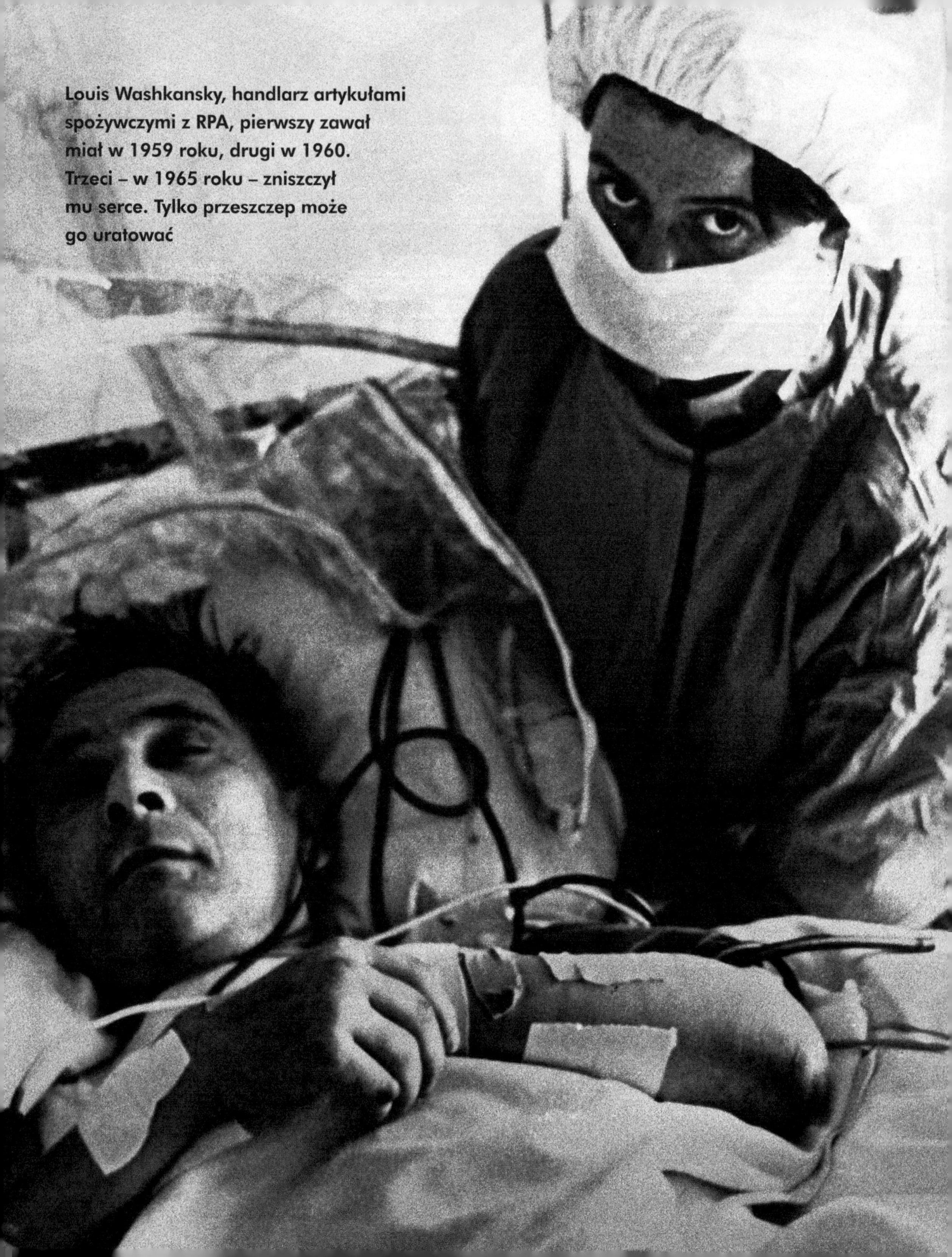

Louis Washkansky, handlarz artykułami spożywczymi z RPA, pierwszy zawał miał w 1959 roku, drugi w 1960. Trzeci – w 1965 roku – zniszczył mu serce. Tylko przeszczep może go uratować

CHIRURG

Wściekł się.

Był pewien, że dostanie błogosławieństwo, przecież jest gotowy, dałby radę. Ale profesor Wacław Sitkowski, ordynator oddziału chirurgii w szpitalu na Woli w Warszawie ściąga go na ziemię. Żadnych przeszczepów serca nie będzie. Nie ma mowy! Trzeba leczyć miażdżycę, operować wady wrodzone. Przeszczepy mogą poczekać.

Docent Zbigniew Religa nie ustępuje. Christiaan Barnard zrobił przeszczep w 1967 roku, ponad piętnaście lat temu! Mamy sprzęt, ludzi. Jest nowy lek, cyklosporyna, można skutecznie walczyć z odrzutem; to szansa dla pacjentów, dla których nie ma innego ratunku. Musimy zaryzykować, dać im nadzieję!

Profesor ucina: – Zbyszek, oczywiście, zrobisz to, ale tylko w dwóch przypadkach – jak przejdę na emeryturę albo jak umrę.

Religa nie chce tego słuchać. Trzaska drzwiami.

Po co były szkolenia, wyjazdy do Ameryki? Pierwszy, na początku lat 70., do profesora Adama Wesołowskiego. Nowy Jork, Mercy Medical Center na Long Island. Są najlepsi na świecie w chirurgii naczyń, wymyślają grafty, czyli sztuczne żyły i tętnice, wszczepiają je chorym. Ile włożył wysiłku, żeby mógł tam pojechać.

Wesołowski to Polak, ale z czwartego pokolenia emigrantów. Polskiego nie zna. Z pacjentami też trzeba się dogadać. Po rosyjsku, którego uczył się w szkole? Po łacinie, którą zna ze studiów? Zresztą szpital nie przyzna stypendium, dopóki kandydat nie zda egzaminu z angielskiego i medycyny w amerykańskiej ambasadzie.

Kiedy ostatnio miał kontakt z angielskim? Zaczął się uczyć dopiero po wojsku, potem nie było okazji do szlifowania słówek i zwrotów. A więc egzamin – całe noce zarwane na wkuwaniu medycznych słówek, mozolne tłumaczenie artykułów z amerykańskich pism. Zdał, cudem chyba.

Ameryka. Każdy pacjent to stres. Na pamięć uczy się pytań, które trzeba zadać choremu, w kilku wariantach. Słownik w dłoń i szukanie słówek.

Potem podróż po najlepszych klinikach: Massachusetts General Hospital, szpital Houston, Cleveland Clinic, gdzie słynny René Favaloro tworzy chirurgię naczyniową.

Wszędzie operacje, szkolenie, dyskusje, podpatrywanie. Amerykanie chętnie dzielą się wiedzą. Godziny przy stole operacyjnym procentują – po powrocie do kraju Religa jest pierwszym polskim lekarzem, który operuje tętnice kręgowe.

Ale to tylko początek, chce więcej. Składa wniosek o rezydenturę na oddziale kardiochirurgii w Stanach Zjednoczonych. Szpital w Detroit chętnie go przyjmie, zwłaszcza że pracuje tam jego szwagier Waldemar Wajszczuk.

Detroit to Adrian Kantrowitz, jeden z najwybitniejszych chirurgów na świecie. I jeden z największych pechowców.

Centrum Lotów Kosmicznych im. Johna Kennedy'ego na Florydzie, jeden z symboli amerykańskiego sukcesu. Zbigniew Religa, zafascynowany Ameryką, odwiedza je na przełomie lat 70. i 80.

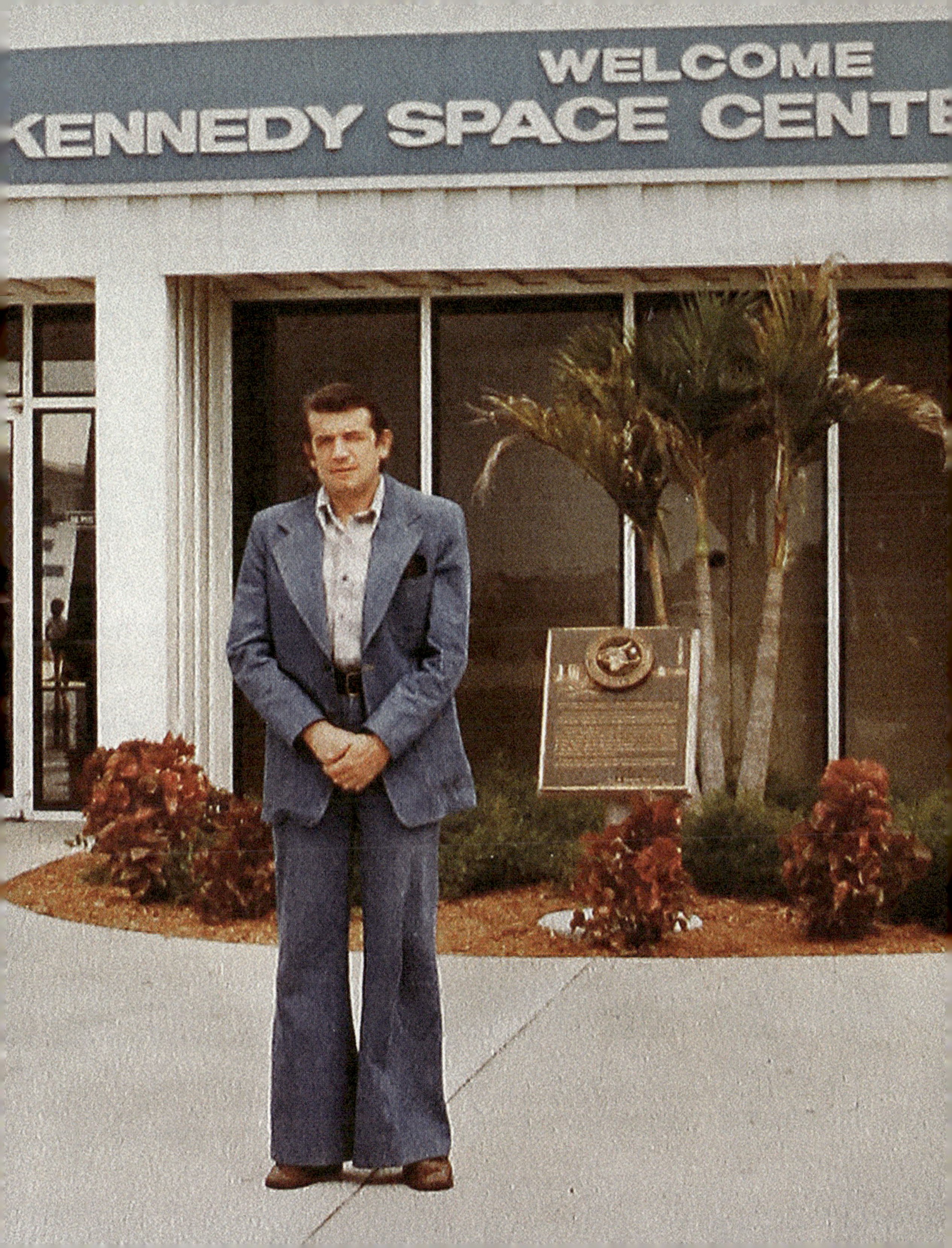
WELCOME
KENNEDY SPACE CENTE

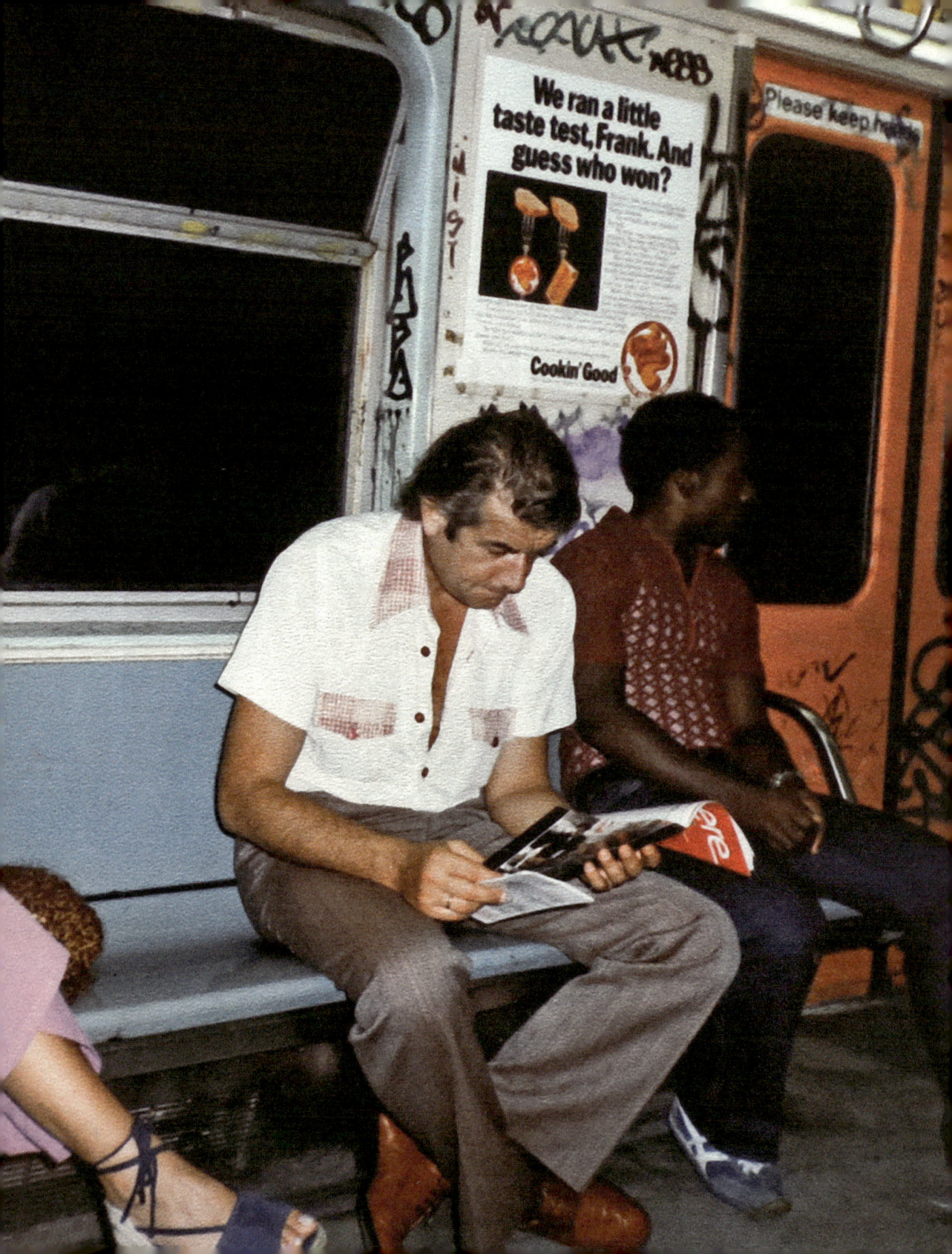
We ran a little taste test, Frank. And guess who won?
Cookin' Good
Please keep

Pieśń o wieczności życia

Późna jesień 1967 roku, obydwaj lekarze są gotowi: Adrian Kantrowitz w Nowym Jorku i Christiaan Barnard w Kapsztadzie. Mogą tylko czekać. Decyduje ślepy los.

2 grudnia 1967 roku. 25-letnia Denise Darval, urzędniczka bankowa z Kapsztadu, ma wypadek samochodowy. O 17.30 jej mózg umiera, ale lekarze nie wyłączają aparatu, który za nią oddycha. O pierwszej w nocy serce Denise zostaje wszczepione do klatki piersiowej żydowskiego emigranta z Litwy Louisa Washkansky'ego, handlarza artykułami spożywczymi. Urodził się w 1913 roku. Jego ojciec wyjechał do Afryki Południowej, bo mówiło się, że Żydzi mogą tam żyć bezpiecznie.

Pierwszy zawał miał w 1959 roku, drugi w 1960. Trzeci, w 1965 roku, zniszczył mu serce. Tylko przeszczep może go uratować. Washkansky żyje z nowym. Cóż, że tylko 18 dni.

Amerykańskie gazety cytują rozentuzjazmowanych ludzi: „Mój Boże, za parę lat nie będzie już chorych na serce", mówi ekspedientka. „Nie boję się już przyszłości" – to jeden z robotników. Piosenkarz: „Komponuję pieśń o wieczności życia". Inżynier: „Podróż na Księżyc i nowe serce. Opłaca się być tego świadkiem".

Niektórzy się boją: „Śmierć należy do praw życia. Ten rodzaj sztucznego przedłużania egzystencji jest wykroczeniem przeciw naturze". Ale tak mówią nieliczni. Głównie słychać: „Bosko, bajecznie, fantastycznie...".

Zdjęcie Washkansky'ego wypiera aktorkę Audrey Hepburn z pierwszej strony magazynu „Life". Barnard nazywany jest „człowiekiem

Pierwszy raz jest w Nowym Jorku w lipcu 1972 roku. Stypendium funduje rząd amerykański. Mercy Medical Center na Long Island. Są najlepsi na świecie w chirurgii naczyń, wymyślają grafty, czyli sztuczne żyły i tętnice, wszczepiają je chorym. Lubi to miasto, chętnie tam wraca podczas kolejnych pobytów w USA

o złotych dłoniach". Świat słucha zastrzeżeń teologów i lekarzy, ale pragnie wierzyć w sukces. Każde słowo południowoafrykańskiego chirurga jest jak objawienie.

Kantrowitz nie chce już czekać. 6 grudnia 1967 roku w nowojorskim Maimonides Hospital wszczepia 17-letniemu chłopakowi serce dziecka, które zmarło w wyniku uszkodzenia mózgu. Pacjent umiera po kilku godzinach. Szpital nie chwali się pionierską operacją, a Kantrowitz nie jest, jak Barnard, typem showmana.

Barnard korzysta ze sławy. Podróżuje po świecie, każdy chce go poznać. Zapraszają go książęta, królowie, prezydenci państw, gwiazdy filmu i estrady. Rozmawia z papieżem. Gazety publikują jego zdjęcia u boku Sophii Loren i Giny Lollobrigidy. Rozwodzi się, żeni z dziewiętnastoletnią modelką, mają dwóch synów, ale po dwunastu latach młoda żona odchodzi. Barnard znajduje sobie jeszcze młodszą. Jego trzecia żona jest od niego młodsza o 40 lat. W 2000 roku Barnard znów jest sam. Umiera rok później na Cyprze z powodu ataku astmy.

Religa zna biografię Barnarda – to historia człowieka, który niezmordowanie dąży do sukcesu. Reporterzy, którzy za nim podążali, mówili o nim, że „postawił swoje życie i karierę na przeszczepienie serca i wierzy w to, że dziś czy jutro musi się ono udać jak wymiana pompy benzynowej w starym samochodzie (...). Wielu lekarzy uważa go za chirurga hazardzistę. Barnard potrzebuje sukcesu, aby jedni umilkli, a drudzy zgodzili się lub podporządkowali".

Łączy ich jeszcze jedno. Barnard też musiał przekonywać słynnego profesora Vala Schrire'a, by zgodził się na przeprowadzenie przeszczepu serca.

W książce „One Life" Barnard tak wspomina tę kłótnię:

– Wszystko jest gotowe – informuje profesora. – Zespół istnieje i wiemy, jak mamy to zrobić.

Schrire: – Skąd pan ma to wiedzieć, ze swoich doświadczeń na psach? Pańskie psy żyły bardzo krótko, powinien pan osiągnąć dłuższe okresy ich przeżycia.

Barnard: – Nie mam zamiaru tracić na to czasu. Z psami nie można postępować tak, jak z ludźmi.

– A ryzyko? – upiera się profesor.

Barnard zdenerwowany: – O jakim ryzyku pan mówi? Przeszczepimy serce u człowieka nieuleczalnie, beznadziejnie chorego, któremu do końca życia zostało tylko kilka godzin lub dni. Pan to nazywa ryzykiem? Ten pacjent będzie pana błagał. Będzie żebrał o szansę, bo dla niego to szansa, a nie ryzyko.

Barnard przekonuje swojego zwierzchnika. Namawia go, żeby porozmawiał z Washkanskym. Stary profesor Schrire zaczyna rozumieć, że dla skazanego na śmierć 54-latka zgoda na pionierski zabieg nie jest aktem odwagi. Gdy człowiek ścigany przez lwa dobiega do rzeki pełnej krokodyli, wskakuje do wody w nadziei, że uda mu się dopłynąć na drugi brzeg. Nikt nie zdobyłby się na takie ryzyko, gdyby mu lew nie deptał po piętach.

Ale dla Religi ideał to Kantrowitz – wielki lekarz, wizjoner, pierwszy na świecie wszczepia choremu rozrusznik serca, pracuje nad balonami wewnątrzaortalnymi do częściowego wspomagania pracy serca u chorych z ostrymi zawałami.

U Kantrowitza Religa prawie nie wychodzi ze szpitala, operuje od wczesnego rana do późnego wieczora, a w przerwach między zabiegami pomaga w pracowni doświadczalnej.

Kantrowitzowie lubią rezydenta z Polski. Jest ujmujący, szarmancki dla kobiet, niezwykle pracowity i głodny wiedzy. – Jeśli chcesz, możesz u nas zostać – proponuje Kantrowitz.

Religa długo się nie zastanawia. – Wracam do Polski.

Pacjent w wannie z lodem

Do czego tu wracać? Kardiochirurgia jest straszna.

Hanna Miller, instrumentariuszka, pracę w Szpitalu Wolskim zaczyna w 1976 roku. Pielęgniarki siedzą w swoim pokoju, otwierają się drzwi, zagląda doktor Religa. Od razu zauważa Hannę. – Jesteś nowa? Mam na imię Zbyszek, pomożesz mi operować – zarządza i zamyka drzwi, zanim niedoświadczona pielęgniarka zdąży zaprotestować.

Miller do dziś pamięta ten zabieg. Osiemnastoletnia dziewczyna z wadą wrodzoną serca. Trzeba zamknąć ubytek w przegrodzie międzyprzedsionkowej. Zadanie chirurga – otworzyć przedsionek i załatać dziurę. Ale przy pracującym sercu z pacjenta w ciągu pół minuty wyleje się cała krew. Jedyny sposób to zacisnąć żyłę główną, która odprowadza krew z górnej połowy ciała, oraz żyłę dolną – wtedy serce robi się puste. Żaden problem przy zastosowaniu aparatu do krążenia pozaustrojowego. Tylko że w polskich szpitalach nie ma takich urządzeń. Chirurdzy muszą wprowadzić pacjentkę w stan hipotermii.

Hanna Miller: – W odległości około 25 metrów od sali operacyjnej była łazienka. Do wanny wlewałyśmy wodę i wrzucałyśmy pokruszony lód. Pacjenci byli usypiani przez anestezjologa, potem przewoziłyśmy ich do łazienki i zanurzałyśmy w tej wannie. Mierzyłyśmy temperaturę ciała, a gdy spadła do 30 stopni, trzeba było pacjenta przełożyć na wózek transportowy i takiego cieknącego pędem przewieźć do sali operacyjnej. Chirurdzy natychmiast otwierali klatkę piersiową i zaciskali żyły. Od tego momentu mieli pięć minut na zaszycie ubytku lub wszycie odpowiedniej łaty.

Hipotermia zmniejsza zapotrzebowanie organizmu na tlen, serce pracuje wolniej i można je operować, ale zaciśnięte naczynia powodują, że krew nie dopływa do mózgu. Jeśli chirurg się spóźni, niedotleniony mózg obumiera.

– Wszyscy pracowaliśmy pod niewyobrażalną presją – mówi Hanna Miller. Po jednym z takich zabiegów doktor Religa mierzy sobie tętno. Ma 170 uderzeń na minutę.

W 1969 roku profesor Jan Moll z Łodzi przeprowadza pierwszą w Polsce transplantację serca. Nieudaną. Nagłówki gazet krzyczą: „Porażka polskiej kardiochirurgii". Profesor musi odpierać oskarżenia o przeprowadzenie operacji na granicy eksperymentu, a nawet o zamordowanie dawcy

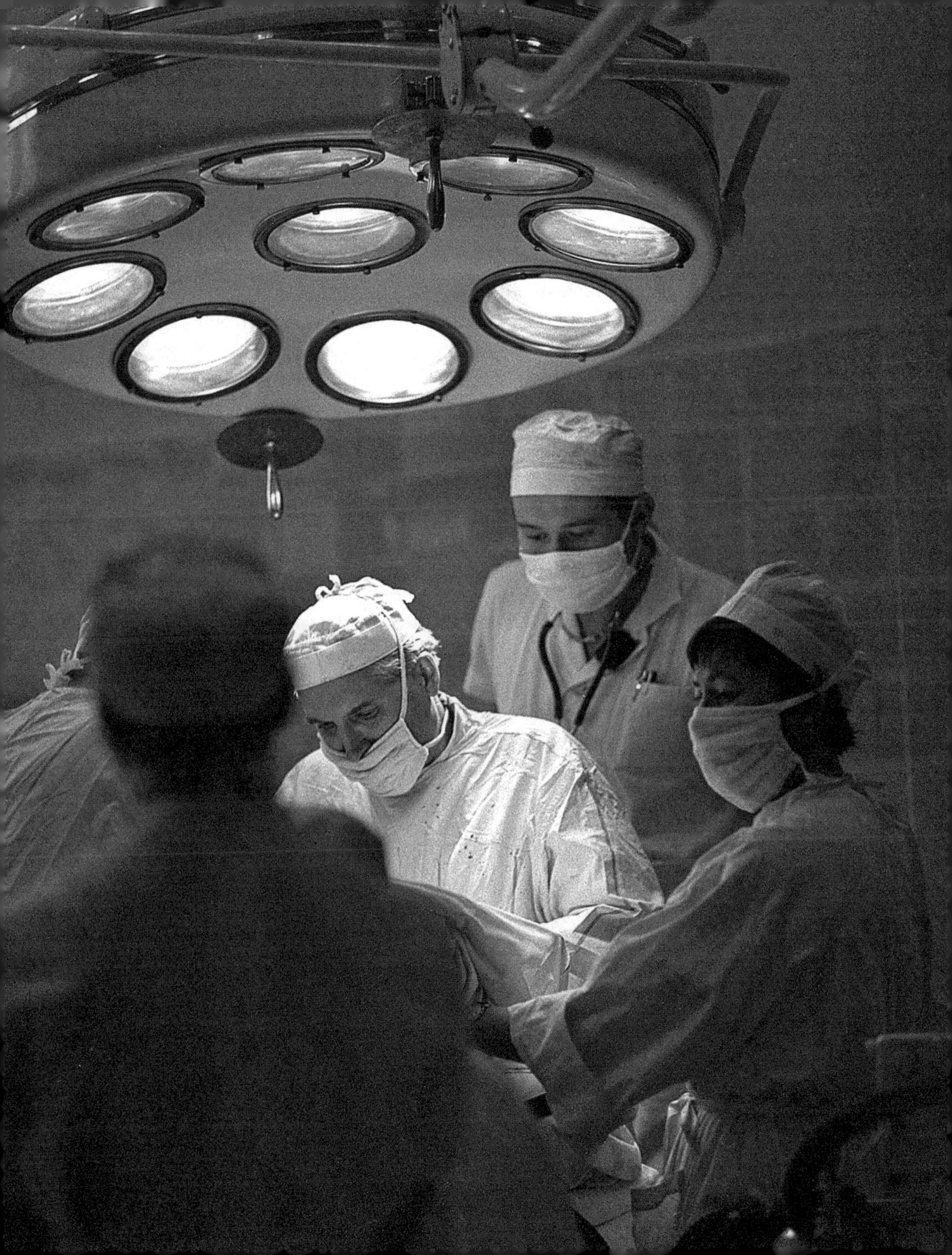

Nie każdy zabieg kończy się sukcesem. – Śmierć pacjenta to zawsze dla lekarza dramat. Robiliśmy wszystko, co w naszej mocy, ale czasem śmierć bywała nieustępliwa – zauważy po latach profesor Religa. – Połowa rzeczy, które wówczas robiliśmy, dziś byłaby nie do pomyślenia.

Miller: – Profesor Sitkowski miał znajomych inżynierów, którzy metodami chałupniczymi zrobili nam pompę do krążenia pozaustrojowego. Ale plastikowe dreny, które odprowadzają krew do pompy i utleniacza, powinny być używane tylko raz. My korzystaliśmy z nich kilkadziesiąt razy, aż zaczynały pękać. Pacjenci umierali nie z powodu błędu chirurga czy przedłużającej się operacji, ale z powodu zakażeń. To była nasza bolączka, mimo że wszystko sterylizowaliśmy. Po każdej operacji plastikowe dreny myłyśmy pod bieżącą wodą i wrzucałyśmy do kotła. Gotowanie było wtedy podstawową metodą sterylizacji. Potem układałyśmy dreny na sterylnych serwetach i suszyłyśmy w tzw. nysach – sterylizatorach, w których powietrze podgrzewane było do 80 stopni. Dreny, sprowadzane z Zachodu za dewizy, trzeba było bardzo szanować, żeby na długo starczyły. Czasami podczas operacji puszczały na łączeniach. Perfuzjonista obsługujący płucoserce miał ciężko, bo do operacji musiał się myć i na sterylnie zakładać dreny pacjentowi. Dzisiaj to bajka. Dreny są jednorazowe, wyjmuje się je ze sterylnego opakowania, a potem wyrzuca do kosza.

Narzędzia: kilka rodzajów nożyczek, przeróżne pęsety, trzonki do ostrzy wymiennych, kleszcze zakrzywione i proste, bez ząbka i ząbkowane, klemy, peany, piła do cięcia mostka (nie zmieniły się do dzisiaj).

– Piłę podłączałyśmy do gniazdka – mówi Hanna Miller. A jak się zepsuła, chirurg przecinał mostek zwykłym przecinakiem do kości i podbijał go młotkiem albo używał specjalnej piłki do cięcia kości – ostrego drucika z uchwytami. Podkładało się go pod mostek i przeciągało, tnąc od spodu.

A szwy? Każdą nitkę trzeba było nawlec na igłę wielorazowego użytku. Nici z wtopioną igłą były rzadkością. Instrumentariuszki trzymały nici w słoiczkach.

– Przy stole z narzędziami miałam przyspawaną rynienkę na te słoiczki – mówi Miller. – Najpierw musiałam zdezynfekować obrzeża słoiczków, odciąć wystające końcówki nici, żeby zostały tylko te sterylne, i tak obłożyć stół z narzędziami, żebym miała stały dostęp do słoiczków. W zależności od tego, co chirurg zszywał, trzeba było wybrać nić o odpowiedniej grubości, w tzw. imadle zapiąć igłę, nawlec na nią nitkę i podać operatorowi. Instrumentariuszka musiała sama przygotować zestaw opatrunków. Szpital dostawał np. 200 metrów gazy w beli i między operacjami zaczynała się produkcja – cięcie materiału, składanie i sterylizowanie. Potrzebne były setony, czyli taśmy o szerokości 5 cm i około 1 m długości, które służą do obłożenia serca, żeby operator już po skończeniu zabiegu sprawdził, czy gdzieś nie krwawi.

– Rękawiczki chirurgiczne też przychodziły z fabryki niesterylne – wspomina Hanna Miller. – Musiałyśmy je posypać talkiem, zawinąć w płatki ligniny i włożyć do puszki Schimmelbuscha (służy do sterylizacji materiału i bielizny operacyjnej). Po operacji każdy miał obowiązek swoje rękawiczki umyć, potem instrumentariuszka sprawdzała, czy któraś nie jest dziurawa, należało je wysuszyć, dobrać w pary i znów posypać talkiem, zawinąć w ligninę i wysłać w puszce do sterylizacji.

Ponad 40 procent pacjentów umiera na stole operacyjnym albo kilka dni później. Czy dlatego profesor Sitkowski nie chce słyszeć o przeszczepie serca? Pamięta, co w 1969 roku spotkało profesora Jana Molla z Łodzi. Wciąż ma w głowie nagłówki gazet: „Pierwsza polska transplantacja serca nieudana", „Porażka polskiej kardiochirurgii", „Kto decyduje – lekarz czy natura?". I oskarżenia o przeprowadzenie operacji na granicy eksperymentu, a nawet o zamordowanie dawcy. Może profesor chce oszczędzić swojemu adiunktowi takich upokorzeń?

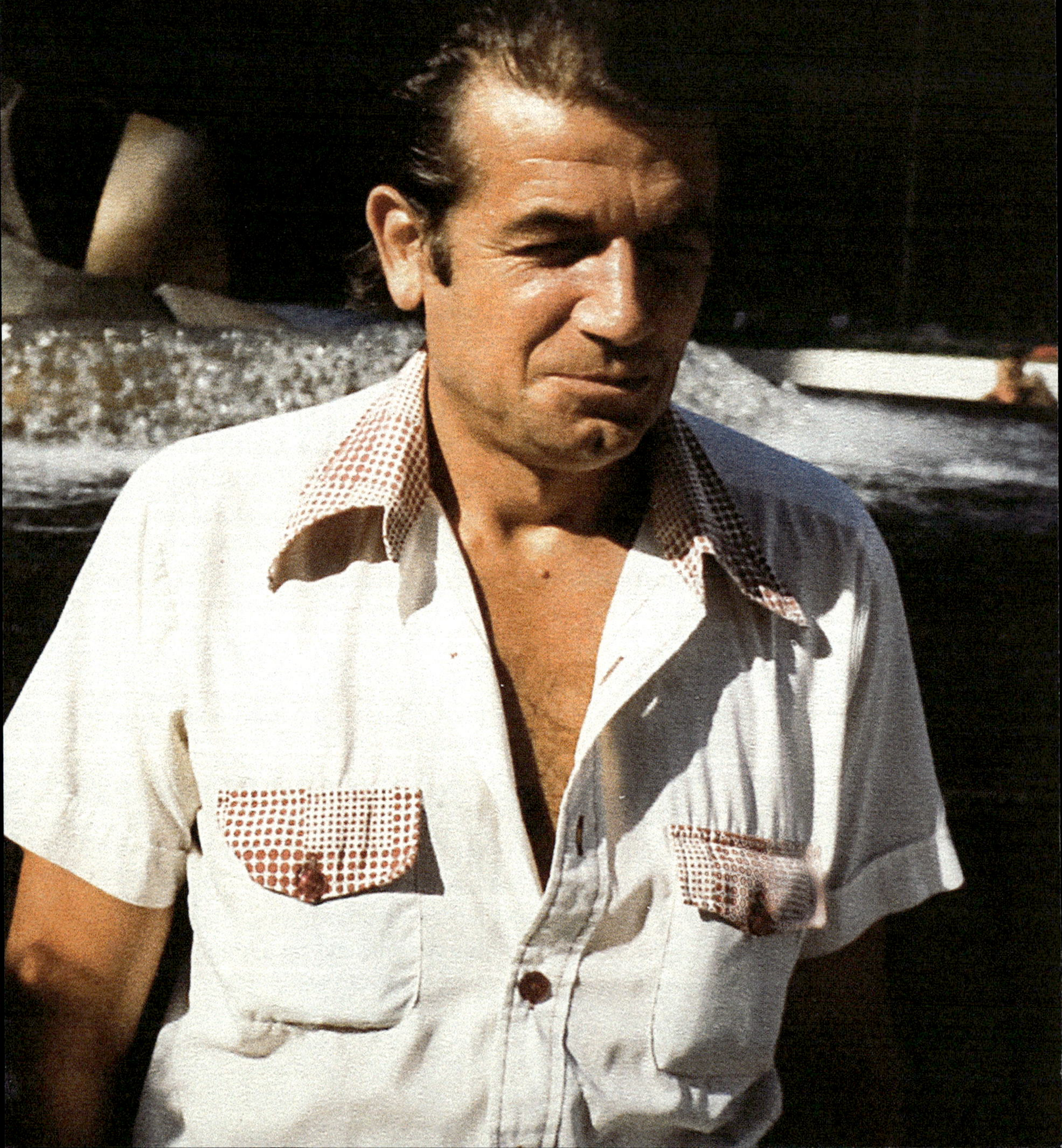

Dajcie nam jego serce

Po pierwszej na świecie transplantacji serca, którą przeprowadził profesor Christiaan Barnard, Moll jest zdeterminowany. Chce tego przeszczepu. Robi doświadczenia na psach i na zwłokach. Przy wycinaniu serca stosuje zasadę, że tętnicę główną i płucną odcina u dawcy dalej, a u biorcy bliżej. Odcięty mięsień dawcy zanurza w zimnym roztworze Ringera, czyli wodzie z domieszką chlorku sodu, potasu i wapnia. Zespala najpierw ściany lewego przedsionka, potem przegrodę międzyprzedsionkową i ściany przedsionka prawego. Na końcu łączy tętnicę płucną i główną. Zna to na pamięć. Każdy zabieg na psie trwa nie dłużej niż 40 minut. Po pół roku czuje, że jest gotowy. Czeka na biorcę i dawcę.

Grudzień 1968 roku. Do szpitala w Łodzi przyjmują 39-letniego rolnika. Od dziecka miał wadę serca. Można by wymienić zastawkę, ale zniszczone serce i tak nie dałoby sobie rady z pompowaniem krwi. Mężczyzna ma obrzęki kończyn, odczuwa duszność, pluje krwią. Prawie nie wstaje z łóżka. – Dla mnie nie ma już życia – skarży się lekarzom. – W domu mówią na mnie darmozjad.

Tylko przeszczep może mu uratować życie. Chory przez pięć tygodni leży na oddziale kardiologii pod opieką doktora Marka Edelmana.

Edelman, legenda powstania w getcie, pomaga kardiochirurgom. U znajomego dyrektora szpitala na Bałutach załatwia im zgodę na wejście do prosektorium. Moll z asystentami potajemnie ćwiczą tam na zwłokach kolejne etapy transplantacji serca.

Ale jak powiedzieć biorcy, że będzie pierwszy? Nikt w Polsce jeszcze takiego zabiegu nie robił. Edelman opowiada słabnącemu pacjentowi, że to niezwykle trudna operacja, trzeba zastosować krążenie pozaustrojowe, że starego serca nie można ponownie przyszyć, że wszystko może się

Mógłby zostać w Ameryce. Słynny profesor Adrian Kantrowitz chętnie zatrzymałby go w swojej klinice w Detroit. Religa woli wracać do Polski. W Ameryce byłby tylko jednym z wielu dobrych kardiochirurgów

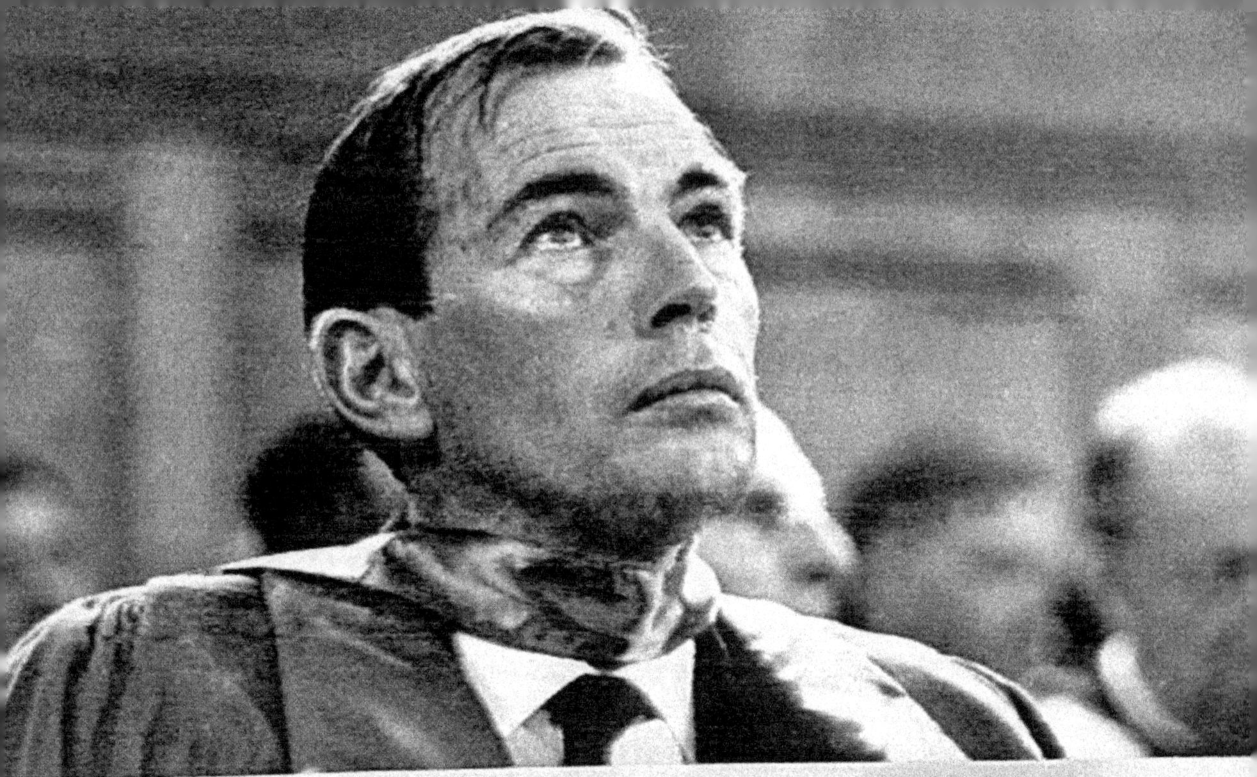

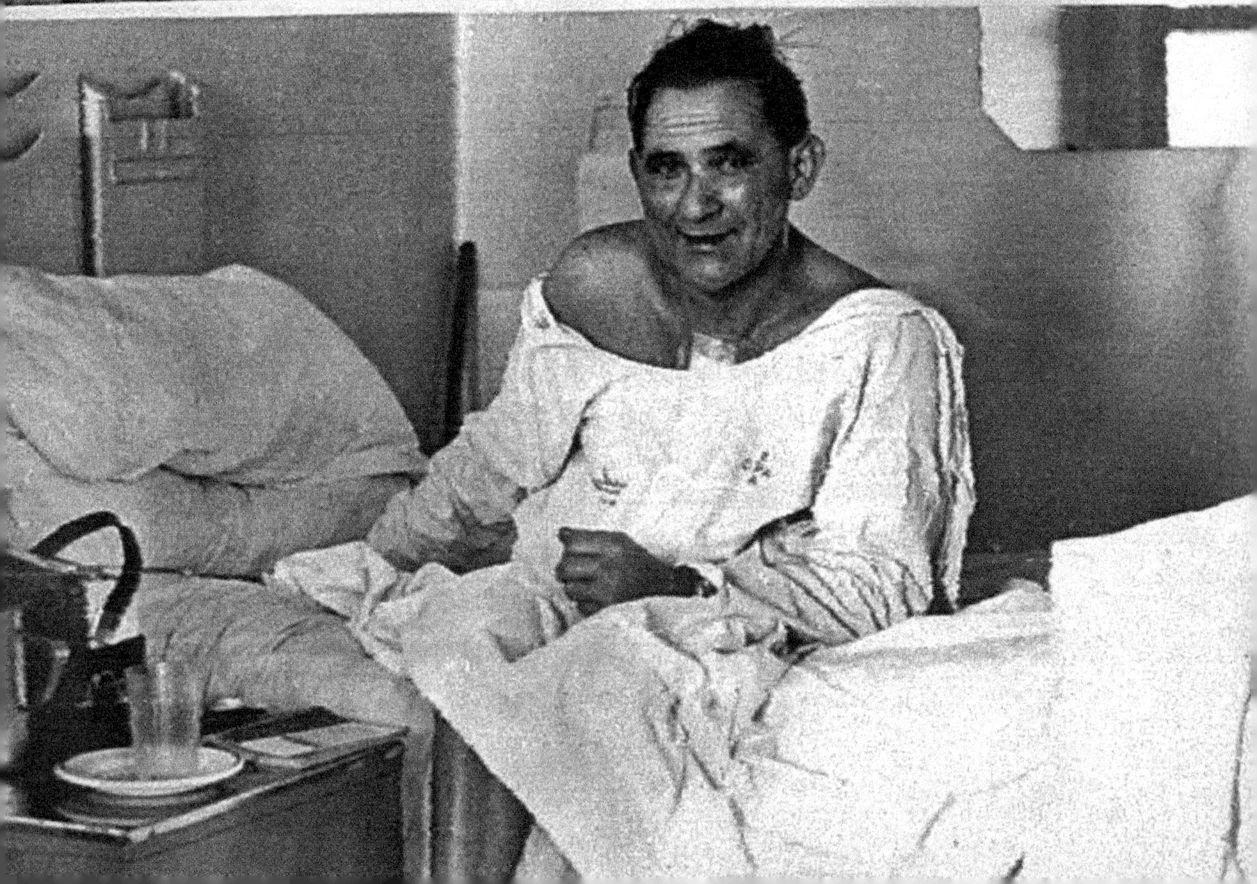

zdarzyć. Pacjent zgadza się na dzień przed zabiegiem i zaraz potem traci przytomność. Ryzyko ogromne, decyzja dramatyczna. Ale chodzi o życie. Lekarze są przekonani, że właśnie dlatego wolno im ryzykować.

W tym samym czasie na oddziale neurologii Akademii Medycznej w Łodzi leży 27-letni mężczyzna. Ma stan zapalny mózgu. Jest coraz gorzej, nagle przestaje oddychać. Robią mu EEG, czyli zapis fal mózgowych – linia płaska, obniża się temperatura, ale serce nadal bije. Dzwonią do profesora Kazimierza Rybińskiego, zastępcy Molla. Każe powtórzyć badania mózgu.

Neurolodzy obserwują pacjenta jeszcze trzy dni, sprawdzają, czy są jakieś odruchy. Nie ma.

Śmierć musi być komisyjnie stwierdzona, ale nie wiadomo, co robić. Nie obowiązują jeszcze żadne standardy postępowania. W sylwestra internista, neurolog i neurochirurg rozpoznają śmierć mózgu. Ciało, podłączone do respiratora, lekarze przewożą do szpitala przy ul. Sterlinga w Łodzi. Na korytarzu matka i żona. – Dajcie nam jego serce – prosi Rybiński.

Żona się zgadza, ale matka nie. – Serce bije, to znaczy, że mój syn żyje – odpowiada kobieta.

Rybiński mówi o śmierci mózgowej. Matka nie chce zrozumieć, ale w końcu kapituluje.

Jeszcze telefon do prokuratora:

– Czy będziemy mieli kłopoty, jeśli weźmiemy to bijące serce?

– Akt zgonu jest?

– Jest.

– To nie będziemy się wtrącać – obiecuje prokurator.

Po pierwszym przeszczepie serca Christiaan Barnard (u góry) korzysta ze sławy. Podróżuje po świecie, każdy chce go poznać. Zapraszają go książęta, królowie, prezydenci państw, gwiazdy filmu i estrady. Rozmawia z papieżem. Gazety publikują jego zdjęcia u boku Sophii Loren i Giny Lollobrigidy. Jego pacjent Louis Washkansky (na dole) z nowym sercem przeżyje 18 dni

Ostatnie dni grudnia 1968 roku profesor Jan Moll spędza z rodziną w Zakopanem.

– Zadzwonili do ojca w nocy. Ubrał się szybko i wyszedł z pokoju – wspomina Jacek Moll, syn profesora, wtedy 20-letni student Politechniki Łódzkiej, dzisiaj znany kardiochirurg dziecięcy z Centrum Zdrowia Matki Polki.

W piątek 3 stycznia profesor Moll poszedł do prokuratora miasta Łodzi z pytaniem, czy można wyjąć człowiekowi bijące serce.

Prokurator orzeka: „Jeśli chory (domniemany dawca) przebywa w klinice, to wiążące ustalenie kryterium śmierci należy do komisji lekarskiej złożonej z najwybitniejszych specjalistów".

Dawca zaczyna gorączkować, to sygnał alarmowy, zapowiedź infekcji, która może zabić chorego. W sobotę 4 stycznia rano Moll ogłasza: – Przygotowujemy się do przeszczepu.

Zabieg rozpoczyna się o godzinie 16.

Pielęgniarki, technicy i lekarze łódzkiego szpitala wiedzą, co robić. Plan operacji znają na pamięć: wydezynfekować skórę dawcy i biorcy, przygotować dwie sale – jedną dla dawcy, drugą dla biorcy, wyszorować je fenolem i naświetlać przez 48 godzin promieniami ultrafioletowymi, narzędzia wyjałowić. Są jak sztafeta – jeśli jeden zgubi pałeczkę, przegrają wszyscy.

Na oddział wchodzą tylko osoby z zespołu przeszczepiającego serce. Poza oddziałem czekają kardiolodzy, hematolodzy, immunolodzy, biochemicy. Stacja krwiodawstwa na nogach.

W pierwszej sali Rybiński wycina serce dawcy. W drugiej sali przy biorcy stoi Moll ze swoim asystentem Antonim Dziatkowiakiem. Operacja trwa godzinę. Gdy serce zaczyna bić w nowym ciele, wszystkim zapiera dech. Ciśnienie ponad 100 milimetrów słupka rtęci. Prawidłowe. Patrzą, jak bije. Widok niezwykły i szokujący zarazem. Pięknie jest przez godzinę, potem zaczynają się kłopoty z prawą komorą. Lekarze patrzą bezradni. Ciśnienie w płucach jest tak wysokie, że serce nie daje rady wtłoczyć tam krwi. Rozdyma się jak balon. Walczą prawie pięć godzin, ale mięsień nie wytrzymuje. Pęka. W sali operacyjnej martwa cisza. Profesor Moll bez słowa odchodzi od stołu.

Jan Moll to wielki chirurg. Mówił, że żyje jak koń – tyle godzin codziennie stoi przy stole operacyjnym. – Przywykłem do stojącego trybu życia – mówił w wywiadzie. – Telewizję na przykład też oglądam, stojąc, aż żona się wścieka.

Dyplom lekarza dostał w roku 1939. Pierwszy w Polsce eksperymentował ze sztucznym sercem, skonstruował aparat do krążenia pozaustrojowego, przeszczepiał nerki, ale pasjonowała go chirurgia serca. Zmarł w czerwcu 1990 roku podczas kongresu mikrochirurgii we Wrocławiu. Wrócił wieczorem z bankietu, powiedział żonie komplement i poprosił: „Izo, siądź przy mnie i podaj mi rękę". Po kilku minutach już nie żył. Miał 78 lat.

– Pracowałem z nim 27 lat, znałem go chyba lepiej niż jego żona – mówi o swoim nauczycielu profesor Antoni Dziatkowiak. – Poznaliśmy się w roku 1952 w szpitalu im. Józefa Strusia w Poznaniu. Byłem studentem medycyny, na praktykach. Profesor Moll prowadził studenckie koło naukowe, zapisałem się i po uszy wdepnąłem w chirurgię klatki piersiowej.

W latach 50. o kardiochirurgii jeszcze nikt w Polsce nie słyszał. Wielu lekarzy wciąż uważało, że kto ośmieli się dotknąć serca, powinien być wykluczony z zawodu. Jan Moll nie słuchał. „Serce nie raduje się, nie jest strachliwe, pobudzone lub zniechęcone. Odpowiada tylko na bodźce człowieka" – napisał w swoich pamiętnikach (syn opublikował je dopiero w 1997 roku).

Antoni Dziatkowiak: – Profesor wiele o sercu nauczył się w Ameryce. Pojechał tam w latach pięćdziesiątych. Fundacja Rockefellera wysyłała do Polski emisariuszy, którzy wybierali najzdolniejszych ludzi i oferowali im stypendia w Stanach. Lekarze byli apolityczni, więc polskie władze pozwalały im jeździć. Jeden z takich emisariuszy odwiedzał szpitale. Zamiast posiłku wszędzie kawa, wódka, wino, kawa, ciasto, herbata.

Po wojnie Moll ma gruźlicę, siedzi w sanatorium. Powinien leżeć na werandzie i odpoczywać, ale od tego można oszaleć. Robi pierwsze operacje płuc. – Była tam siostra zakonna Tekla – wspominał. – Żeby nie zapeszyć, podsunęła mi na pierwszego pacjenta kominiarza. Miał jamę gruźliczą, którą trzeba było zamknąć.

Jego zdaniem nigdy nie byłoby kardiochirurgii, gdyby nie gruźlica. Tak jak dzięki wojnom i zbrojeniom dokonuje się postęp w technice, tak dzięki gruźlicy dokonał się postęp w medycynie. – Jak już ktoś zabrał się do chirurgii płuc i wlazł do klatki piersiowej, zobaczył, że jest tam serce, że ono tak strasznie nie wygląda, że ono może także dałoby się zoperować – mówił Moll.

W Łodzi mieszka w szpitalu. Żona dba o niego, codziennie przynosi mu do pracy drugie śniadanie: twaróg, mleko, miód, cielęcinę. Gdy odwiedza go człowiek od Rockefellera, Moll częstuje go swoim bogatym w białko śniadaniem.

Kilka lat później, gdy jest już kierownikiem II Kliniki Chirurgicznej Akademii Medycznej w Łodzi, do rektora Stefanowskiego przyjeżdża na rozmowy przedstawiciel Fundacji Rockefellera. Wszyscy profesorowie ustawiają się w kolejce przed gabinetem rektora. Moll jest nowy, więc staje na końcu. Idzie rektor z Amerykaninem. Nagle ten od Rockefellera woła: – Doktorze Moll, muszę coś dla pana zrobić! Umierałem od wódki i kawy, a pan mi uratował życie swoim śniadaniem!

Jan Moll na pół roku wyjeżdża do USA. – Odwiedził wszystkie najlepsze ośrodki chirurgiczne, w Minneapolis pracował z wielkim chirurgiem Waltonem Lilleheiem. Jak wrócił, to był nabuzowany kardiochirurgią – wspomina profesor Dziatkowiak. – Zaczęliśmy tworzyć w Polsce chirurgię serca. Kiedy w roku 1965 wróciłem ze stażu w Houston w Teksasie, wiedzieliśmy, że albo będziemy codziennie operować, albo to nie ma sensu. Kiedy profesor Barnard zrobił przeszczep, musieliśmy podążyć jego śladem.

– Ojciec nie bał się serca, ale podchodził do niego z większymi emocjami. Mimo wszystko udzielało mu się panujące wtedy powszechne przekonanie, że serce jest siedliskiem duszy – mówi Jacek Moll.

– To dlaczego zdecydował się na ten zabieg?

– Lekarzowi zawsze trudno jest obserwować umierającego pacjenta. To daje determinację.

Krewni dawcy nie chcą zrozumieć, dlaczego serce zostało pobrane, skoro jeszcze biło? Składają doniesienie do prokuratury.

Przesłuchania. Śledczy pytają, czy wszystko odbyło się zgodnie z prawem, czy lekarze byli przygotowani do takiego zabiegu.

– Prawo nie przewidziało tej sytuacji. Działaliśmy poza nim, ale postęp zawsze jest nielegalny. To był przeszczep pozaprawny, więc można powiedzieć, że byliśmy przestępcami – mówi profesor Dziatkowiak.

Na sądzie lekarskim biją się w piersi: – Boże, gdybyśmy wiedzieli, że nadciśnienie płucne wyklucza przeszczep, to nie robilibyśmy tego. Ale przecież nikt na świecie nie ma dostatecznej wiedzy o transplantacjach.

Edelman komentuje lincz, jaki odbywa się na Mollu: „Jak się robi coś nowego, zawsze znajdą się przeciwnicy. I potem wycierają sobie usta hasłem primum non nocere".

Atmosfera wokół Molla i jego zespołu jest fatalna. Mnóstwo złych słów, że wybrali nieodpowiedniego pacjenta, że człowiek niepotrzebnie umarł. Warszawscy profesorowie oskarżają zespół profesora Molla o eksperymenty na ludziach. To nieszczęście ich przygniata. Moll przestaje mówić o transplantacji serca, ale nie rezygnuje.

W Ameryce Norman Shumway zaczyna badać zgodność tkankową dawcy i biorcy, eksperymentuje z lekami przeciw odrzutom. Ma najlepsze wyniki na świecie, aż 70 procent jego pacjentów przeżywa operację. Moll wysyła tam swojego asystenta.

Ale na oddziale chirurgii łódzkiego szpitala zaczyna się remont. Ma trwać trzy miesiące, ciągnie się przez sześć lat. Zespół się rozpada, brakuje już entuzjazmu. Rybiński zajmuje się chirurgią endokrynologiczną. Zaczyna operować tarczyce. Aż do śmierci już nie dotknął serca.

Ordynator jak Bóg

Personel Szpitala Wolskiego w Warszawie jest zgodny: Pracować z docentem Religą to poezja. Ma świetną technikę, jest pewny siebie, spokojny.

Hanna Miller, instrumentariuszka, opisuje go słowem: niesamowity. Gdy się mył przed zabiegiem, był bardzo skupiony. Nic do niego nie docierało. Układał sobie wtedy w głowie plan operacji. Ale na sali, jak prosił

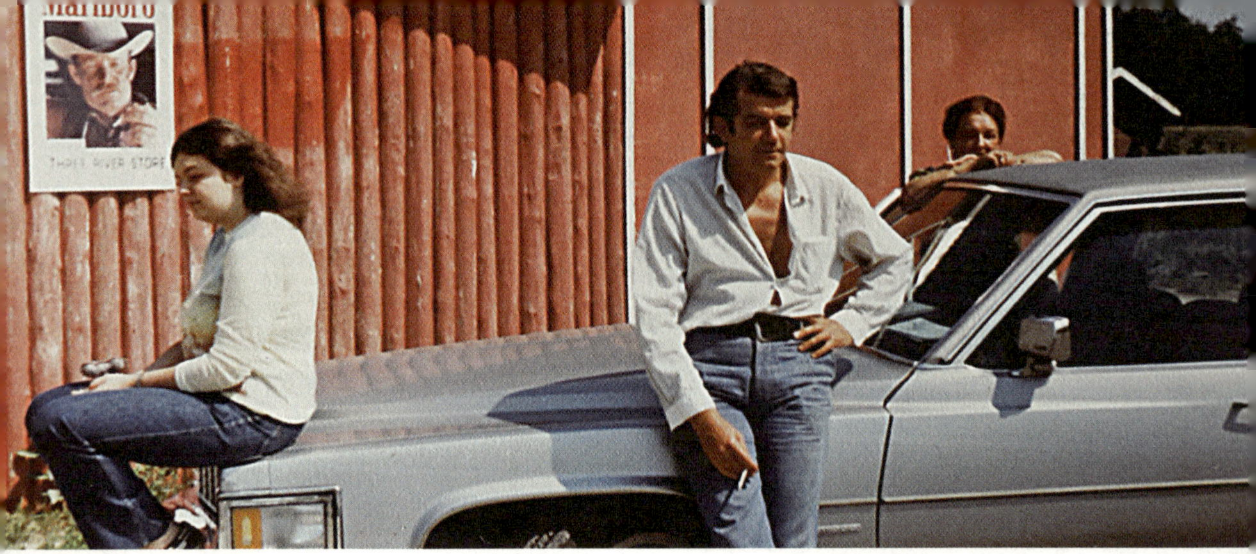

Przełom lat 70. i 80., w trakcie drugiego amerykańskiego stypendium Religowie zabierają do USA córkę Małgorzatę. Wynajmują samochód i pokazują jej Amerykę. W tle plakat reklamujący ulubione papierosy profesora

o skalpel, zmieniał się, rozluźniał. Instrumentariuszki go uwielbiały. Do każdej mówił Kićka. „Kićka, podaj mi, proszę, skalpel...". Pewnego razu nie zauważył, że przy operacji stał instrumentariusz. Religa swoje: „Kićka, skalpel". Jak się zorientował, zażartował: – O, mamy kocura!

Co innego, gdy podczas zabiegu są jakieś komplikacje – wtedy rzuca kurwami.

– Przy 21. razie nie wytrzymałam i na głos powiedziałam: Oczko! – wspomina Miller.

– Jakie oczko? – pyta Religa.

– No 21 kurew.

– To ty, kurwa, liczysz?

– Dwadzieścia dwa.

I znów było wesoło.

Religa uwielbia słuchać jazzu. Gdy operuje, też musi być muzyka, koniecznie Louis Armstrong. Pielęgniarki pamiętają, bo gdy zapominają włączyć, docent śpiewa sam, najczęściej „Serce w plecaku". Fałszuje okropnie!

Zawsze walczy do końca. – Mówił, że nie ma rzeczy, których nie da się zrobić, jeśli chodzi o życie i zdrowie pacjenta – wspomina Hanna Miller. Pamięta operację tętniaka: – Trudny i bardzo długi zabieg. Z małymi przerwami stałam przy stole 36 godzin! Ale adrenalina jest taka, że czas jakby się zatrzymał, człowiek jest wtedy jak w zawieszeniu. Operacja trwała tak długo nie dlatego, że Religa nie mógł sobie poradzić. Protezy zakładane na naczynia krwionośne były podłej jakości. Ciągle przesączały. Dzisiaj taki zabieg trwa cztery godziny, a wtedy to była walka.

Po 12 godzinach zajrzała do nas koleżanka z oddziału i mówi: Żona pacjenta, którego operujecie, zabrała wszystkie jego rzeczy. Stwierdziła, że po tak długim czasie w narkozie jej mąż pewnie i tak nie żyje.

Religa się wkurzył. – To ja jej, kurwa, udowodnię, że ten facet będzie żył.

I pacjenta uratował.

Religę drażni hierarchia w polskich szpitalach. Obowiązuje wzór pruski – ordynator jak Bóg, który o wszystkim decyduje. Nikt nie śmie kwestionować jego decyzji, niżej w hierarchii asystenci szefa, którzy wyżywają się na młodszych kolegach. Najniżej w hierarchii pielęgniarki. Nie mają nic do powiedzenia. Młody chirurg może zapomnieć o samodzielnej operacji, często do czterdziestki trzyma tylko haki.

W Ameryce inaczej – sale operacyjne wykorzystane do maksimum, zabiegi trwają od rana do późnej nocy. Operują zdolni lekarze – wiek nie ma znaczenia. Liczy się wiedza i umiejętności. Pielęgniarki świetnie wyszkolone, o wielu sprawach decydują same, nie muszą o wszystko pytać lekarza. Religa ze zdumieniem odkrywa, że amerykańskie pielęgniarki wiedzą o kardiologii i kardiochirurgii więcej niż wielu polskich lekarzy. I jeszcze stosunek amerykańskich lekarzy do pacjentów – tam traktuje się chorych jak partnerów w procesie leczenia. To ważne, bo świadomy pacjent, który współpracuje z lekarzem, może bardzo pomóc.

Po awanturze u Sitkowskiego Religa wie, że w Szpitalu Wolskim niczego już więcej nie osiągnie.

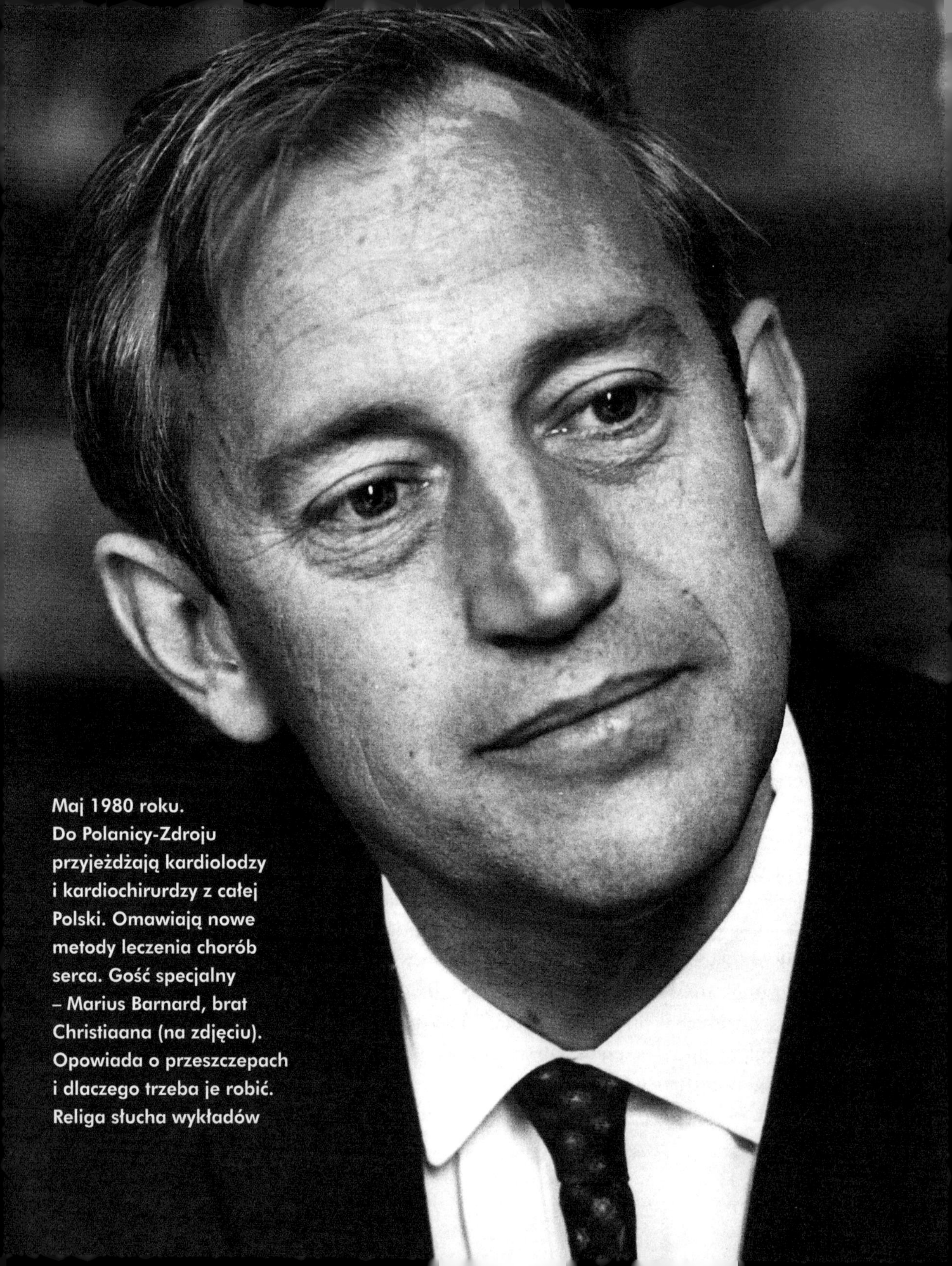

Maj 1980 roku. Do Polanicy-Zdroju przyjeżdżają kardiolodzy i kardiochirurdzy z całej Polski. Omawiają nowe metody leczenia chorób serca. Gość specjalny – Marius Barnard, brat Christiaana (na zdjęciu). Opowiada o przeszczepach i dlaczego trzeba je robić. Religa słucha wykładów

BUNTOWNIK

Klinika Kardiologii Śląskiej Akademii Medycznej. Stary szpital w centrum Zabrza. W 1907 roku kazał go postawić cesarz Wilhelm II i nazwał imieniem swojej żony Augusty Wiktorii. Wtedy był piękny i nowoczesny. Na początku lat 80. to odrapane ściany, przesiąknięte zapachem środków odkażających, zielona lamperia. Przerdzewiałe łóżka upchane w wieloosobowych salach. I tak brakuje miejsc – chorych kładzie się na korytarzu. Gorąco jak w piecu, bo instalacja centralnego ogrzewania od lat nie była remontowana. Okien z wieloma warstwami białej farby nie da się szczelnie zamknąć. We framugi wbite są gwoździe. Zakrzywione jak haczyki, powstrzymują okienne skrzydła przed otwarciem.

Kliniką kieruje profesor Adam Wolański. Mężczyzna elegancki, szarmancki, o wysokiej kulturze. Lwowiak, szwagier kardynała Macharskiego. Wykształcony w Krakowie, do Zabrza przyjeżdża w 1950 roku. Lojalny wobec władz, w 1955 roku Ministerstwo Zdrowia wysyła go do Korei Północnej, żeby pomógł otworzyć towarzyszom w Ham Hynie szpital chorób wewnętrznych.

Po roku wraca. Jego klinika nie może się pochwalić spektakularnymi osiągnięciami, ale i wpadek nie zalicza.

Tylko raz profesor Wolański prosi o pomoc wojewodę śląskiego generała Jerzego Ziętka.

Początek lat 70. Dla wielu chorych zawał serca to wyrok. Lekarze bezradni, mogą położyć pacjenta do łóżka, podać leki przeciwbólowe, uspokajające i pilnować, żeby się nie ruszał. Nie ma leków rozpuszczających skrzepy, nie ma żadnej skutecznej metody, która zmniejszałaby obszar martwicy mięśnia sercowego. Przy zawale od lekarza niewiele zależy, wszystko raczej od Pana Boga.

Komu udaje się przeżyć, po kilku tygodniach leżenia musi od nowa nauczyć się chodzić (po takim czasie trudno utrzymać się w pionie). Po zawale serca człowiek jest kaleką.

Profesor Wolański chce w Zabrzu otworzyć Wojewódzki Ośrodek Kardiologii, gdzie można by rozwijać nowe metody leczenia zawału. Opowiada generałowi Ziętkowi o hemodynamice, z którą lekarze na Zachodzie właśnie eksperymentują.

Rurka w przedsionku

Pionierem jest niemiecki lekarz Werner Forssmann. Łamie jedną z najważniejszych zasad: lekarz nie przeprowadza eksperymentów na sobie. Ale jeśli mu się uda, kto będzie zwracał uwagę na łamanie zasad?

Rok 1929. Forssmann ma 24 lata i pracuje w małym szpitalu w Eberswalde niedaleko Berlina. Młody, może dlatego tak gorąco wierzy, że mu się uda. Przy psach wychodziło, wszystkie przeżyły. Cewnik, który wprowadzał do żyły szyjnej, sam znajdował drogę do serca. Czy tak samo będzie z człowiekiem?

Dlaczego nikt tego wcześniej nie próbował? Ludzkie serce jest nietykalne, powtarzali starzy profesorowie. Zwykły przesąd i tyle.

Ale i tak się boi. Bardziej od niego doświadczeni koledzy są pewni, że serce człowieka nie przeżyje wstrząsu wywołanego taką inwazją. Skąd mogą wiedzieć, skoro nikt dotąd nie spróbował?

Podciąga rękaw koszuli i sam sobie robi zastrzyk ze znieczuleniem w zgięciu łokcia. Skalpelem nacina żyłę odpromieniową. Ma tylko cewnik moczowy, zaczyna go wpychać do żyły. Mija biceps, dociera do żyły podobojczykowej. Czuje, jak schodzi niżej, do serca. Zatrzymuje się tuż przed przedsionkiem. Forssmann musi mieć dowód. Wstaje z krzesła i z cewnikiem w żyłach biegnie do podziemi szpitala, gdzie jest pracownia rentgenowska.

Wystarczy lekko popchnąć plastikową rurkę, by przejść do historii. Nic się nie dzieje. Spodziewa się najgorszego, a nie czuje nawet najmniejszego bólu, gdy cewnik wdziera się do przedsionka serca. Pielęgniarka wykonuje zdjęcia. Szkoda, że rurka jest za krótka, mógłby z łatwością przedostać się do komory.

Tak jak przewidywał, przełożeni wybaczają mu złamanie zasady, że nie wolno na sobie eksperymentować. Szef wysyła go do renomowanej kliniki Charité w Berlinie. Ale tam rozpętuje się piekło. Berlińscy lekarze stwierdzają, że królik doświadczalny nie może być kardiologiem. Pod groźbą postępowania dyscyplinarnego Forssmann decyduje się na specjalizację w urologii. W żadnym szpitalu nie ma dla niego miejsca, praktykuje na wsi, dorabia jako drwal. Za swoje odkrycie dostanie kiedyś Nagrodę Nobla.

Dziesięć lat później amerykańscy lekarze: James Herrick i Marcus DeWood udowadniają, że przyczyną zawału serca jest niedrożność tętnic wieńcowych. Mięsień jest wtedy odcinany od dostaw tlenu, a niedokrwienie powoduje jego obumieranie.

Dopiero w 1970 roku lekarze odkrywają, jak powstaje blaszka miażdżycowa. Cholesterol, który gromadzi się wewnątrz tętnic, krystalizuje się, przyciąga wapń i twardnieje. Uformowana w ten sposób blaszka miażdżycowa wybucha niczym wulkan, a wypchnięty na zewnątrz cholesterol przyciąga płytki krwi. Błyskawicznie tworzy się zakrzep. Gdy jest duży, zatyka naczynie krwionośne i dochodzi do zawału.

Lekarze właśnie zaczynają wprowadzać cewniki do naczyń krwionośnych i potrafią rozbijać zakrzepy. Gdy zrobią to szybko, do trzech godzin po zawale, serce może wyjść z tego bez szwanku.

Generał Ziętek kiwa głową: – Ja, synek – mówi do profesora Wolańskiego. – Bydymy tak leczyć w Zobrzu.

Do szpitala przyjeżdżają transporty z wyposażeniem pracowni hemodynamiki. Ale profesor Wolański nie zdąży rozpakować skrzyń. Umiera nagle w sierpniu 1975 roku.

Stan, mógłbyś delikatniej?

Stanisław Pasyk jest ambitny i przebojowy. Absolwent krakowskiej Akademii Medycznej, po stażach w szkole medycznej Harvardu i Walter Reed Medical Center w Waszyngtonie, gdzie leczono amerykańskich żołnierzy i weteranów. Specjalista od diagnostyki i leczenia miażdżycy i zawału serca oraz nabytych wad krążenia.

Zdzisław Grudzień, pierwszy sekretarz Komitetu Wojewódzkiego PZPR w Katowicach, jest nim zauroczony. Pasyk opowiada mu historie z Ameryki, na przykład, jak reanimował generała Dwighta Eisenhowera. – Robiłem mu defibrylację. Nagle Eisenhower otwiera oczy i mówi: Stan, mógłbyś mnie budzić troszeczkę delikatniej?

Trudno w to uwierzyć. Kto by dopuścił stażystę z Polski do byłego prezydenta Stanów Zjednoczonych? Ale Grudzień słucha z otwartymi ustami.

– Pasyk dla każdego miał inną opowieść – mówi profesor Lech Poloński, który pracował w jego klinice. – Towarzyszy kupował historiami, że przeprowadzał w Afganistanie doświadczenia na świnkach, żeby ratować radzieckich żołnierzy.

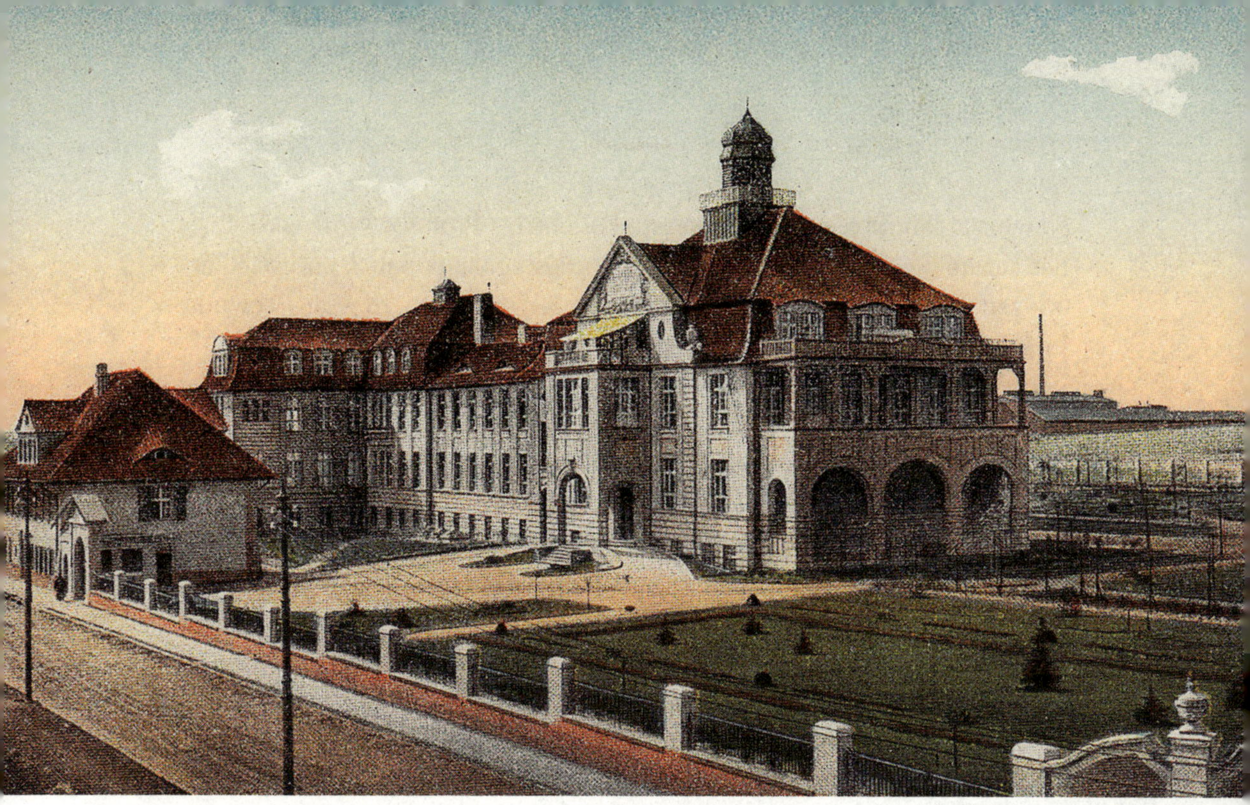

Stary szpital w centrum Zabrza. W 1907 roku kazał go postawić cesarz Wilhelm II i nazwał imieniem swojej żony Augusty Wiktorii. Wtedy budynek był piękny i nowoczesny. Na początku lat 80. to odrapane ściany przesiąknięte zapachem środków odkażających, zielona lamperia. Tutaj zaczyna się historia kardiochirurgii na Śląsku

A ponieważ działacze partyjni często chorowali na serce, byli przekonani, że prędzej czy później to on będzie ich leczył. W krótkim czasie Pasyk staje się jedną z najbardziej wpływowych osób w województwie katowickim.

Profesor Poloński: – W 1977 roku był już konsultantem wojewódzkim, ale nie chciało mu się jeździć po szpitalach. Wezwał mnie do siebie i powiedział: „Będziesz mnie zastępował". Nie miałem jeszcze doktoratu, bałem się sprawdzać starszych ode mnie ordynatorów, którzy pytali mnie z ironią: „Skąd żeś ty, dziecko?". Mówiłem, że od Pasyka, i robiło się poważnie. To nazwisko gwarantowało mi posłuch.

—

Nowy szef kliniki jest żądny sukcesu. Poloński: – Profesor Wolański uczył nas kardiologii w dawnym stylu. Mówił: „Posłuchaj, popatrz, pomyśl". Pasyk żądał, żeby działać po amerykańsku. „Jak nie wiesz, to wsadź cewnik i się dowiedz".

—

Pierwsza na Śląsku pracownia hemodynamiki zaczyna działać w 1976 roku. Wyposażona w urządzenie Siemensa, które przypomina kołyskę. Lampa jest sztywna, obraca się tylko stół z pacjentem. Chorych trzeba przypinać pasami, żeby nie spadali. Nie zawsze się to udaje. Kardiolodzy pamiętają bardzo otyłą kobietę. Zapinają ją w kołysce, a gdy przechylają, by zrobić zdjęcie, pasy nie wytrzymują i chora spada na podłogę.

To wyjątkowa sytuacja, zwykle jest bezpiecznie. Na monitorze lekarze mogą zobaczyć serce prześwietlone promieniami Roentgena. Jest niemal przezroczyste. Żeby stwierdzić, czy naczynia w sercu są drożne, pacjentom wstrzykują kontrast i na zwykłej taśmie magnetowidowej nagrywają, jak wypełniają się nim naczynia wieńcowe. Widać, w którym miejscu i jakie naczynie jest zwężone.

– Jakość obrazu nie była, niestety, dobra – wspomina profesor Andrzej Lekston. – Obraz śnieżył, zmian w naczyniach krwionośnych często musieliśmy szukać oczami wyobraźni.

– Ale i tak był to olbrzymi postęp. Do końca lat 70. mówiło się, że do kardiologa należy obserwowanie pacjenta i podawanie mu tabletek, a wszystko, co jest inwazyjne, należy do kardiochirurga albo w najlepszym wypadku do radiologa – mówi profesor Michał Tendera, kardiolog. – Zresztą, zanim pojawiła się hemodynamika, przyjeżdżali do nas radiolodzy i w prawie całkowitej ciemności cewnikowali pacjenta, na przykład z ubytkiem w przegrodzie międzyprzedsionkowej. Dostawali się cewnikiem w miejsce, w którym można było pobrać próbkę krwi i obliczyć, jak duży jest przeciek w sercu. To były bohaterskie zabiegi, bo od wszystkich wymagały odwagi. Baliśmy się. Lekarze chyba nawet bardziej niż pacjenci. Pierwsze narzędzia były toporne. Cewniki były twarde i niezbyt giętkie. Wprowadzaliśmy je przez żyłę na przedramieniu, ale najpierw trzeba było pacjentowi tę żyłę wypreparować, czyli wyciągnąć ją po prostu na zewnątrz. Męczyliśmy się okropnie, ale był entuzjazm. Wcześniej wydawało się, że tylko chirurg może naprawić serce, rozcinając pacjentowi mostek i wchodząc do klatki piersiowej. Nagle okazało się, że i my, kardiolodzy, możemy rozszerzać zwężone naczynia. Wielu pacjentów wychodziło ze szpitala na własnych nogach, ale były też dramatyczne zgony. Sam przeżyłem dramat, gdy pacjent umarł mi na stole. To był ciężko chory człowiek, który bardzo cierpiał. Miał zwężenie jednej z tętnic wieńcowych, próbowaliśmy ją poszerzyć. Niestety, podczas zabiegu tętnica zamknęła się na dobre i umarł w kilka minut. Kardiochirurdzy, którzy nas ubezpieczali, nie zdążyli nic zrobić.

Utnijcie mi palec!

Profesor Tadeusz Paliwoda, szef zabrzańskiej kliniki chirurgicznej, w której przeprowadzane są także zabiegi na sercu, chce operować pacjentów diagnozowanych przez zespół Stanisława Pasyka.

Ale Pasyk nie ufa chirurgom z Zabrza. – Panowie się nie znosili – mówi profesor Poloński. – Paliwoda miał duszę pioniera, nie uznawał standardów, był niekonwencjonalny, wciąż czegoś próbował.

– Chodził w muszce, palił fajkę – wspomina profesor Andrzej Bochenek. – Był lekarzem starej daty. Trochę niedostępny, ale bardzo miły. Darzyliśmy go szacunkiem. W 1973 roku, kiedy kończyłem studia i rozpoczynałem pracę w szpitalu, kardiochirurgia praktycznie nie istniała, nie odbywały się operacje w krążeniu pozaustrojowym. Nie było mowy o zabiegach na dużych naczyniach.

W Zabrzu operują tylko niektóre wady, np. otwarty przewód Botalla u dzieci.

Płód w łonie matki nie oddycha płucami, więc krew do nich nie dociera, tylko z prawej komory płynie prosto do lewego przedsionka właśnie przez przewód Botalla. Zaraz po narodzinach powinien się sam zasklepić.

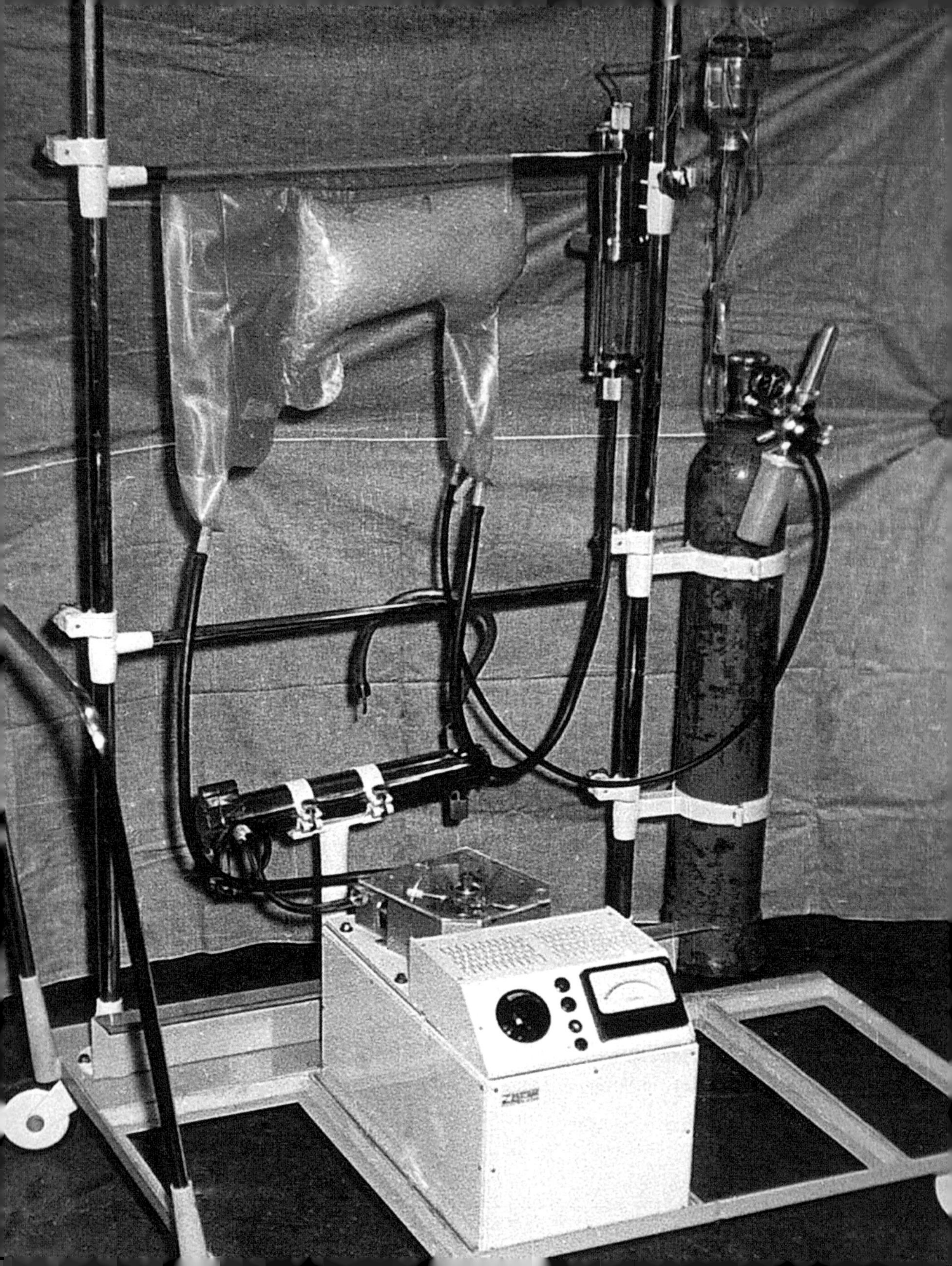

Jeśli się tak nie stanie, potrzebna jest operacja. Nieskomplikowana, bo chirurg nie musi rozcinać serca – przewód Botalla znajduje się na zewnątrz mięśnia sercowego.

Co innego likwidacja ubytku między przedsionkami serca – wtedy trzeba je otworzyć. Lekarze nie znają jednak bezpiecznej metody zatrzymania serca. Zabieg rozszerzenia zastawki mitralnej to rzeźnia. Trzeba odciąć koniuszek mięśnia sercowego, krew tryska, liczy się każda sekunda. Chirurg musi włożyć do dziury palec i rozszerzyć zastawkę. Z wyczuciem, bo inaczej zastawka pęka. Jeśli tak się stanie, Paliwoda wrzeszczy: „Utnijcie mi palec, bo jak go wyciągnę, to pacjent umrze". I umierał.

Warszawa, Poznań, Łódź to wiodące ośrodki. Zabrze się nie liczy. Paliwoda stara się skrócić dystans do najlepszych, ale mu się nie udaje. Prawie wszystkie operacje na otwartym sercu, przy których wykorzystuje aparat do krążenia pozaustrojowego wymyślony w 1967 roku przez inżyniera Zygmunta Antoszewskiego z Politechniki Śląskiej, kończą się zgonem. Kardiolodzy nie chcą posyłać Paliwodzie pacjentów.

Profesor Bochenek: – Profesor dowiedział się, że u profesora Zbigniewa Lorkiewicza w Poznaniu na zabieg czeka dziesięciu chorych z przetrwałymi przewodami Botalla. Wysłał po nich Stanisława Wosia, jednego ze swoich asystentów. Oczywiście poznańscy chirurdzy odstąpili nam chorych, których sami nie chcieli operować. Wszyscy z potężnym nadciśnieniem płucnym, każdy siny jak śliwka. Woś przywiózł tych dziesięciu pacjentów i wszyscy nam umarli na sali operacyjnej.

Atmosfera wokół kliniki fatalna. Profesor załamany, podejrzewa, że aparat Antoszewskiego został wadliwie skonstruowany. Każe Bochenkowi jechać do Poznania, żeby podpatrzył, jak oni operują na otwartym sercu.

– Miałem być tam miesiąc – mówi Bochenek. Ale już po tygodniu profesor Paliwoda dzwoni do mnie i pyta, czy już wiem, jak działa aparat do krążenia.

W zabrzańskiej klinice chirurdzy do operacji na otwartym sercu wykorzystują aparat do krążenia pozaustrojowego wymyślony w 1967 roku przez inżyniera Zygmunta Antoszewskiego z Politechniki Śląskiej

– Mniej więcej wiem – odpowiadam.

– To wracaj, bo mamy pacjentkę z ubytkiem międzyprzedsionkowym.

Od godziny 3 nad ranem Bochenek składa z Antoszewskim aparat, a wenflony formuje z plastikowych rurek, nadając im nad świeczką odpowiedni kształt.

Zabieg rozpoczyna się o godz. 9. Operuje Paliwoda, Bochenek pilnuje aparatu. Po raz pierwszy postara się podczas zabiegu monitorować poziom elektrolitów. Na kartce brystolu rysuje tabelkę. Potas, sód, wapń, hemoglobina. Jeden z lekarzy biega z próbkami krwi do szpitalnego laboratorium i przynosi wyniki – co najmniej osiem razy. Laborantka musi uruchomić spektometr płomieniowy i czekać na wynik co najmniej 35 minut. Kilka wyników jest gotowych dopiero po operacji, ale lekarze przynajmniej wiedzą, że poziom potasu u chorej spada, więc trzeba uzupełnić ubytki.

Po raz pierwszy od miesięcy pacjentka przeżywa operację w krążeniu pozaustrojowym. Wielki sukces, jak na Zabrze.

Bochenek: – Dzisiaj w czasie krążenia pozaustrojowego poziom elektrolitów jest oznaczany 13-14 razy. To proces automatyczny. Lekarz na ekranie monitora ma wszystkie dane od razu. Gdy poziom krzepliwości krwi jest wysoki, podaje odpowiednią dawkę heparyny i po kłopocie. My takiej kontroli nie mieliśmy – podawaliśmy duże dawki, żeby uniknąć skrzepów, i chory się wykrwawiał.

Paliwoda ceni Bochenka. Zabiera go na kongresy medyczne, zjazdy w kraju i za granicą. Pokazuje najlepsze kliniki w Europie. Mówi: Jedziemy do Warszawy, bo tam w hotelu Forum profesor Albert Starr będzie opowiadał o swojej sztucznej zastawce.

Albert Starr! Wraz z inżynierem Lowellem Edwardsem, który opatentował hydrauliczną maszynę do cięcia drewna i pompę paliwową do samolotu, skonstruowali sztuczną zastawkę serca. Mechanizm bardzo prosty – kulka z sylikonu umieszczona w metalowym koszyczku. Kulka naśladowała ruch płatków zastawki, poruszała się wskutek zmian ciśnienia i skurczu mięśnia.

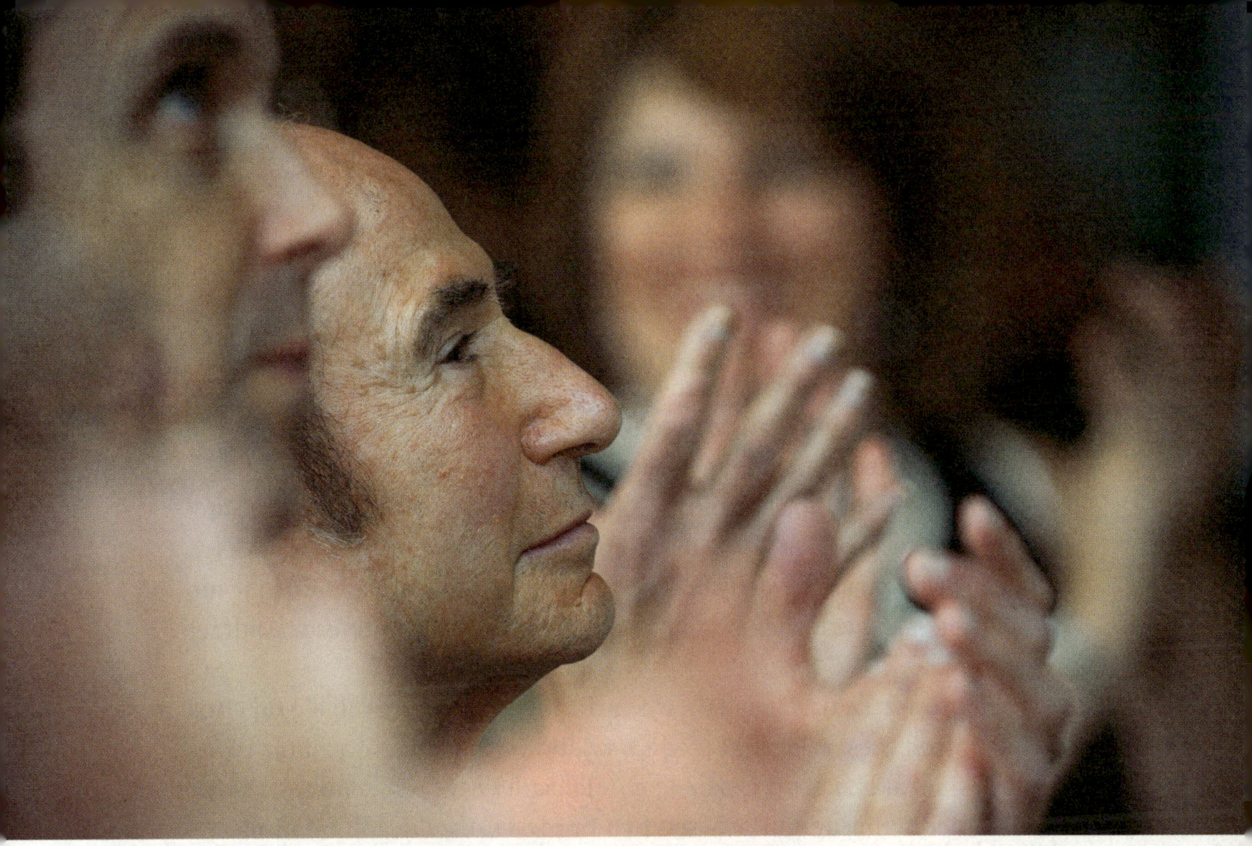

W latach 70. niewielu zachodnich lekarzy odwiedzało Polskę. Wizyta słynnego Alberta Starra (na zdjęciu) w Warszawie była wydarzeniem. Profesor Starr opatentował pierwszą na świecie sztuczną zastawkę serca

Gdy przesuwała się w dół koszyczka, krew mogła swobodnie przepływać, przesunięcie w górę zamykało dopływ krwi.

Niestety, powodowała zatory, wielu pacjentów umierało, także z powodu wywoływanej przez nią anemii i żółtaczki. Ale wtedy sensacja.

Szpital Uniwersytecki Karolinska w Sztokholmie. – Profesor Paliwoda wysłał mnie tam na staż. Zobaczyłem cztery sale operacyjne, nowoczesne aparaty do krążenia pozaustrojowego i chorych, którzy po operacjach na otwartym sercu szybko wracali do zdrowia – mówi Bochenek. – Powoli zaczęliśmy w Zabrzu budować nowoczesną kardiochirurgię. Po powrocie ze Sztokholmu zrobiliśmy pierwsze by-passy. Pacjent nazywał się Ryba, wyjechał potem do Niemiec i przysyłał mi pocztówki z wiadomościami, że jest zdrowy jak ryba.

Pasyk wciąż nie wierzy w zabrzańskich chirurgów. Kilka razy zaczepia Bochenka i mówi: – A ten Paliwoda to nie umie operować, prawda?

– Każdego, kto wymagał operacji, pakowaliśmy więc do karetki i wysyłaliśmy do Szpitala Wolskiego. Do dokumentacji medycznej dołączaliśmy zdjęcia robione zwykłym aparatem fotograficznym z monitora, na którym odtwarzaliśmy z taśmy wideo obraz naczyń krwionośnych. Naprawdę nic nie było widać, jakby człowiek z zaćmą oglądał film – mówi profesor Andrzej Lekston.

Pacjentów z Zabrza ogląda zwykle docent Religa. Różnili się od chorych z innych części Polski. Przede wszystkim mówili gwarą albo z twardym, śląskim akcentem. I jeszcze coś. – Pacjenci ze Śląska, nawet jeśli byli bardzo biednymi ludźmi, zawsze byli bardzo czyści. Jeżeli mieli na sobie pocerowaną koszulę, to zawsze była czysta i wykrochmalona. To było uderzające. Warszawiacy nie byli tacy porządni – powie kiedyś w jednym z wywiadów profesor Religa.

Czasem przyjeżdża do Zabrza, konsultuje pacjentów. Profesor Lekston zapamiętał: – Szczupły, wręcz chudy, w niebieskim golfie i owiany dymem z papierosów. Nosiłem za nim popielniczkę, śmiał się z tego. Był przystojny, emanował niezwykłą pewnością siebie i spokojem, wszyscy czuli się przy nim bezpiecznie. Był bezpośredni, nie stwarzał barier, pozwalał młodszym lekarzom wyrażać własne zdanie. Porównywaliśmy go z Pasykiem i żałowaliśmy, że nie mamy takiego szefa.

Bochenek: – Konflikt między Paliwodą a Pasykiem narastał. Mój szef nie mógł znieść, że pacjenci kardiologiczni są posyłani do Warszawy, że Pasyk nie prosi go o konsultacje, że nie może operować. W końcu doszło do tego, że w drzwiach oddzielających oddziały kardiologii i chirurgii Paliwoda kazał zamontować zamek. „Nie będą nam tu, kurwa, chodzić", powiedział.

Był już bardzo chory. Miał raka. Bochenkowi powiedział o tym w Sztokholmie. – Radził mi, żebym został w Szwecji, nie wierzył, że kardiochirurgia w Polsce ma szansę rozwoju. To był 1979 rok, moja żona była w ciąży, emigracja nie wchodziła w grę. Uparł się. „Źle robisz, Bochenek", powiedział. Miał naciek nowotworowy wychodzący z nerki na żyłę główną dolną. Zmarł na stole operacyjnym. Wcześniej jednak załatwił mi staż u swojego przyjaciela w szpitalu w Leicester.

Z perspektywy angielskiej polska kardiochirurgia wygląda źle. Jedna klinika w Warszawie, druga w Łodzi, Kraków ściąga Antoniego Dziatkowiaka i wszyscy zaczynają wysyłać mu chorych, bo bliżej niż do stolicy. Śląsk zapyziały, po śmierci Paliwody nic się tutaj nie dzieje.

Łajza w dzwonach

Maj 1980 roku. Do Polanicy-Zdroju przyjeżdżają kardiolodzy i kardiochirurdzy z całej Polski. Omawiają nowe metody leczenia chorób serca. Gość specjalny – Marius Barnard, brat Christiaana. Opowiada o przeszczepach serca i o tym, dlaczego trzeba je robić. Po wykładzie dyskusja. Lekarze z Polski i Zachodu wymieniają się doświadczeniami. Religa rozmawia z nimi jak równy z równym.

Profesor Marian Zembala: – Byłem wtedy młodym lekarzem. Religa opowiadał, czego się nauczył w Ameryce. Miał ogromną wiedzę, ale najbardziej spodobało mi się to, że mógł brylować, a tego nie robił. Człowiek próżny pochwaliłby się, że praktykował u Kantrowitza, i podkreślał swoje dokonania. Religa mówił, czego nie wie i co mu się nie udaje. Wykorzystywał zjazd i zgromadzonych tam ludzi, żeby się czegoś od nich dowiedzieć. Zrobił na mnie wrażenie jak sto piorunów.

Bochenek: – A na mnie wcale. Nie słyszałem, żeby zabierał głos na forum. Poza tym wyglądał jak łajza – w spodniach dzwonach, rozchełstanej koszuli i klamrą z bykiem na pasie.

Zembala: – Wieczorem zameldowałem się w pokoju. Nie wiedziałem, z kim zamieszkam. Przed godz. 23 wchodzi Religa i wyciąga do mnie rękę.

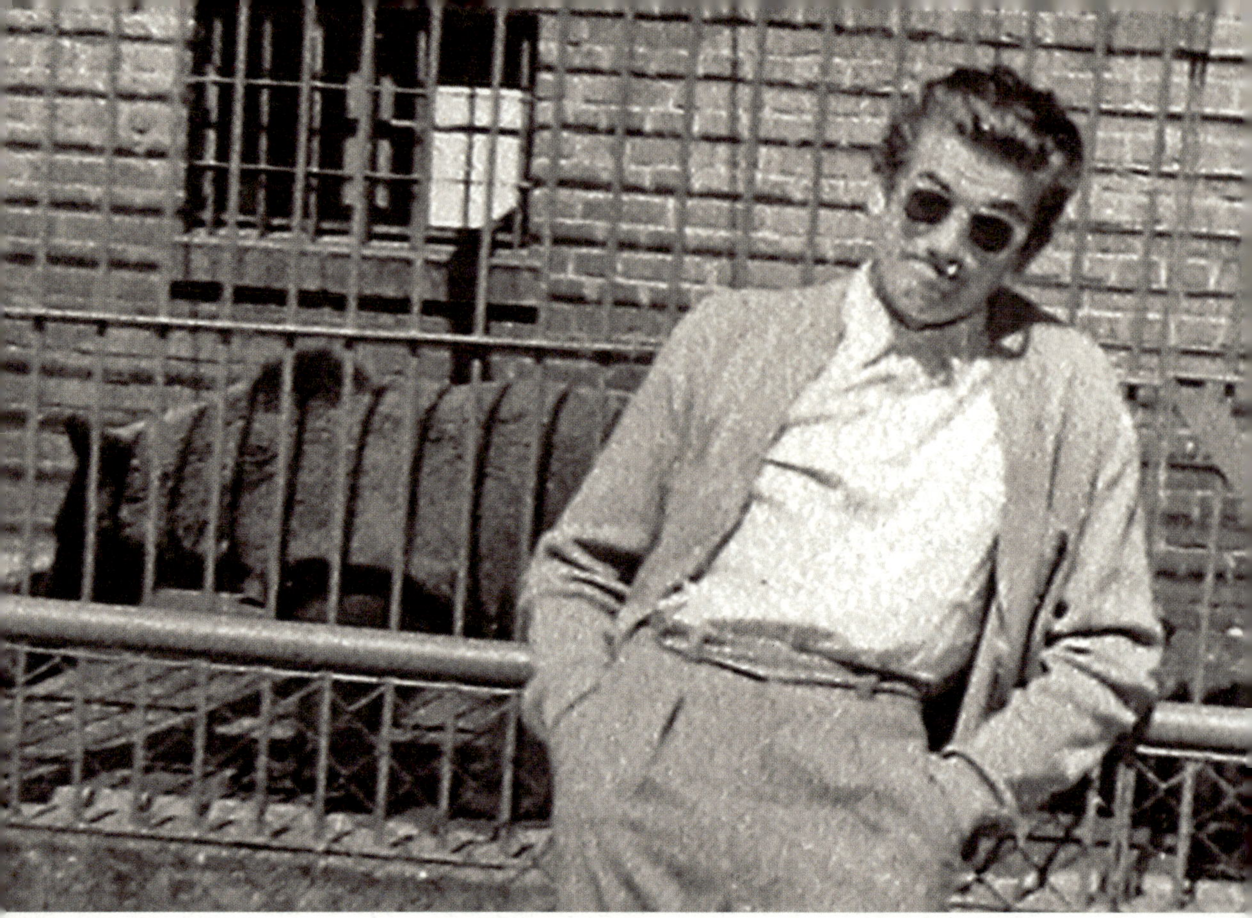

Zbigniew Religa to człowiek bezpośredni, szczery, pogodny i z poczuciem humoru. Inny niż większość polskich ordynatorów

„Cześć, jestem Zbyszek Religa, a ty skąd?". Odparłem, że od profesora Wiktora Brossa z Wrocławia, i zacząłem zasypywać go pytaniami. Przerwał mi. Powiedział, że o medycynie możemy pogadać następnego dnia. Tylko nie rano, bo on ciężko rano wstaje. Teraz jest zmęczony, musi odpocząć. Uprzedził, że pali i żebym się nie denerwował, gdy będzie w nocy wstawał i kopcił przy otwartym oknie. I że chrapie.

Zjazd kończy się uroczystą kolacją. Profesorowie zapraszają także swoich asystentów. Zembala siedzi obok Brossa. Przy stole toczy się rozmowa.

Asystent profesora Stanisława Adamskiego w Łodzi włącza się do dyskusji. Adamski wściekły. Ruga docenta przy wszystkich: „Jeśli jeszcze raz się odezwiesz nieproszony, nigdy więcej nie pojedziesz na żaden zjazd".

Bross do Zembali: – Teraz już wiesz, dlaczego w Polsce nie można się rozwijać?

Po Polanicy Zembala już wie, że musi wyjechać. Uda mu się dwa lata potem. Pojedzie do Utrechtu, będzie tam operował serca dzieci.

Na zjeździe jest także Stanisław Pasyk. Od miesięcy namawia docenta Religę, żeby objął Klinikę Kardiochirurgii w Zabrzu. Teraz też korzysta z okazji. Obiecuje docentowi z Warszawy, że będzie mógł w niej robić wszystko, co zechce. Namawianie Religi zajmie mu jeszcze cztery lata.

Obok starego poniemieckiego szpitala w Zabrzu rośnie mniejszy, nowy. Ma się w nim zmieścić psychiatria. Wojewodą śląskim nie jest już generał Ziętek, lecz Stanisław Kiermaszek. Ale to Grudzień rządzi województwem. Pasyk jeździ do komitetu i władza zmienia decyzję – do nowego szpitala przeniesie się Wojewódzki Ośrodek Kardiologii.

Pasyk nie chce już wozić pacjentów do Warszawy. W jego ośrodku usługa musi być kompletna. Szczęście się do niego uśmiecha. Po awanturze z profesorem Sitkowskim Religa zgadza się przyjechać do Zabrza. Stawia warunek. Nie będzie obejmował kliniki po kimś. Stworzy własną, od podstaw.

Stanisław Sołtysik jest wtedy reporterem Radia Katowice. Pasyk chwali mu się, że ściągnął do swojego szpitala młodego, zdolnego chirurga z Warszawy. Wkrótce wszyscy o nim usłyszą.

– Będzie tu gwiazdą? – pyta Sołtysik.

Pasyk patrzy na reportera z politowaniem. W Zabrzu będą wykonywane nowoczesne operacje serca. I niech nie zapomina, że to będzie jego – Pasyka – zasługa.

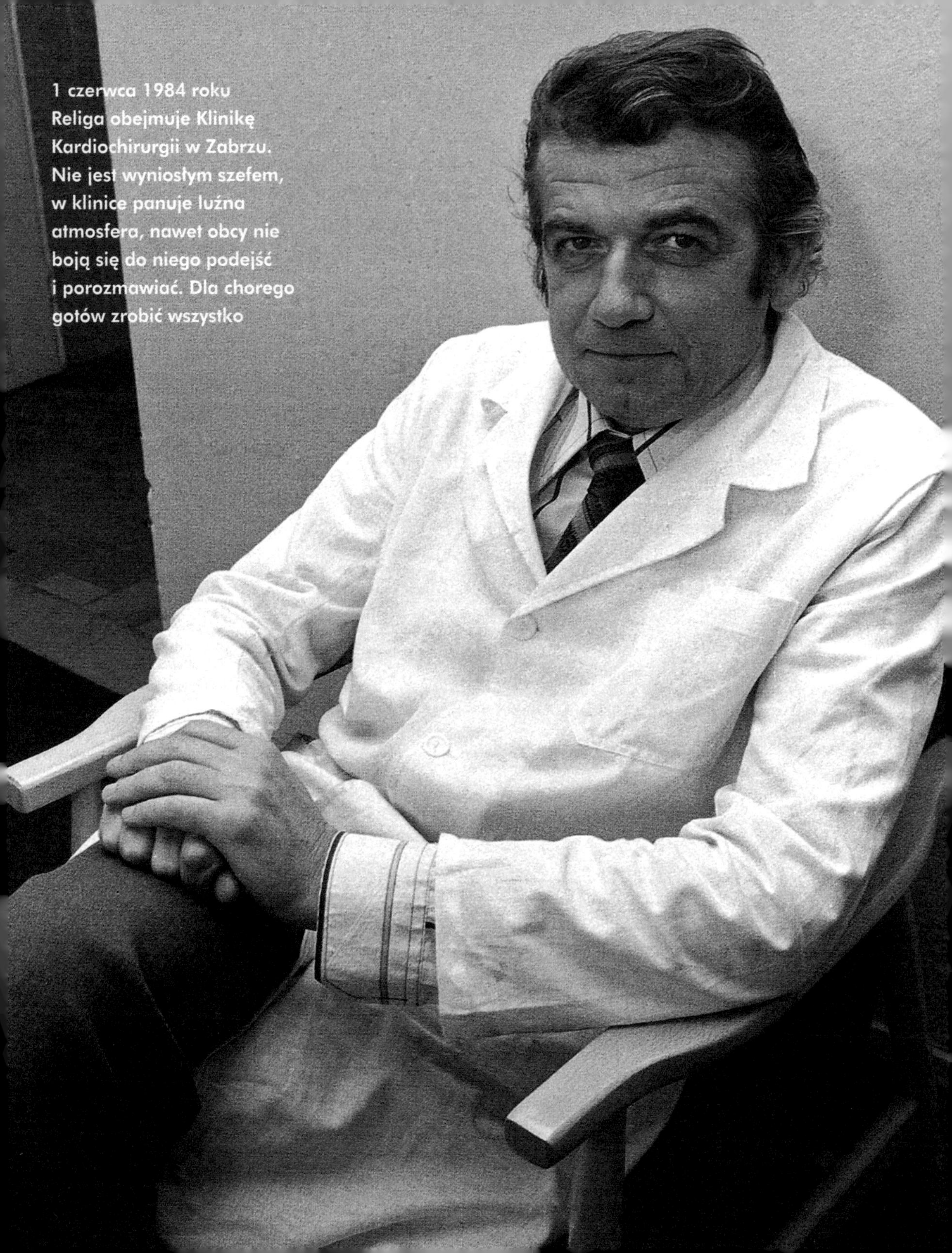

1 czerwca 1984 roku Religa obejmuje Klinikę Kardiochirurgii w Zabrzu. Nie jest wyniosłym szefem, w klinice panuje luźna atmosfera, nawet obcy nie boją się do niego podejść i porozmawiać. Dla chorego gotów zrobić wszystko

SZEF

Z Warszawy za 46-letnim Religą jadą pielęgniarki i instrumentariuszki: Patrycja Czerwińska-Dziemian, Małgorzata Kłosiewicz, Ewa Łubek, Krystyna Dąbrowska. Na Śląsku nie ma perfuzjonistów, którzy wiedzą, jak obsługiwać aparat do krążenia pozaustrojowego, a bez tego nie ma operacji na otwartym sercu. Na szczęście Jan Brzozowski, doskonały perfuzjonista, zgadza się na przenosiny do Zabrza. Z kardiochirurgów – Jerzy Wołczyk i Jadwiga Gepner. Wszyscy młodzi, dwudziestokilkuletni.

Andrzej Bochenek wraca z Leicester. W nowych dżinsach, wystrojony w angielskie ciuchy, przebojowy i bezczelny. – A zastępcę pan ma? – pyta釣Religę.

– Nie mam.

– Ta ja nim będę.

Religa się zgadza.

Marian Zembala wraca z Utrechtu. Są jeszcze Roman Przybylski, Jerzy Pacholewicz, Jacek Kasperczak, Mirosław Drzazga... Religa przyjmuje najbardziej ambitnych, zdolnych do poświęceń, odważnych. Każdego ostrzega, że chirurgia to trudna i fizycznie wyczerpująca specjalność. – Jeśli potrafisz wystać na jednej nodze w pociągu z Przemyśla do Szczecina, to możesz spróbować – mówi. Młodzi szybko się przekonują, że nie żartuje. Każe stać przy kilku zabiegach, czasem 72 godziny z krótkimi przerwami. Ale nikt nie narzeka, jest euforia.

Pierwsze zebranie zespołu. – Zróbcie mi herbatę. Albo nie, mocną kawę, sypaną pół na pół z wodą – prosi Religa. Tylko taką pije. Zapala papierosa. Żadnego długiego przemówienia, właściwie tylko jedna obietnica: – Jak ruszymy, wszystko będzie zależało od was. To wy zdecydujecie, jacy będziecie.

Ach, jeszcze jedno: – Za rok zrobimy tu przeszczep serca.

Szpital, w którym Religa ma stworzyć klinikę kardiochirurgii, to wciąż plac budowy. W korytarzach leży gruz, płytki w salach operacyjnych pokryte grubą warstwą kurzu. Zamiast nowoczesnego sprzętu – gwarancja technologicznie topornych urządzeń, które produkowały zabrzańskie Zakłady Aparatury Medycznej TEMED.

Pasyk interweniuje u Rudolfa Orła, pierwszego sekretarza PZPR w Zabrzu. Razem kombinują, skąd wziąć dewizy na zachodni sprzęt.

Jadwiga daje miliony

Kominy zabrzańskiej koksowni Jadwiga codziennie wypluwają tony pyłów. Można w nich znaleźć niemal całą tablicę Mendelejewa. Pył opada na zabrzańskie domy i ulice. Są dni, że w mieście nie ma czym oddychać. Władze Zabrza chcą zamknąć zakład, ale Ministerstwo Hutnictwa protestuje. Koksownia produkuje na eksport, przynosi dewizy. Można ją co najwyżej obłożyć karami za zatruwanie środowiska. Koksownia musi część zysku oddawać miastu. Do roku 1984 nazbierało się 3,5 miliona dolarów. Jak przejąć te pieniądze?

Szczęśliwy zbieg okoliczności. Córka Religi, Małgosia, chodzi w Warszawie do jednej klasy z córką dyrektora generalnego w Ministerstwie Hutnictwa i Przemysłu Maszynowego. Religa nawiązuje z nim kontakt i przekonuje dyrektora. Klinika dostanie pieniądze na sprzęt.

Ale Religa ma wrogów. Profesor Maria Hoffman, kierowniczka Kliniki Kardiologii w Instytucie Reumatologii w Warszawie, ma wpływy w Ministerstwie Zdrowia. Prosi Religę, żeby został w stolicy, ale on nie chce jej słuchać. Hoffman ostrzega, że zrobi wszystko, żeby mu się na Śląsku nie udało. I spełnia groźbę.

Ministerstwo Hutnictwa nie może przekazać pieniędzy bezpośrednio do Zabrza. Muszą zostać przelane na konto Ministerstwa Zdrowia. I tam się rozpływają.

– Nie macie tych dewiz – oznajmia zabrzańskim lekarzom wiceminister zdrowia Jerzy Bończak.

Pasyk i Religa uruchamiają znajomości. Docierają do doradcy wicepremiera Zbigniewa Szałajdy. Pieniądze w ostatniej chwili wracają na konto przeznaczone na zakupy sprzętu dla zabrzańskiej kliniki.

To nie koniec kłopotów. Szpitale w PRL-u nie mogą same niczego kupować. Trzeba złożyć zamówienie w przedsiębiorstwie handlowym CEZAL. Religa robi listę i czeka. Ale dostaw nie ma. Jedzie do Warszawy.

W CEZAL-u informują go, że jeden z dyrektorów kazał wycofać zamówienie. Uznał, że klinika kardiochirurgiczna w Zabrzu i tak nie zacznie działać, więc sprzęt nie będzie jej potrzebny. Znów awantura, w końcu zamówienie może zostać zrealizowane.

Wszystkie ręce na pokład, do odgruzowywania, sprzątania, ścierania kurzu, dezynfekowania. Religa myje kafelki w sali operacyjnej, lekarze na kolanach szorują podłogi, pielęgniarki z wiadrami w pokojach chorych.

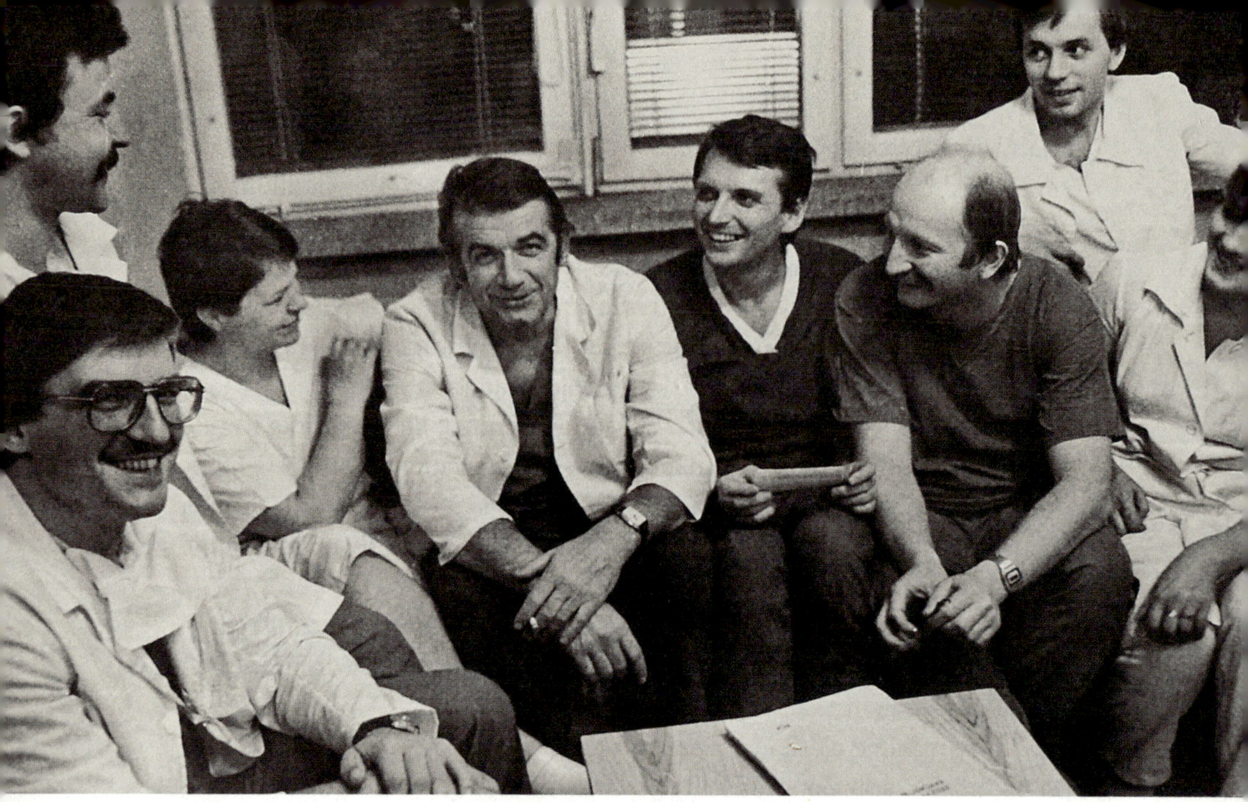

Z Warszawy za 46-letnim Religą jadą do Zabrza pielęgniarki, instrumentariuszki, chirurg Jerzy Wołczyk (trzeci z prawej). Andrzej Bochenek (czwarty z prawej) wraca z Leicester i zostaje zastępcą ordynatora. Garną się miejscowi chirurdzy: Bogusław Ryfiński (pierwszy z lewej) i Romuald Cichoń (drugi z prawej). Wszyscy młodzi, dwudziestokilkuletni

– Profesor zarządził, że wszyscy muszą się stawić na czyn społeczny, na ciężkie sprzątanie po budowie – wspomina doktor Roman Przybylski, chirurg. – Zależało mu, bo chciał jak najszybciej otworzyć własne sale.

Od śmierci Paliwody kliniką chirurgii w starym szpitalu kieruje docent Jolanta Dobosz. Do czasu zakończenia robót w nowym budynku Religa mógłby tam operować, ale Dobosz się nie zgadza. Musi dojść do kolejnej awantury, tym razem u lekarza wojewódzkiego. Kompromis – raz w tygodniu zespół kardiochirurgów może operować w starym szpitalu.

Za każdym razem pielęgniarki i lekarze przenoszą potrzebny sprzęt do wypożyczonej sali operacyjnej. Przez podwórko, strome schody, ciasne drzwi. Monitory, pompy, ssaki. Kilkaset kilogramów. Wstawiają protezy zastawek, łatają przegrody międzykomorowe, robią pierwsze by-passy. Potem pakują sprzęt i znów przez korytarze i podwórko – do magazynu.

– To była bardzo droga i skomplikowana aparatura. Najcenniejsza rzecz, jaką mieliśmy. Bałem się, że jak będą miały do niej dostęp osoby niepowołane, ktoś nam to zepsuje – mówił profesor Religa. – To byłaby katastrofa, nie mieliśmy przecież pieniędzy na naprawę. Nie mogliśmy głupio ryzykować.

Po sześciu miesiącach wędrówek nawet on ma dość. Zwołuje zebranie. – Musimy się sprężyć, od 15 sierpnia operujemy u siebie – mówi.

Znów czyn społeczny, znów wszyscy do ścierek i mioteł. Doktor Przybylski: – Profesor traktował to sprzątanie bardzo serio. Umordowałem się i na chwilę wyszedłem z sali, żeby wytrzeć pot z czoła. Kolega, który zawsze nosił drogie, modne ciuchy i bał się ubrudzić, wziął moją ścierkę i zaczął wycierać jakąś plamkę na kafelkach. Religa zobaczył go w drogich spodniach, z brudną ścierką i tak się wzruszył, że od razu obdarzył go kredytem zaufania. Kolega mógł potem popełniać szkolne błędy – profesor wszystko puszczał mu płazem, bo zapamiętał to „poświęcenie" w pionierskich czasach.

Kto wyprzedzi mojego fiata?

Lekarzy, którzy pracują z Religą, uderza brak dystansu wielkiego docenta do zespołu. – Był dla mnie bardzo wyrozumiały – mówi Ewa Maksymowicz (do 1991 roku jego sekretarka). – Przy nim nigdy nie było nerwowo. Taki jak on był tylko jeden na świecie. Więcej takich nie ma.

Zajmowałam się głównie sprawami związanymi z uczelnią, umawiałam pacjentów na konsultacje. Przychodziłam o godz. 7.30. Jak profesor miał trudny zabieg, to był w pracy przede mną. Czasami spał na tapczanie w swoim gabinecie. Nigdy nie brał dyżurów. Jak był potrzebny, zostawał na noc w szpitalu.

Najpierw robiłam profesorowi kawę. Musiała być mocna, z trzech łyżek. Jak była za słaba, domagał się kolejnej. Spał tam, gdzie padł. Skoro nie brał dyżurów, nie przysługiwała mu szpitalna pościel, nie miał nawet poduszki. Meble w jego gabinecie były stare, pamiętały głęboki PRL, rozlatywały się.

A gabinet to była klitka, siwa od dymu, bo jak już profesor schodził z oddziału czy bloku operacyjnego, to palił jednego papierosa za drugim. U Pasyka było inaczej – miał wielki gabinet, a w nim „ludwiki". Nie prawdziwe, oczywiście, ale ładnie podrobione.

Dopiero jak powstała fundacja, kupili Relidze nowe meble, ale bez szpanu. Nareszcie gości dało się jakoś podjąć. Sama musiałam zamówić proste radio, lampkę na biurko, aparat telefoniczny, firanki, serwis do kawy, bo on o takich drobiazgach nigdy nie myślał. A jak kupiłam ekspres do kawy, to on dalej plujkę pił.

Odżywiał się tymi papierosami i kawą, więc czasami przynosiłam mu coś do jedzenia, żeby z głodu nie padł. Nikt nie był tak zapracowany jak on.

Zembala: – Na pierwszym spotkaniu w klinice rozmawiał ze mną, jakbyśmy się znali od lat. Powiedział: „Słyszałem, że masz dobry samochód". Nie wiem, czy dobry, ale nowy (to było audi 80, które przywiozłem z Holandii). I nie szybki, ale wygodny, odpowiedziałem. A on na to: „Ale mojego fiata i tak nie wyprzedzi".

Młodzi od początku zaczynają operować, a on wszystko tłumaczy. Przybylski: – Mogłem mu zawsze powiedzieć, że nie zgadzam się z decyzją o operacji, bo przedtem trzeba jeszcze zrobić jakieś badania. Słuchał i mówił: „Masz rację, chłopie". Albo: „Nie masz racji, bo...". Pokazał nam, jak zachowywać się wobec pacjenta, to znaczy traktować go poważnie, mówić mu o szansach i zagrożeniach. Rozmawiać, a nie ogłaszać jedynie słuszne decyzje. Byłem młody, myślałem, że tacy są wszyscy szefowie. Potem zobaczyłem, że nasza klinika to wyjątek. Na pewno wpływ na jego zachowanie wobec pacjentów i innych lekarzy miał pobyt na stypendium w USA. Tylko że wielu lekarzy było w Ameryce na stażach, a nie znam drugiego ośrodka, który tak szybko wprowadziłby inne standardy postępowania. Religa wyprzedził swoją epokę o kilka dziesięciolecі. Codziennie łamał zasady hierarchii, każda pielęgniarka mogła do niego przyjść z każdą sprawą. Wystarczyło się pokazać i już wiedział, że jest potrzebny przy łóżku chorego.

Ale od zespołu wymaga pracy nienormowanej, zresztą sam daje przykład, często nie wychodzi ze szpitala przez okrągłą dobę. Nawet wiele lat później, gdy zostanie rektorem Śląskiej Akademii Medycznej, będzie potrafił dwie, trzy noce przesiedzieć przy łóżku chorego.

Bochenek: – W jego klinice jedna zasada była najważniejsza: dbać o dobro chorego. Nie można było wyjść z pracy, bo to czy tamto. Nie. Najpierw trzeba było wykonać robotę. A Religa był kompletnie niezorganizowany. Nigdy nie zaczynał pracy o 7 czy o 8 rano. Operował do późnej nocy, więc następnego dnia przychodził w południe. Kto się związał z zespołem Religi, mógł sobie w łeb strzelić – o prywatnym życiu zapomnij. W Zabrzu był sam, nie musiał wracać do domu, więc nie mógł zrozumieć, że kogoś innego ciągnie do żony i dzieci, skoro są tak ważne sprawy jak kardiochirurgia. W 1986 roku moja żona rodziła naszą córkę Magdę, zadzwoniła, że karetka zawiozła ją do szpitala. Mówię do Religi: – Panie profesorze, muszę jechać do domu, Krystyna będzie musiała mieć cesarkę, ja się martwię. Odpowiedział: – Przecież nie ty będziesz operował, nie jesteś tam potrzebny, będziesz tylko przeszkadzał.

– Ale ja tam powinienem być!

– Kobiety zawsze same rodziły i nagle ty, dobry samarytanin, musisz jechać.

W końcu mnie puścił, ale dla niego było to irracjonalne. Na odprawie powiedział: „My tu mamy pacjenta, pana Gruszkę, który umiera, a Bochenek chce gdzieś jechać!". Pacjent umierał, więc wszyscy musieli być, każdy powinien się zastanawiać, kombinować, jak go uratować, choć połowę tych ludzi nie było potrzebnych.

Ale on to przeżywał. Wchodził, wychodził, palił papierosy. Żadnemu pacjentowi nie odpuścił. I nam też.

Reporterowi tygodnika „Panorama" Religa wyjaśnia: „Najwyższy czas, żeby zmienić u nas pewien utarty schemat awansów i nominacji. Przykłady innych państw dowodzą, że docentem można zostać w wieku 32 lat, a profesorem – nie ukończywszy 42. roku życia. W Stanach Zjednoczonych najwięcej operacji, i to samodzielnie, robią chirurdzy w wieku 28-30 lat. Uważam, że młodzi chirurdzy mają więcej fantazji, polotu i, zdaje mi się, inwencji. Podchodzą do swojej pracy z większym uczuciem, angażując się całkowicie w to, co robią. Ten ogromny ładunek emocji, jaki w nich drzemie, daje profity w postaci efektywniejszej pracy. Dlatego uważam, że już czas, by w naszym kraju zmieniono podejście do tych spraw. Marzy mi się sytuacja, że w polskich szpitalach będą pracowali znakomicie wykształceni chirurdzy, a ich wiek nie będzie przekraczał 30 lat".

– Chciałem operować serca – mówi profesor Romuald Cichoń. – Jeszcze na studiach przychodziłem do kliniki profesora Paliwody. Obiecał, że jak zrobię dyplom, to mnie przyjmie na staż. Niestety, wcześniej zmarł. Umówiłem się, że będę pracował w Bytomiu, u profesora Stanisława Szyszki, w klinice chirurgii ogólnej, ale dostał udaru. Pech. Andrzej Bochenek poradził mi wtedy: „Spróbuj u Religi".

Znałem to nazwisko, docent operował w Warszawie moją ciotkę. Umówiłem się z nim na rozmowę. Opowiedział mi, jakie operacje chce wykonywać. Pomyślałem, że jak uda mu się połowa z tego, co mówi, to trzeba tu być.

Od razu się przyznałem: – Jestem założycielem Niezależnego Zrzeszenia Studentów na Śląskiej Akademii Medycznej, organizowałem strajki, ubecja za mną łazi, pewnie będzie kłopot z moim zatrudnieniem.

Zabrzańska koksownia Jadwiga produkuje na eksport. Truje środowisko, ale przynosi dewizy. Można ją co najwyżej obłożyć karami za zatruwanie. Do roku 1984 nazbierało się 3,5 miliona dolarów – wystarczy na wyposażenie kliniki Religi

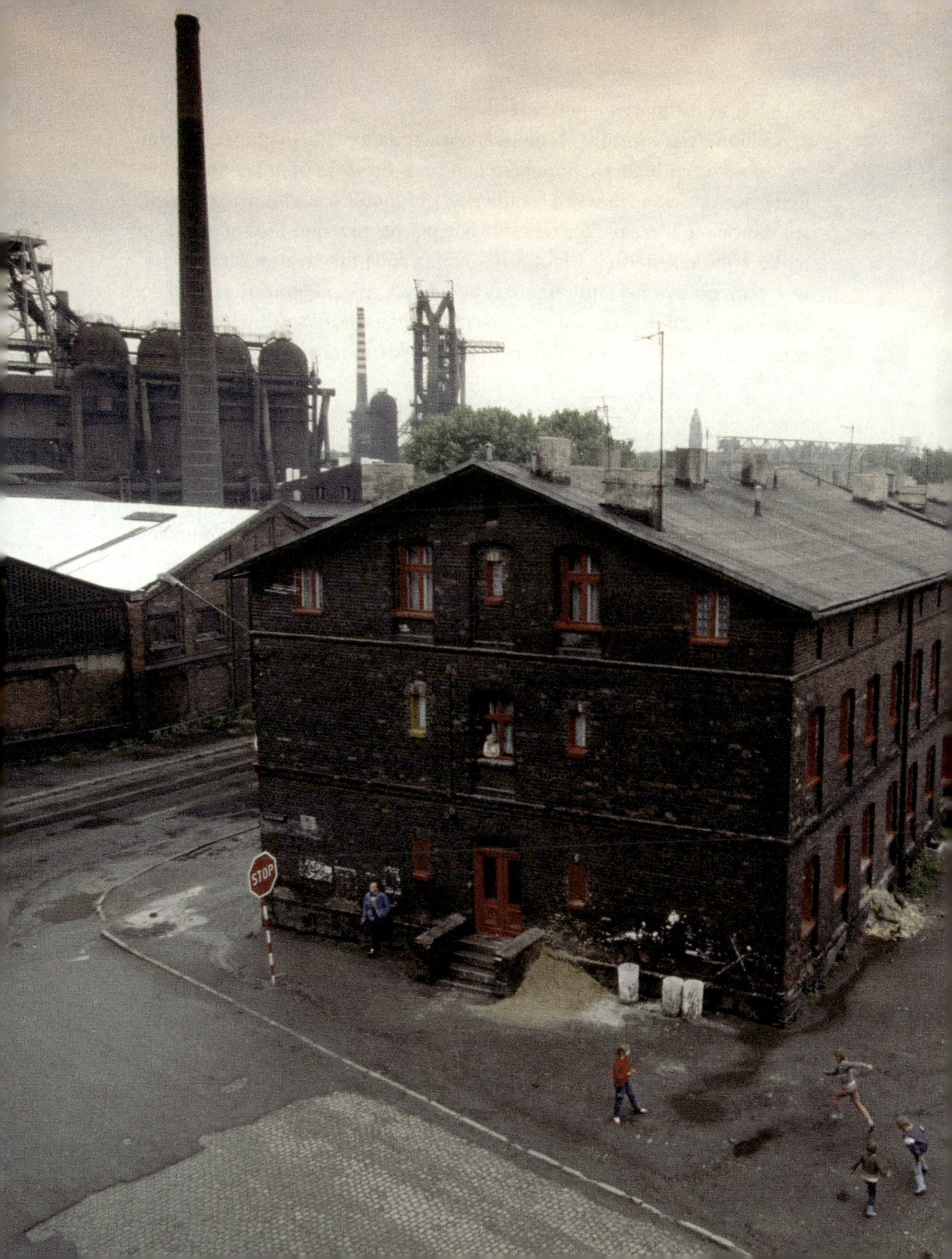
STOP

– Nic się nie martw – powiedział.

Cichoń ogląda klinikę. Najlepszy sprzęt, narzędzia, diagnostyka. Boi się, że jeszcze długo nie dopuszczą go tutaj do stołu operacyjnego. Ale Religa już podczas pierwszych zabiegów proponuje Cichoniowi: – Chcesz spróbować, to bierz narzędzia i rób. Nie bój się, przecież jestem obok.

Po kilku miesiącach Cichoń ma już za sobą tak trudne zabiegi, jak wszczepienie zastawki mitralnej czy by-passy. Czuje, że wciąż dochodzi do granic możliwości, staje nad przepaścią, a Religa zmusza go, by zrobił krok w nieznane. Wierzy, że wkrótce będzie świadkiem transplantacji serca.

Podśmiechujki

Profesor Poloński pamięta Wigilię 1984 roku: – Przyszedł do nas docent Religa, były ciastka, kawa z rumem. Gadamy i nagle, mimochodem, Religa mówi, że w przyszłym roku przeszczepi w Zabrzu serce. Nie uwierzyłem, dla mnie to była abstrakcja. Rok 1984, co wtedy w Polsce było? Nic. Sitkowski pewnie by się do takiej operacji jeszcze 10 lat przygotowywał, Moll może troszkę krócej. A Religa tylko rok? Kim on jest? Szwoleżer spod Somosierry? I się z nim założyłem. Jeśli do roku przeszczepi serce, stawiam skrzynkę szampana.

– Religa od początku mówił, że będziemy robić przeszczepy serca – wspomina profesor Bochenek. – Myślałem, że jest nienormalny. Jakie przeszczepy, skoro my nawet dobrze nie umiemy by-passów operować? A on swoje, że ludzie niepotrzebnie umierają. Zembala mu wtórował, podbijał bębenka.

Gadamy z Zembalą podczas jakiejś operacji. On mówi, że rozesłał wici po szpitalach, że mają nas zawiadomić, jakby był dawca.

– Marian, ty się nawet do podlewania ogródka nie nadajesz, a chcesz serce przeszczepić!? – powiedziałem. – Nie jesteśmy gotowi. Gdyby się znalazł dawca, to czym go przewieziemy? Kto ma stwierdzić śmierć mózgu? A co z badaniami zgodności tkankowej? Robi je tylko Warszawa. Jak oznaczyć odrzut, jak wymierzyć dawki cyklosporyny? Same pytania bez odpowiedzi. Szaleństwo.

Zembala: – Chcesz starego powstrzymać?

Bochenek: – Obaj wiemy, że on czeka tylko na odpowiedni moment.

Kardiochirurdzy z Zabrza konsultują pacjentów. Wszędzie mówią o przeszczepie, pytają o dawców, radzą, jak zwołać komisję, która stwierdzi śmierć mózgową. W szpitalu sióstr Elżbietanek w Katowicach asystent profesora Tadeusza Petelenza prowadzi ich do chorego. – On musi mieć nowe serce, długo nie wytrzyma – mówi.

Religa zdenerwowany wychodzi na korytarz. Zapala papierosa. Bochenek i Zembala za nim: – Szefie, co się stało?

– Ten asystent to młody chłopak i wie, że bez przeszczepów ludzie nam będą umierać – mówi Religa. – A wy co!? Jak ostatnio o tym gadaliśmy, robiliście sobie podśmiechujki!

Wracają w trójkę na salę. – Zgodziłby się pan na przeszczep serca? – Religa pyta pacjenta.

– Jeśli przedłuży mi to życie…

Wracają do Zabrza samochodem. Religa nie odzywa się do swoich asystentów.

Wierzący, nie kościelny

Nie wierzy w Boga. Może dlatego nikomu nie zwierza się ze swoich rozmów z księdzem Józefem Tischnerem.

– Wie ksiądz, czasami patrzę w oczy pacjentowi i mówię, że go nie zoperuję. Wiem, że on umrze. Nie umiem powiedzieć, dlaczego potrafię to wyczytać, ale to prawda. Znam jego los i niestety to się sprawdza. Oczywiście jako lekarz kieruję się wskazaniami i przeciwwskazaniami. Jeżeli są wskazania, zwłaszcza życiowe, to ja się podejmuję operacji, ale proszę mi wierzyć, w momencie gdy patrzę w oczy i widzę w nich śmierć, ci ludzie zawsze umierają.

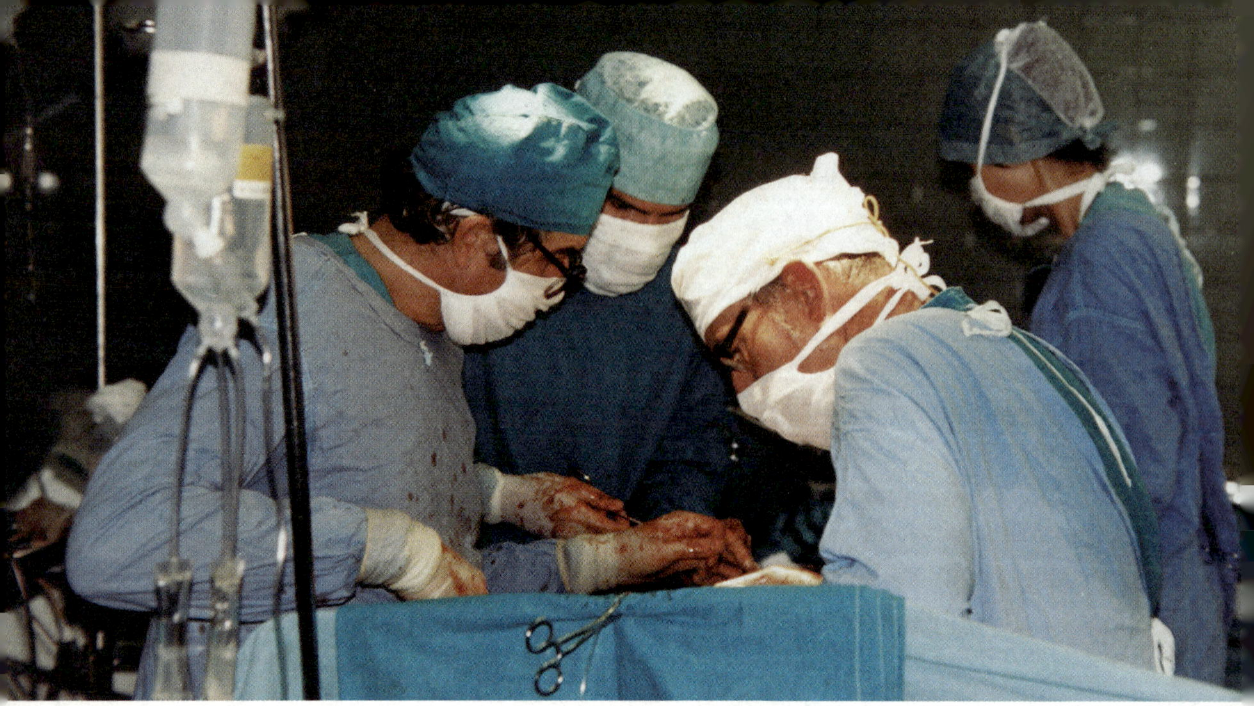

15 sierpnia 1984 roku. Na pierwszą operację w swojej nowej, zabrzańskiej klinice Religa zaprasza profesora Wacława Sitkowskiego. Jeszcze nie wszystko działa, więc zabieg inauguracyjny jest prosty. Całe szczęście, bo na sali nagle zabrakło prądu

– Wierzy pan w życie po śmierci?

– Miałem w Zabrzu pacjenta, leżał na oddziale pooperacyjnym. Wystąpiły u niego zaburzenia rytmu. Jego serce przestawało bić i jak mówimy w naszym żargonie, odjeżdżał. Trzeba go było cztery razy defibrylować, przywracać do życia. Mówił nam, że widział tunel z jasnością, która go przyciągała. Myślę, że w czasie śmierci klinicznej w mózgu zachodzą różne wyładowania elektryczne. Mózg zapamiętuje to w postaci jakichś obrazów, ale to jest moja prywatna interpretacja. Nie wierzę, że dusza wychodzi z ciała, stoi obok, patrzy, a potem wraca. Mam ze śmiercią do czynienia na co dzień i uważam to za niemożliwe. Może dlatego, że jestem niewierzący?

– Eeee tam, gdzie pan jest niewierzący. Pan jest wierzący, tylko pan nie jest kościelny. Po co pan do mnie przyjechał?

– Ksiądz wie.

– Kościół nie potępia przeszczepów. Oddać komuś serce to największy wyraz miłości bliźniego. Ale dla wielu osób to trudne do przyjęcia. Nawet dla niektórych księży.

– Potępią mnie za to?

– Będę się za pana modlił.

—

– Zaklinam pana, niech pan tego nie robi! Może za rok, dwa, ale jeszcze nie teraz – profesor Jan Nielubowicz, sława polskiej chirurgii, czuje, że Religa może przeprowadzić operację w każdej chwili.

– Panie profesorze, dlaczego pan mnie o to prosi?

– Ludzie potrzebują nie tylko serc, ale także nerek i... wątroby. Ja też jestem blisko. Przeszczep wątroby to jedno z moich marzeń. Byłbym pierwszy w Polsce. Proszę mnie tego marzenia nie pozbawiać.

– Ale w jaki sposób?

– Jeśli się panu nie uda, a może się nie udać, program przeszczepów w naszym kraju zostanie na długo zablokowany. Pamięta pan, przez co przechodził Moll...

– Pamiętam, ale nie mogę spełnić pana prośby. Przykro mi.

—

Ile było takich akcji? Trzy, cztery? Telefon, że jest dawca. Religa z Zembalą wsiadają do auta, pędzą na złamanie karku, żeby zdążyć pobrać serce. Bochenek zostaje w szpitalu przy biorcy.

Nic się nie układa. Raz nie można zebrać komisji lekarzy, którzy stwierdzą śmierć. Odmawiają jeden po drugim, ze strachu. Raz na pobranie narządów nie zgadza się rodzina, bo ciało w trumnie nie może być przecież bez serca. Niedoszli biorcy umierają przed operacjami.

Religa jest przybity, ale przy każdym kolejnym sygnale odzyskuje energię. Potem znów gaśnie.

Październik 1985 roku. Do Zabrza przywożą mężczyznę. Nazywa się Józef Krawczyk i mieszka w Krzepicach pod Częstochową. Choruje od 15 lat. Trzy zawały serca, zawroty głowy. – Duszę się, nawet jak się czeszę – skarży się. Ma żonę, trzech synów i gospodarkę. Ostatnio prawie nie wstaje z łóżka. – Kto obrobi te 25 hektarów? – martwi się.

Doktor Zembala to syn sąsiada. Dobrze zna Krawczyka, cewnikował mu już serce we Wrocławiu, ale teraz jest naprawdę kiepsko. Kardiomiopatia zastoinowa, co znaczy, że niewydolne, przerośnięte jak balon serce już prawie nie pompuje krwi.

Idealny biorca. Religa boi się tej rozmowy. Mówi wprost: – Proszę pana, ja nigdy nie robiłem przeszczepu serca, ale dla pana to jedyny ratunek.

– Panie docencie, jestem szczęśliwy, że daje mi pan szansę.

Do Zembali teraz dociera.

– Szefie, nigdy nie zrobił pan przeszczepu?

– Tylko na zwłokach i psach.

– A u Kantrowitza?

– Gdy byłem u niego na stażu, już się nie zajmował przeszczepami. Ale nie martw się, Marian, dużo o nich czytałem.

Poniedziałek, 4 listopada. Do Religi dzwonią koledzy ze Szpitala Wolskiego w Warszawie. – Mamy tu młodego chłopaka po wypadku, rozbił się na motocyklu. Podtrzymujemy go, ale on nie żyje. Może być dawcą, ale oficjalnie tego nie zgłosimy.

Religa jedzie do stolicy. W mózgu pacjenta nie ma przepływu krwi, komórki dawno obumarły. Ale śmierć może stwierdzić tylko komisja złożona z anestezjologa, neurologa i lekarza medycyny sądowej. Nikt nie chce brać w tym udziału.

Religa szaleje, w końcu udaje mu się zdobyć zaświadczenie. W korytarzu czekają rodzice chłopaka.

– Co z moim dzieckiem? – pyta matka.

Religa: – Pani syn nie żyje.

– Przecież jest ciepły, oddycha.

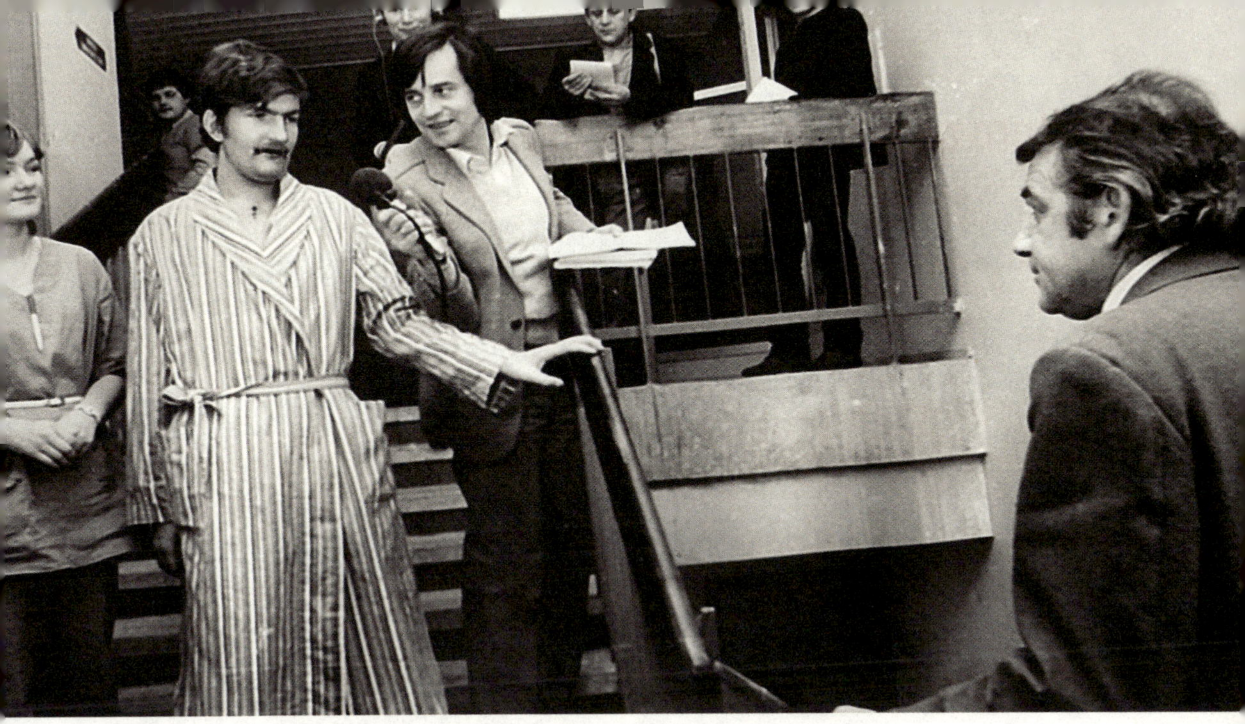

Zygmunt Chruszcz, kierowca z Wrocławia, jest drugim pacjentem w Polsce z przeszczepionym sercem. Kilka dni po operacji spaceruje po szpitalu. Nie odstępują go dziennikarze. Religa wie, że trzeba się chwalić sukcesem

– Jego serce bije tylko dlatego...

– Serce bije! Czyli jest nadzieja!

– Proszę pani, jego mózg umarł, on nie żyje. Serce jest sztucznie podtrzymywane przez maszynę, ale może uratować kogoś innego.

– Panie doktorze, co pan mówi!?

– Jest pani pierwszą matką, którą pytam o zgodę na pobranie serca pani syna do przeszczepu.

– Jego serce będzie biło w kimś innym?

– Tak.

– Syn chciałby tego.

Prokurator, zgoda dyrektora Instytutu Transplantologii, Ministerstwa Zdrowia...

Kura gdacze, gdy zniesie jajko

Wtorek, 5 listopada 1985 roku, wpół do piątej rano. Dwa bloki operacyjne gotowe do zabiegu.

Profesor Poloński: – Na jednej sali zaczęliśmy przygotowywać biorcę. Podstawowe testy. Ciśnienie, morfologia, OB, kreatynina. Testy zgodności tkankowej dawcy i biorcy robiła Warszawa. Więcej badań nie było. Dzisiaj myślę, że to było jak strzał z procy w księżyc.

Anestezjolodzy wkłuwają się do tętnic, próba krzyżowa – wynik pozytywny. Można biorcę usypiać.

Na drugiej sali przywieziony karetką z Warszawy dawca. Religa wycina serce, preparuje, płucze w roztworze soli fizjologicznej i wrzuca do miski z lodem. Oziębiony do temperatury 26 stopni Celsjusza mięsień przenosi do sali obok. Dziesięć metrów.

Bochenek: – Usunąłem zniszczone serce Krawczyka. Pierwszy raz zobaczyłem człowieka z pustą klatką piersiową. Wstrząsający widok.

Religa ostrożnie układa serce w nowym ciele i zaczyna przyszywać naczynia. Doktor Jerzy Pacholewicz, kardiochirurg: – Staliśmy z nim przy stole operacyjnym. Przysięgam, że nigdy nie widziałem lekarza, który byłby tak pewny tego, co robi. On wiedział, czego chce, i wiedział, że to potrafi.

Po 62 minutach zespolenia gotowe. Defibrylacja, serce zaczyna bić.

Pacholewicz: – Co czuliśmy? Ktoś tam chyba popłakał się z radości.

Religa: – Bochenek, twoja żona pracuje w radiu. Zadzwoń do niej i powiedz, że zrobiliśmy przeszczep.

Bochenek: – Zadzwoniłem. Krystyna zapytała, czy się udało. Powiedziałem, że na razie nie, bo chory krwawi. Poradziła, żeby nie informować, dopóki nie będzie więcej wiadomo.

Religa poirytowany: – Oj, Bochenek, ty to się, kurwa, znasz na mediach. Jak kura zniesie jajko, to gdacze. Trzeba działać po amerykańsku i ogłosić, że przeszczep się udał i mamy pełen sukces. Zadzwoń do żony jeszcze raz, niech mi tu kogoś przysyła.

Bochenek: – Ale chory krwawi.

Religa: – I po to jest prasa. Mają ogłosić, że jest krew potrzebna, niech się ruszy stacja krwiodawstwa, żołnierze też mogą oddać.

W Radiu Katowice komunikat o udanym przeszczepie i zbiórce krwi. Pod szpital podjeżdżają ciężarówki, cała jednostka powietrznodesantowa. Żołnierze z podwiniętymi rękawami. Za 300 mililitrów krwi trzy dni przepustki.

Środa, 6 listopada. Gabinet Religi tonie w kwiatach. Goździki, róże, gerbery. Telefon nie milknie, każdy chce gratulować, podkreślić swoją dumę z wielkiego osiągnięcia, wyrazić wdzięczność, opowiedzieć o wzruszeniu, wspólnie przeżywanej radości, a także głębokiej nadziei i wierze w ostateczny sukces.

Tadeusz Szelachowski, minister zdrowia, w depeszy z gratulacjami „wyraża słowa uznania", doktor Karol Grzybowski, naczelny lekarz wojewódzki, przyjeżdża osobiście.

Ekipa telewizyjna nagrywa wywiad, na korytarzu czeka „Trybuna Robotnicza", chcą przyjechać z „Przekroju" i „Panoramy". „Trybuna Ludu" wysyła korespondenta.

Docent Religa poleca sekretarce, by nie odmawiała nikomu, nie odgradzała go od dziennikarzy. Ma ich umawiać na rozmowy. Lekarzom wydaje polecenie: – Nie uciekajcie przed prasą. Niech się wszyscy dowiedzą, co zrobiliśmy.

Dziennikarze są zaskoczeni otwartością szpitala. Pytają Religę, po co zrobił tę operację? – Bo przeszczepów serca potrzebują chorzy, dla których nie ma innej nadziei.

– Ile w tym było osobistej ambicji?

Odpowiada cytatem z „Ojca chrzestnego": – Papa Corleone stwierdza, że całe nasze postępowanie jest podporządkowane ambicjom.

Zespołowi podoba się ten „Papa Corleone". Odtąd o swoim szefie będą mówić „Tata".

Dzień po przeszczepie korespondent „Przekroju" donosi: „Zwykły dzień kliniki, choć nie – niezwykły. Nie tylko dlatego, że w jednym

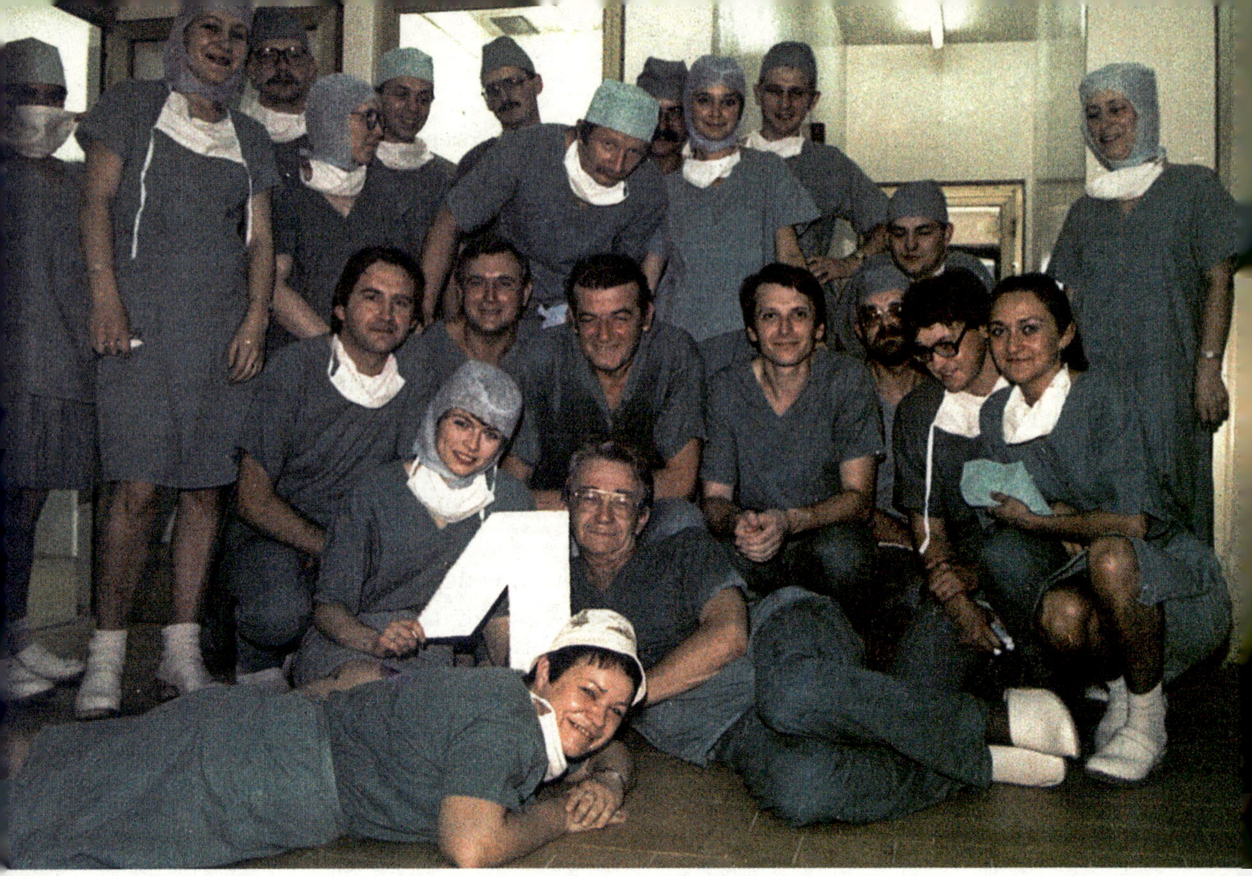

Od swoich ludzi docent Religa wymaga pracy „nienormowanej", zresztą sam daje przykład, często nie wychodzi ze szpitala przez okrągłą dobę. Potrafi dwie, trzy noce przesiedzieć przy łóżku chorego. Na zdjęciu zespół po pierwszej operacji z udziałem profesora Sitkowskiego (na podłodze z prawej)

z pomieszczeń pooperacyjnych leży pacjent z bijącym w jego klatce piersiowej obcym, teraz już jakby własnym sercem. Dzisiaj nie przeprowadza się operacji. Docent uznał, że należy się taki pozorny dzień wytchnienia. Niektórzy od poniedziałku nie byli w domu. Krótkie telefony stanowiły jedyny kontakt z najbliższymi... No prawda, widzieli ich w telewizji. Wcześniej klinika przeprowadziła na otwartym sercu ponad 120 operacji. Zwykle cztery dziennie. Zaczynają o ósmej, dziewiątej, kończą około czwartej nad ranem. Zespół młody, zgrany, pracowity, ambitny. To tylko słowa, powie ktoś, a prawda? A prawda jest taka: część przyszła z docentem Religą z Warszawy. Przyszła na nowe ze swoim szefem, bo wiedzieli, czego chce i to chce było także ich chceniem. Zostawili rodziny, mieszkania, rozlokowali się po pokojach gościnnych, kwaterach. Na soboty, niedziele wyjeżdżają do domów. Taka Patrycja Czerwińska-Dziemian, pielęgniarka oddziałowa anestezjologii bloku operacyjnego. Miesięcznie na same przejazdy do Warszawy wydaje 3-4 tysiące. Niektórzy mówią, niby żartem, że zbzikowali, że są maniakami, lecz już poważnie dodają, iż dla takiego dnia jak wczoraj warto było przyjechać".

Dziennikarka „Trybuny Robotniczej" zauważa szczegóły: „Nie wybaczono by mi, a może – zgodnie z obietnicą niektórych – nie wpuszczono więcej na oddział, gdybym w relacji pominęła tak istotne szczegóły, jak dziurawe spodnie u operatorów wykonujących zabiegi na otwartym sercu. Młody i znakomicie wyposażony w sprzęt i aparaturę medyczną zabrzański ośrodek boryka się na co dzień z problemami nieobcymi, niestety, innym placówkom szpitalnym. Brakuje własnej pralni i zaplecza socjalnego, alarmującym wręcz problemem stał się ostatnio niedostatek salowych".

Telewizja chce, żeby cały zespół kliniki zebrał się w sali operacyjnej. Gdy wchodzi tam Zbigniew Religa, „wita go burza oklasków i radosne okrzyki".

Media szaleją. Co to za człowiek ten Religa?

Kim jest, skąd się wziął?

Przed zabiegiem był bardzo skupiony. Nic do niego nie docierało. Układał sobie wtedy w głowie plan operacji. Ale na sali, jak prosił o skalpel, zmieniał się, rozluźniał

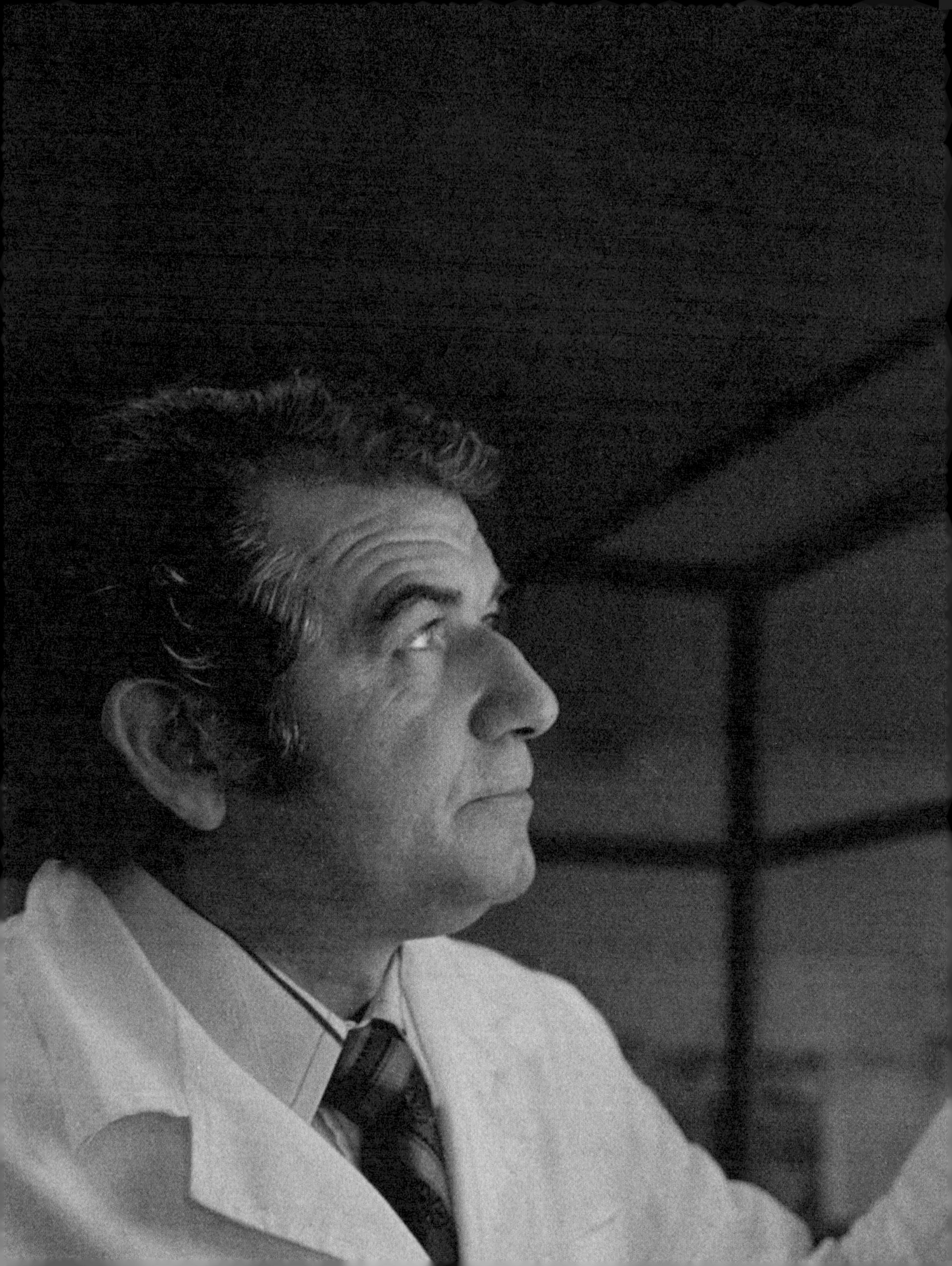

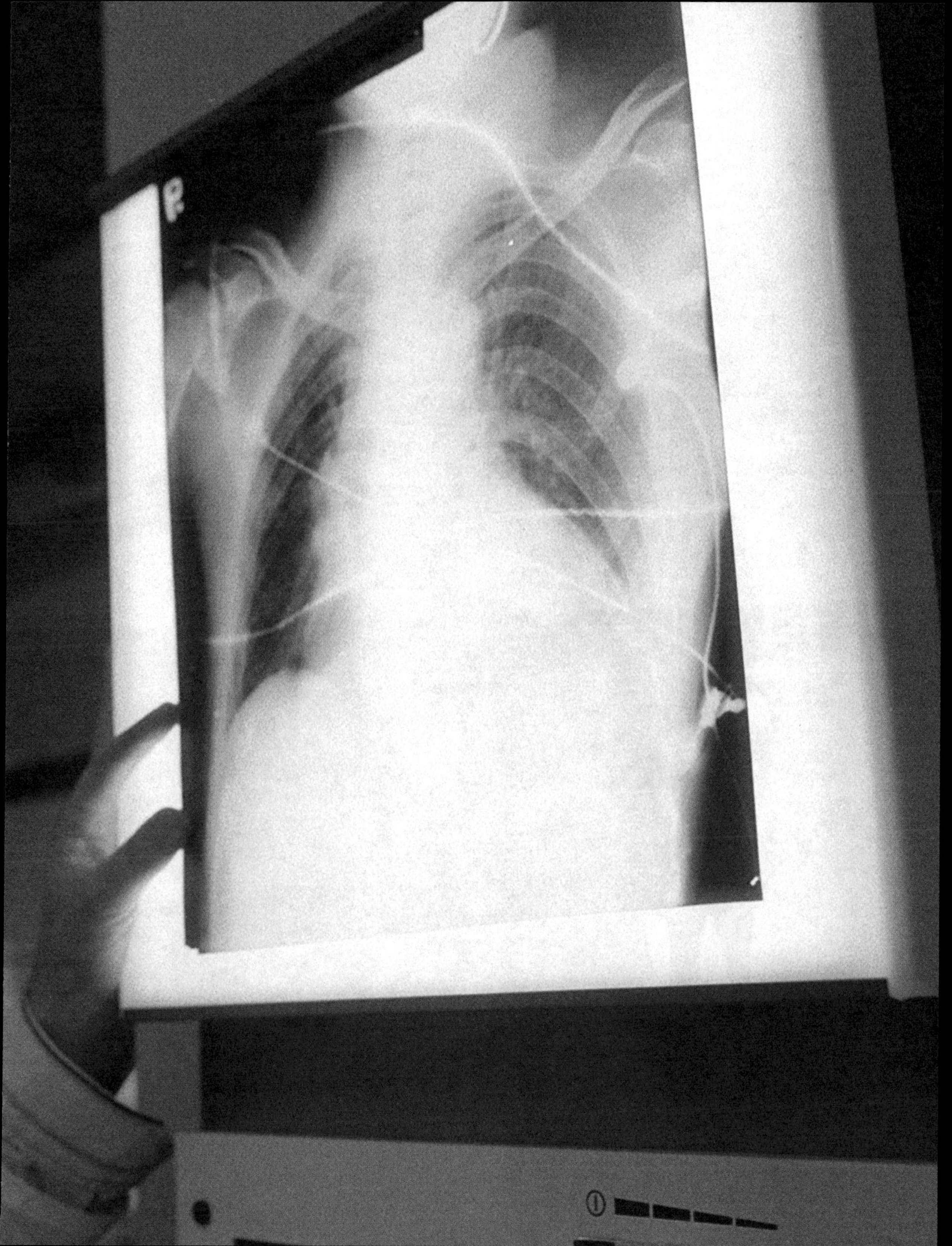
R

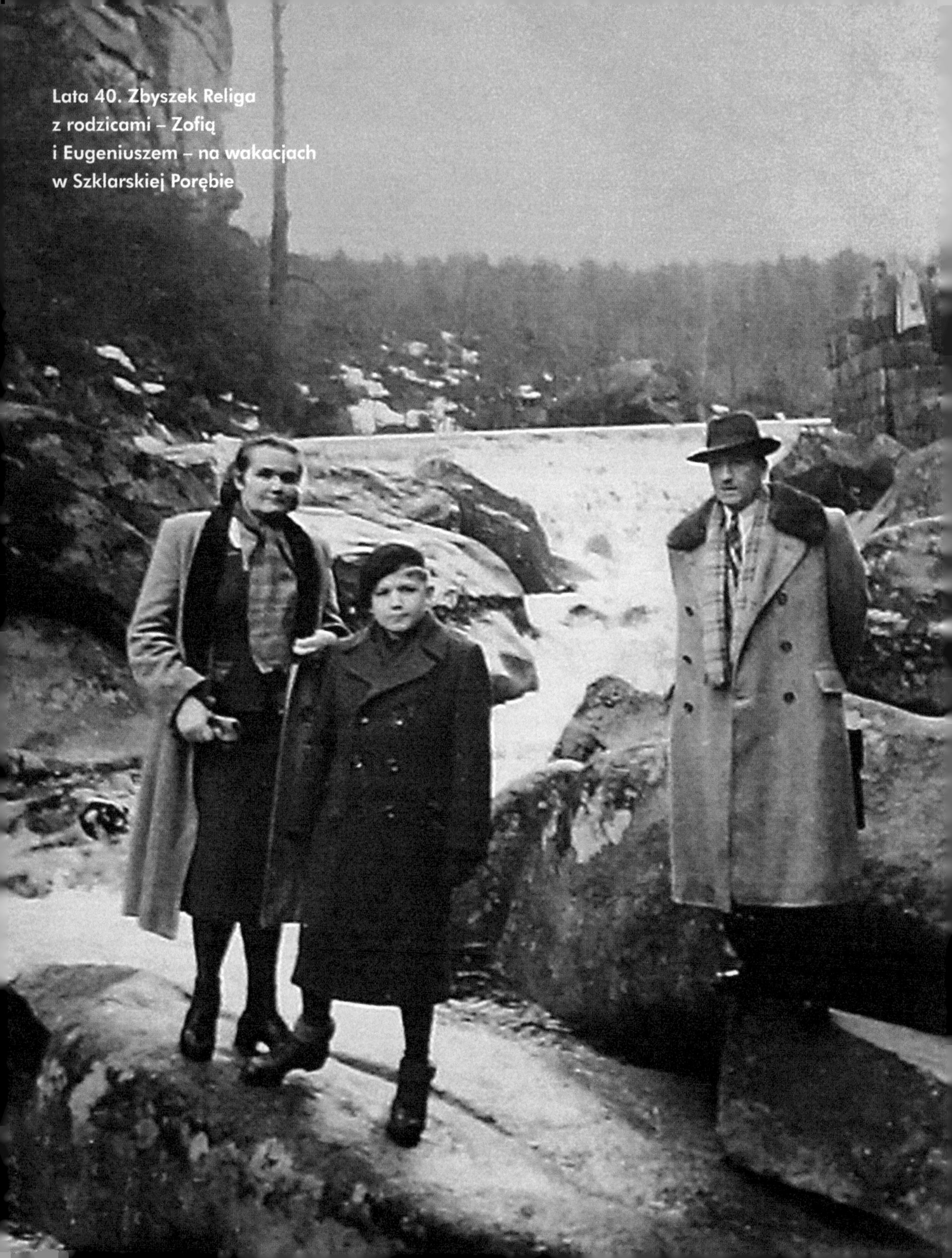

Lata 40. Zbyszek Religa
z rodzicami – Zofią
i Eugeniuszem – na wakacjach
w Szklarskiej Porębie

UCZEŃ

„Okaz dobrze rozwiniętego dziecka i świadectwo zdrowia rodziców" – mówi lekarz Eugeniuszowi Relidze 16 grudnia 1938 roku w szpitalu w Żyrardowie. W swoich pamiętnikach Eugeniusz zapisał, że jego żona Zofia była wyczerpana po porodzie, ale syn – rzeczywiście olbrzym. Zbyszek – tak będzie miał na imię. Jak Zbyszko z Bogdańca z „Krzyżaków" Henryka Sienkiewicza. Na drugie Eugeniusz, po ojcu.

Mieszkają od ponad dwóch lat w Miedniewicach, małej wiosce niedaleko Żyrardowa. Niewiele ponad 500 mieszkańców. Eugeniusz jest tam dyrektorem szkoły.

Uczniowie lubią swojego nauczyciela. Przystojny, skończył szkołę oficerską, więc na ważne uroczystości zakładał mundur wojskowy. Wykłada matematykę i logikę. Po lekcjach gra z chłopakami w piłkę, zabiera uczniów na wycieczki. Ale na lekcjach nie ma żartów – jest wymagający.

Poza zawodowymi obowiązkami Eugeniusz prowadzi jednostkę Ochotniczej Straży Pożarnej. Organizuje przy niej kasę pożyczkową Stefczyka i Spółdzielnię Spożywców „Wytrwałość". Z dochodów loterii i zabaw tanecznych kupuje sprzęt gaśniczy. Wiosną 1939 roku sprowadza do Miedniewic odbiornik radiowy. Głośnik montuje na budynku szkoły, żeby wszyscy mogli słuchać audycji.

Spełnisz me sny, synku mój

To była miłość od pierwszego wejrzenia. W Miedniewicach Zofia zajmuje się korespondencją Stanisława Oppenheima, właściciela dworku, i zarządza jego gospodarstwem. Eugeniusz Religa w pamiętnikach zapisał: „Koniec sierpnia 1936 r. Wstałem rano i około godziny szóstej wyszedłem obejrzeć teren szkoły, a zwłaszcza tzw. karczmę. Ujrzałem niezwykłe zjawisko. Na skrzyżowaniu drogi ukazały się trzy olbrzymie biało-czarne, cętkowane psy dogi. Za nimi szła bardzo młoda kobieta – dziewczyna o wysokiej, szczupłej sylwetce, zgrabna, poruszająca się sprawnym, elastycznym krokiem na wysokich ładnych nogach. Ubrana była w białą sukienkę w podłużne ciemne pasy uszytą bezpretensjonalnie, prosto. Sylwetka tej pani rzucała się w oczy swą elegancją i jakąś dystynkcją. Twarz była skupiona i poważna. Psy i kobieta tworzyły obraz niezwykły w środowisku wiejskim. Tkwi on w mojej pamięci do dnia dzisiejszego".

Pobrali się 27 lipca 1938 r. w Warszawie. „Byliśmy szczęśliwi, a słowa przysięgi małżeńskiej traktowaliśmy nie jako formalność, ale jako zobowiązanie na całe życie".

Eugeniusz pisze do żony o wychowaniu Zbyszka: „Pamiętaj traktować go zawsze jak człowieka dorosłego. Zawsze poważnie, nie strasz go nigdy i niczem, nie oszukuj go nawet w żartach i drobiazgach"

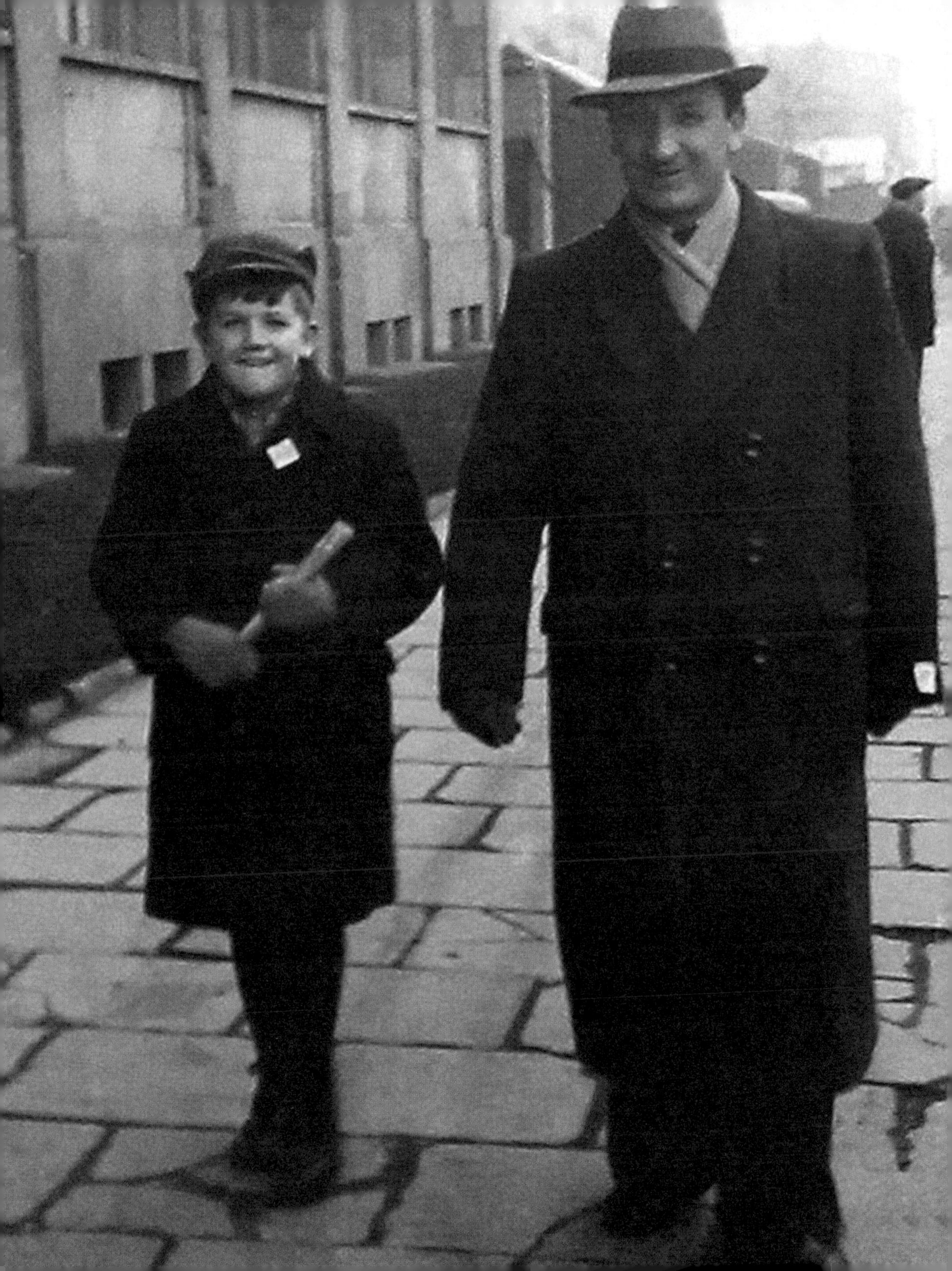

Zbyszek jest najważniejszy. Eugeniusz śpiewa mu nad kołyską „Spełnisz me sny, synku mój", a gdy chłopak potrafił już sam siedzieć, ojciec fundował mu przejażdżki na chodniku. „Siadał na jego końcu, a ja ciągnąłem chodnik. Trzepał wtedy rączkami, podrygiwał i krzyczał z radości. Widok był tak zabawny, że pan Oppenheim krztusił się ze śmiechu. W tym okresie dużo czytaliśmy o opiece nad małym dzieckiem, o jego wychowaniu. Robiłem obserwacje psychologiczne z rozwoju własnego syna. Równocześnie przygotowywałem się do wstępnego egzaminu na Państwowy Instytut Nauczycielski. Chciałem się do niego dostać, by móc kontynuować uniwersyteckie studia. Praca w szkole, utrzymywanie rodziny, dojazdy do Warszawy wyczerpywały me siły i powodowały trudności w kontynuowaniu uniwersyteckich studiów. Doszedłem do wniosku, że dwuletni pobyt w Warszawie w Instytucie pozwoli mi zaawansować uniwersyteckie studia. W tym czasie Zosia miała być w Miedniewicach".

Wezwanie do wojska. 28 sierpnia 1939 roku Eugeniusz ma się stawić w 10. Pułku Piechoty w Łowiczu. Na dworcu w Żyrardowie żegnają go żona z synkiem oraz dziedzic Oppenheim. „Jeszcze dzisiaj widzę moment pożegnania i jej spokojną, ale smutną twarz, widzę jej sylwetkę ze Zbyszkiem na ręku i machającą drugą ręką, gdy mój pociąg ruszył ze stacji. Ten obraz towarzyszył mi przez lata rozłąki" – notuje Eugeniusz w pamiętniku.

Niemcy rozbijają 10. Pułk Piechoty pod koniec września w bitwie pod Tomaszowem Lubelskim. Eugeniusz trafia do obozu jenieckiego w Arnswalde na Pomorzu Zachodnim. W książce „Nauczycielska droga z obozów jenieckich do Polski Ludowej" wspomina: „W pierwszym bloku na parterze, w dużej sali przedzielonej częściowo szafami na dwie części, mieści się ponad 40 młodych oficerów – podporucznicy, porucznicy, nawet jeden podchorąży. Łóżka piętrowe, tłoczno, ciasno. (...) Głód, troska o rodziny, poszukiwanie ich, czekanie na wiadomości z kraju – stałe podenerwowanie. I »dyskusje«, a raczej kłótnie, kto winien przegranej 1939 roku? – naturalnie oficerowie rezerwy w opinii oficerów służby stałej, »oficerowie

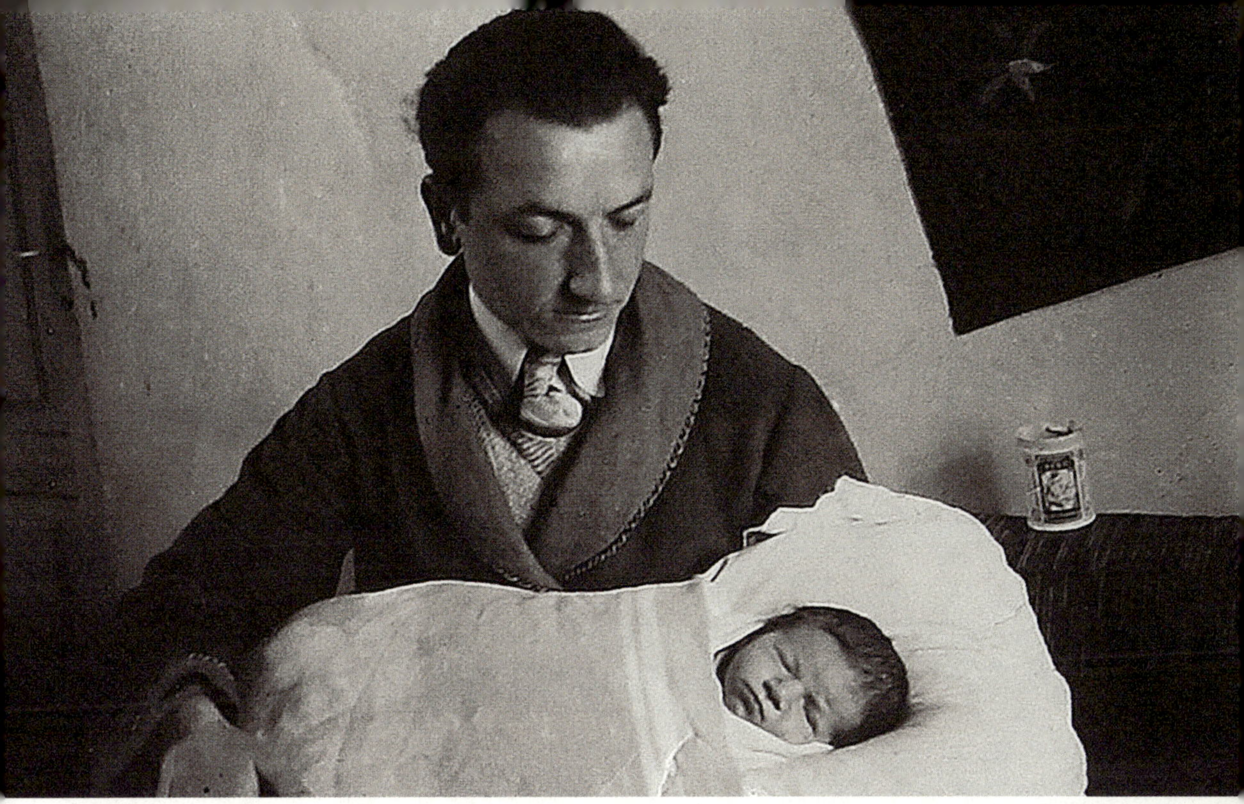

Zbyszek jest dla ojca najważniejszy. Eugeniusz śpiewa mu nad kołyską: „Spełnisz me sny, synku mój"

zawodowi« – według oficerów rezerwy, »sztabowi« – twierdzą oficerowie młodsi. Beznadziejne, nieoparte na uzasadnionych przesłankach, pochopne tworzenie sądów, a raczej rzucanie słów. Niepokój o bliskich, tęsknota za nimi, za krajem, za wolnością. Gorycz z przegranej kampanii, żal za wszystkim, co mogło być, a nie jest. I ten stały głód, upadek sił.

W tej początkowej atmosferze drutów zaczęły się pojawiać głosy rozsądku: nie wolno poddawać się zwątpieniom, nie wolno marnować czasu i trwonić sił, trzeba ratować zdrowie fizyczne i psychiczne poprzez właściwą organizację życia codziennego, poprzez pracę, oderwanie myśli od okropnej codzienności. Wśród kolegów nauczycieli pojawia się informacja – tworzy się Koło Nauczycielskie".

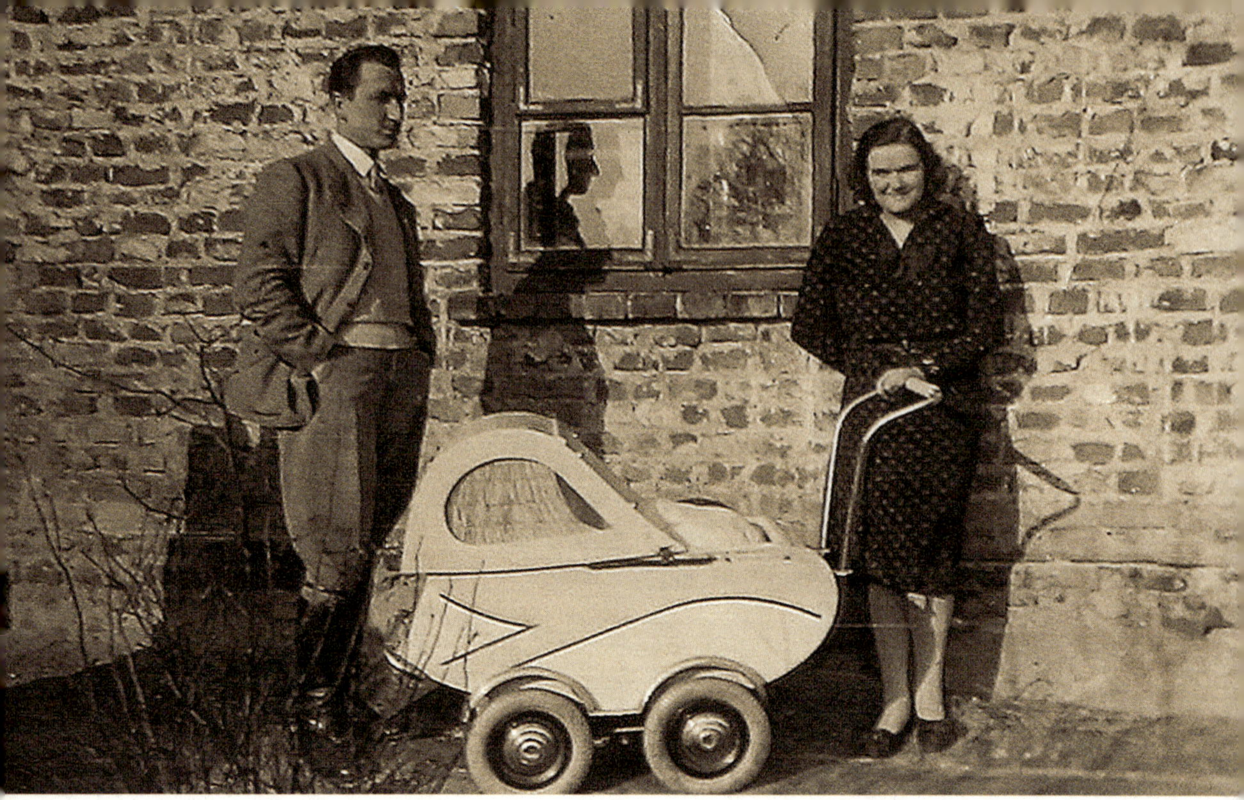

„Okaz dobrze rozwiniętego dziecka i świadectwo zdrowia rodziców" – mówi lekarz Eugeniuszowi Relidze 16 grudnia 1938 roku w szpitalu w Żyrardowie. W swoich pamiętnikach Eugeniusz zapisał, że jego żona Zofia była wyczerpana po porodzie, ale syn – rzeczywiście olbrzym

Eugeniusz wchodzi do zarządu. Organizują kursy, czytanie polskiej literatury, koncerty, odczyty, wystawy. Pomagają chorym, załatwiają dodatkowe racje jedzenia, a z żołdu, który Niemcy muszą wypłacać jeńcom, tworzą fundusz dla wdów i sierot.

Raz w miesiącu jeńcy mogą wysyłać listy. Eugeniusz pisze do żony: „Sprzedaj, Kochana, albo zamień na żywność dla siebie i dziecka moje ubrania, obuwie i bieliznę i wszystkie inne rzeczy. Kupimy to znowu, gdy wrócę. Tymczasem przetrwajcie do mojego powrotu". Zofii nie jest łatwo samej z małym dzieckiem. Nie chce podpisać volkslisty, Niemcy wyrzucają ją z mieszkania. Przeprowadza się do sąsiedniej wsi.

Eugeniusz pisze do żony o wychowaniu Zbyszka: „Pamiętaj traktować go zawsze jak człowieka dorosłego. Zawsze poważnie, nie strasz go nigdy i niczem, nie oszukuj go nawet w żartach i drobiazgach. Niech płacze, gdy wychodzisz, ale niech prawdę wie. Pragnąłbym, byśmy wychowali prawego i dzielnego człowieka. Nie rozpieszczaj go. Kocham Was bardzo i tęsknię niezmiernie. Ale tak musi być, jak jest. Niech on nie powstydzi się ojca, jak i ja nie chciałbym się za niego wstydzić".

Zbyszek Religa wojny nie pamięta, tylko niewyraźne obrazy, impresje. Wspomina: „Któregoś dnia przyjechali do gospodarstwa, w którym mieszkaliśmy, żołnierze Wehrmachtu. Wyprowadzili wszystkich z domu. Ustawili w szeregu przed stodołą i wycelowali w nas karabiny. Strzały na szczęście nie padły, za to usłyszeliśmy salwę śmiechu. Oni świetnie się bawili, widząc nasze przerażenie. Na szczęście dość szybko się zwinęli i pojechali". Pamięta też oddziały Ukraińców w mundurach SS, które maszerowały przez wieś, i ludzi, którzy przed nimi uciekali. „To byli zwykli bandyci. Woleliśmy nie ryzykować i nie nocować w domu, chowaliśmy się w stodole. Nocowaliśmy w specjalnej kryjówce pod sianem. Pamiętam obrazek, jak wpełzamy do takiej kryjówki".

Misiek woli sport

Eugeniusz Religa wraca do Miedniewic w marcu 1946 r. „W bardzo wczesnych godzinach rannych zapukałem do okna Zosi. Gdy wszedłem do mieszkania, stała obok pieca, Zbyszek siedział w łóżku. Była szczupła, bardziej szczupła niż przed wojną, bardzo zgrabna, rozpromieniona moim powrotem, szczęśliwa. Zbyszek był rekonwalescentem po przebytym zapaleniu płuc. Nic nie mówił, patrzył na mnie z ciekawością i ze zdziwieniem, że obejmuję i całuję jego mamę. Gdy dostał prawdziwą dużą piłkę nożną, pobiegł z nią do kolegów".

Eugeniusz odzyskuje posadę dyrektora szkoły. We wrześniu wita w pierwszej klasie swojego syna. Koleżanki wspominają: „Włoski miał lekko kręcone, non stop trzymał palec w górze, gotowy odpowiedzieć na pytania nauczycielki. Tak był ambitny, że pani musiała go karcić, tłumacząc, że w klasie są przecież inni uczniowie".

Świadectwo Zbyszka z pierwszej klasy: zachowanie – bardzo dobre, postęp w edukacji – dobry.

Po roku Eugeniusz Religa przyjmuje posadę dyrektora gimnazjum w Skierniewicach. Zofia będzie uczyła w miejscowej podstawówce. Przeprowadzka do miasta nie jest trudna – Religowie mają tylko szafę, stolik kuchenny i metalowe łóżko dla syna. Sypiają na podłodze, a Eugeniusz chodzi w połatanym przedwojennym mundurze.

Jest świetnym nauczycielem. Uczniowie wspominają: „Chodzi po szkole ze swoim lekkim uśmieszkiem czy chmurą na czole. Wszystko widzi, wszystko słyszy, wszystko wie o nas, uczniach – czasem nawet łobuzach. Nie krzyczał, nie złościł się, ale rozmawiał poważnie, jak z dorosłym człowiekiem, przekonywał, zmuszał do zastanowienia. Wstyd człowieka ogarniał, wychodził zmieszany, ale jakby podniesiony na duchu. Kochaliśmy go, ale i trochę się baliśmy. Był bardzo surowy i nie pobłażał. Chyba trochę przesadzał na punkcie porządku i dyscypliny".

Jesienią 1948 r. Ministerstwo Oświaty proponuje Relidze przenosiny do stolicy. Dostanie mieszkanie na Żoliborzu, pracę w Departamencie Opieki nad Dzieckiem, a żona posadę nauczycielki w szkole podstawowej.

Sąsiadami Religów są pisarze, społecznicy, nauczyciele, wybitni lekarze i prawnicy. Michał Walicki, historyk sztuki, Aleksander Landy, znany pediatra, pisarka Maria Kownacka, krytyk literacki Andrzej Dobosz. Mówią o wrażliwości społecznej, o etosie pracy, o poświęceniu dla wspólnego dobra.

Z domu Zbyszek wynosi podobne nauki. Pytany po latach o dzieciństwo mówi: „Rodzice nauczyli mnie jednej niezwykle ważnej rzeczy. Cały czas zwracali mi uwagę, że nie jestem najważniejszy na świecie. Wciąż przypominali, że ludzie będący wokół nas są tak samo ważni jak ja. W ten sposób nauczyli mnie szacunku do innych. Pokazali, aby traktować

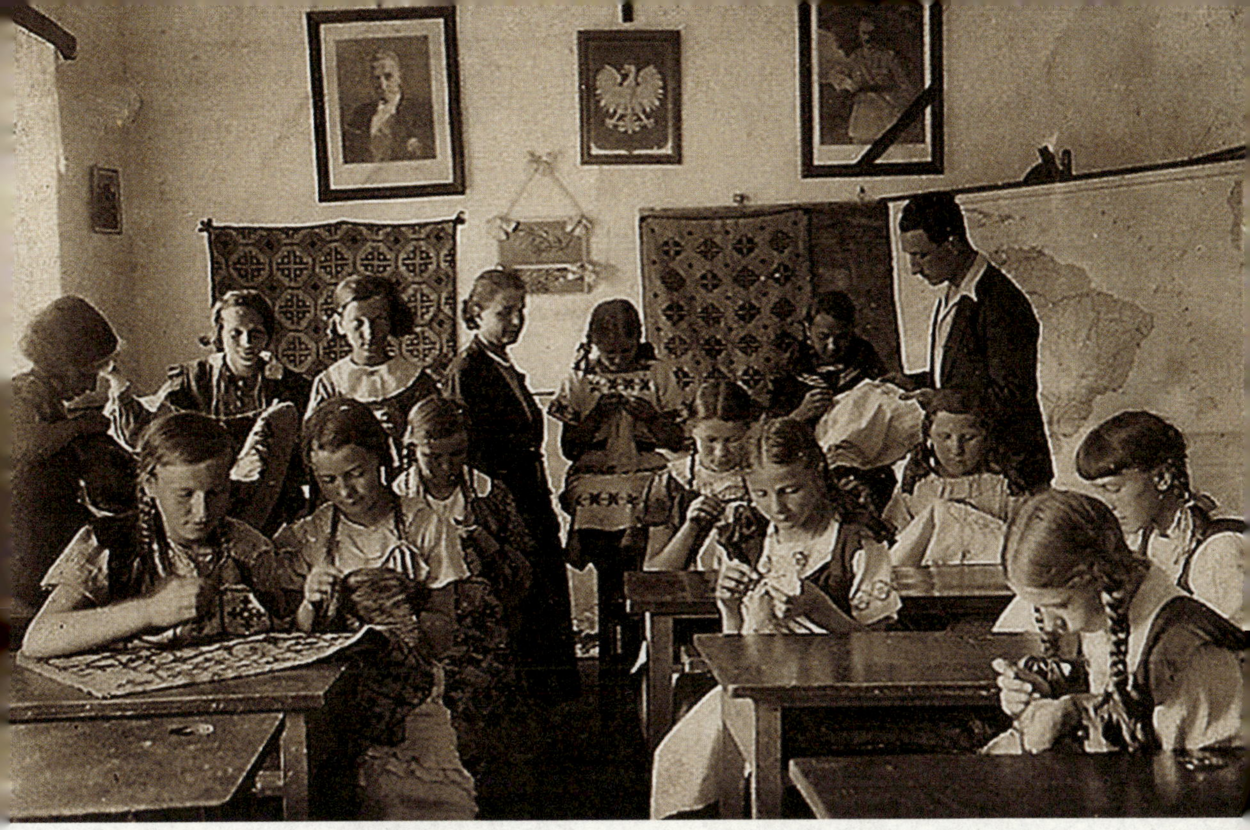

Miedniewice, mała wioska niedaleko Żyrardowa, niewiele ponad 500 mieszkańców. Eugeniusz jest tam dyrektorem szkoły. Wykłada matematykę i logikę

bardzo poważnie sprawy naszych bliźnich, a na wszystko w życiu trzeba samemu zapracować".

Nigdy na syna nie krzyczą, nie muszą. Widok zmartwionych rodziców jest dla Zbyszka nie do zniesienia. Może dlatego, gdy postanowił wyruszyć ze swoim przyjacielem w świat i zabrał ojcu z portfela sto złotych, przyznał się od razu: – Ja ukradłem.

O rodzicach mówił, że byli socjalistami, dom był ateistyczny, ale „pełen ciepła i tolerancji". O ojcu: „Lepszego człowieka nigdy w życiu nie spotkałem".

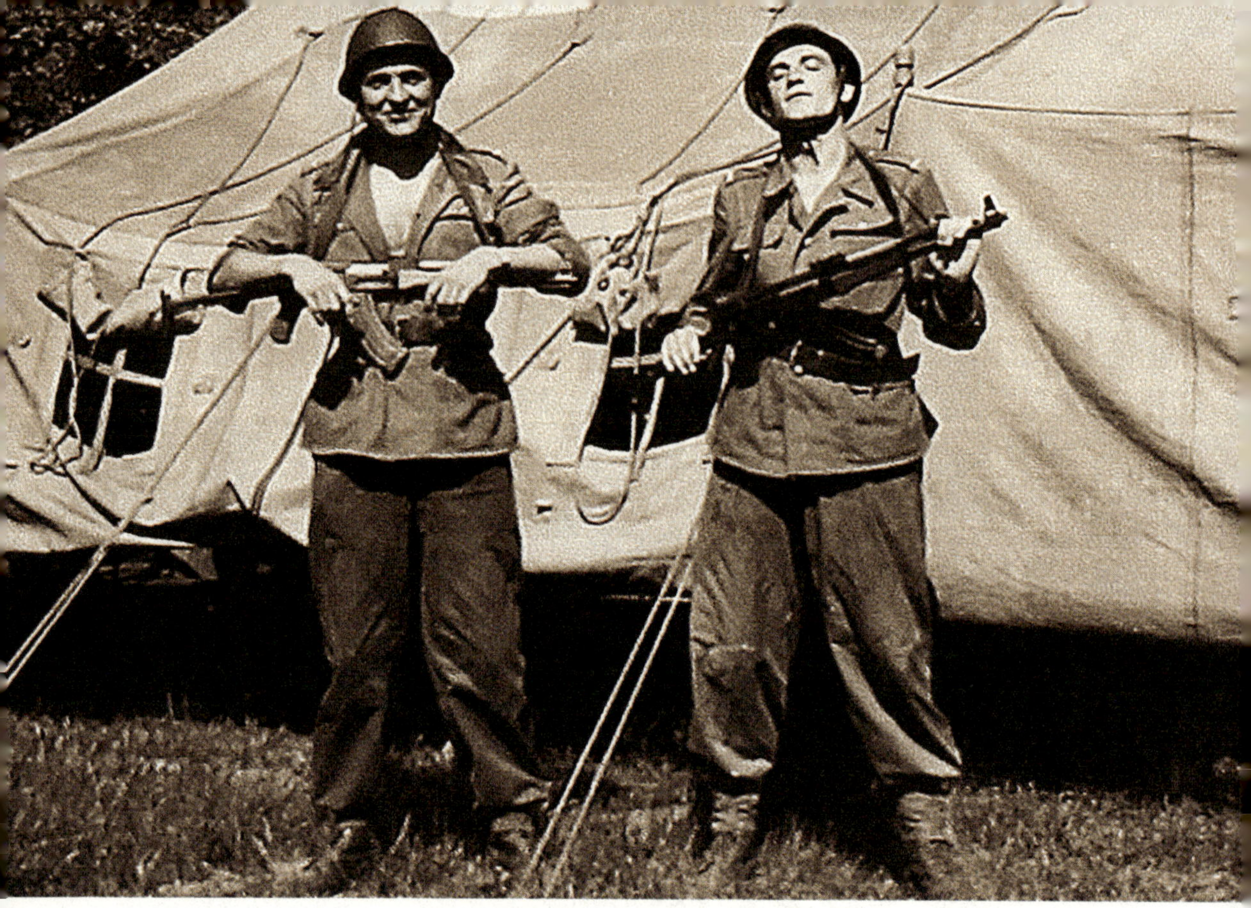

Po studiach doktor Religa (na zdjęciu z prawej) dostaje powołanie do wojska. Służy w batalionie saperów w Sandomierzu. Pod koniec służby zostanie przeniesiony na lotnisko Bemowo

Ojciec o Zbyszku: „Synowi zawsze stawialiśmy wysokie wymagania. Staraliśmy się, aby był człowiekiem z charakterem, odpowiedzialnym i uczciwym. A przy tym nie chcieliśmy zniszczyć indywidualności".

We wrześniu 1945 r. komuniści zrywają konkordat ze Stolicą Apostolską, ale nie mają odwagi wyprowadzić religii ze szkół. Sprawę trzeba jednak raz na zawsze rozwiązać. W całym kraju otwierane są placówki bez lekcji religii, oddawane pod zarząd Towarzystwa Przyjaciół Dzieci. Religowie posyłają syna do takiej szkoły, słynnej żoliborskiej „jedynki".

Wychowawczyni klasy, Maria Zapasiewicz, to żona lewicowego działacza PPS i matka Zbigniewa, który zostanie słynnym aktorem. Religa bardzo ją lubi: „To fantastyczna osoba, która zawsze była sprawiedliwa. Gdy stawiała dwójkę, to nie dlatego, że była zła czy kogoś nie lubiła, ale dlatego, że ten ktoś na tę ocenę zasługiwał. I pamiętam, że kary wymierzone przez nią były przyjmowane z pokorą przez wszystkich uczniów".

—

W liceum koledzy nazywają go „Miśkiem", ale to przezwisko do niego nie pasuje. Wysoki, zwinny, silny, fascynuje się koszykówką, lekkoatletyką i boksem. Do nauki się nie przykłada. Na wszystkich działa autorytet łacinniczki Heleny Liberowej – na niego nie. Stawia się.

W ostatniej klasie wpada w popłoch – jako jedynemu uczniowi grozi mu zawalenie matury. Na świadectwie ma same trójki i dwie czwórki – z biologii i zachowania. Do końca życia zapamięta nauczycielowi wychowania fizycznego, że ugiął się pod naporem ciała pedagogicznego i też postawił mu trójkę, choć był znakomitym sportowcem.

Trenuje boks w klubie na Bielanach. Uczy go Tadeusz Pietrzykowski, pseudonim „Teddy", jeden z najlepszych przedwojennych polskich pięściarzy, uczeń Feliksa Stamma. W czasie wojny więzień nr 77 w obozie Auschwitz, gdzie stoczył kilkadziesiąt walk bokserskich.

Pietrzykowski jest legendą. Religa: „Trener pokazywał nam tajniki tego sportu, uczył, jak wyprowadzać ciosy, jak robić unik. Boks uprawiali wówczas prawie wszyscy chłopcy w klasie. Rękawice pożyczało się do domu i tam dalej toczyło się walki z kolegami".

Wkrótce Zbyszek zaprasza kolegów na swoją pierwszą walkę. Turniej „Pierwszy krok" odbywa się w sali teatralnej fabryki Wedla w Warszawie. Wojciech Wróblewski, kolega z liceum, zapamiętał, że Zbyszek trzymał się dzielnie, ale przegrał w trzeciej rundzie. „Może to i dobrze, bo inaczej zostałby wielkim bokserem, a straciłaby na tym medycyna" – stwierdził.

W której klasie zaczął palić? Na początku czy pod koniec liceum? Wiadomo, że „Sporty", najtańsze, 3,50 zł za paczkę, bez filtra, o zapachu świeżo kładzionego asfaltu. W palaczach wyrabiały odruch plucia, bo okruchy tytoniu zostawały w ustach.

Rodzicom mówi, że potrzebuje na poważne czasopisma. Z kolegami zrzucają się na jeden egzemplarz „Życia Literackiego", za resztę kupują fajki. Na prywatkach piją piwo i tanie „jabole". Słuchają piosenek Mieczysława Fogga, rock and rolla i jazzu.

Nauczyciele za Zbyszkiem nie przepadają, ale – jak trzeba – potrafi ich do siebie przekonać.

Błażej Kupski, doktorant badający biografię profesora Zbigniewa Religi, rozmawia ze szkolnymi kolegami profesora. Wspomina Wojciech Wróblewski: „Początek lekcji, zaraz po dzwonku, rzucaliśmy ścierką do tablicy. Gdy do klasy weszła nasza nauczycielka pani Krystyna Romaniuk, dostała tą mokrą szmatą. Pechowcem okazał się Zbyszek. Zrobiło się nieprzyjemnie. Nauczycielka kazała mu wyjść na korytarz, zamierzała po lekcji iść z nim do dyrekcji. Kiedy zajęcia dobiegały końca, otworzyły się drzwi i stanął w nich Zbyszek z bukietem czerwonych róż. Pani Romaniuk darowała mu winę".

„Rodzice i nauczyciele mieli ze mną problemy – przyznawał Religa w wywiadach. – Myślę, że dopuszczono mnie do matury, żeby się mnie wreszcie pozbyć ze szkoły. Odbyła się nawet w tej sprawie burzliwa rada pedagogiczna. Matura była dla mnie koszmarnym przeżyciem. Po raz pierwszy w życiu znalazłem się w sytuacji, że jako jeden jedyny mogłem czegoś nie zdać". Ale zdał.

Marek Rapacki, kolega z klasy, w jednym z wywiadów: „Zbyszek zachował cechy, które pięćdziesiąt lat temu mnie irytowały – to, że on wie wszystko najlepiej i że wszystko chce po swojemu. Ale ma też tę wrażliwość społeczną charakterystyczną dla starego Żoliborza".

Chirurgia nudna, interna wspaniała

Chce zostać dziennikarzem albo filozofem, ale rodzice namawiają go, by studiował medycynę. Zdaje egzaminy już w pierwszym podejściu i jesienią 1956 roku rozpoczyna studia na Wydziale Lekarskim Akademii Medycznej w Warszawie.

Na pierwszym roku aż 500 studentów podzielonych na ponad 20 grup ćwiczeniowych. Wykładowcy robią wrażenie na Relidze – wielu z nich to jeszcze przedwojenni profesorowie, erudyci, którzy łączą medycynę z etyką, filozofią, logiką, a nawet historią. Otwarci na dyskusje, sprawdzają, jak studenci myślą, kim jest dla nich cierpiący człowiek. Podpowiadają, jak traktować pacjenta, kim powinien być lekarz i jakie są jego powinności.

Zbigniew Religa poważnieje. „Kiedy zdałem sobie sprawę, że mam być lekarzem, nastąpiła we mnie totalna przemiana" – mówi. Uważa, że lekarz może być tylko dobry i nie wolno mu popełniać błędów na pacjentach. Uczy się, nadrabia braki z liceum.

Na początku studiów jest pewien: nigdy nie wybierze chirurgii jako swojej specjalizacji. „Kojarzyła mi się ze strasznie nudnym rzemiosłem. Po prostu trzeba coś wyciąć, dociąć, ale nie ma w tym żadnego wyzwania, powiedziałbym, intelektualnego" – wyjaśniał w wywiadach. Interna to co innego – jak wielką wiedzę musi mieć lekarz, jaką intuicję, żeby rozpoznać chorobę. To było wyzwanie. Mówił: „Lekarz musiał się biegle posługiwać stetoskopem oraz właściwie rozmawiać z chorym. W ten sposób stawiał diagnozę. Dodatkowe badania były prymitywne: pobranie i analiza krwi, rentgen i nic więcej. Trafne odgadnięcie, co dolega pacjentowi, jawiło się wówczas jako wspaniała, niemal magiczna sztuka. Sądziłem, że tym właśnie będę się zajmował".

Na trzecim roku Wiesław Kilian, kolega z roku, opowiada Relidze o swoich praktykach w klinice chirurgii w Szpitalu Dzieciątka Jezus w Warszawie. – Będę tam dzisiaj na ostrym dyżurze, może wpadniesz? – zachęca.

Religa: „Nie wiem, dlaczego skorzystałem z tej okazji i poszedłem na dyżur po południu. Byłem obserwatorem zdarzeń, które tam się działy. Wychodząc rano po nieprzespanej nocy na inne zajęcia, wiedziałem już, że nie ma dla mnie nic wspanialszego i bardziej romantycznego niż chirurgia. Pogotowie przywoziło pacjenta, który umierał, ale chirurdzy – dzięki szybkim decyzjom i niesamowitym umiejętnościom – dawali mu szansę na dalsze życie. To było naprawdę oszałamiające. Wtedy zakochałem się w chirurgii. Zacząłem chodzić na wszystkie dyżury w tej klinice. Gdyby nie ta pierwsza noc, pewnie nigdy nie zostałbym chirurgiem".

W klinice chirurgicznej jest odtąd częstym gościem. Pomaga przewozić chorych z sali operacyjnej, zmienia opatrunki. Lekarze pozwalają mu przyglądać się zabiegom, uczą znieczulać pacjentów eterem. Religa: „Szczerze mówiąc – i patrząc z perspektywy czasu – chyba nie zdawałem sobie sprawy, jak niebezpieczne było dla operowanych to, co robiliśmy. Chory leżał na stole, zakładało mu się maskę, prosiło, by głęboko oddychał, i dawało eter na maskę. Teraz z przerażeniem myślę, że można było w ten sposób wyrządzić wiele krzywdy. Na szczęście obyło się bez żadnego wypadku".

Jan Raczyński, kierownik kliniki chirurgii, dostrzega zapał studenta Religi. Pozwala mu się umyć do zabiegu i trzymać haki. Żaden z kolegów na roku nie mógł się pochwalić takim osiągnięciem. Wkrótce pierwsza samodzielna operacja – wycięcie wyrostka robaczkowego. Religa: „Obawiałem się, że mi ręka zadrży i coś pójdzie nie tak. Oczywiście bez przerwy czuwał obok mnie chirurg, który podpowiadał, co zrobić, jak naciąć, gdzie nałożyć szew itp. Nie było żadnego zagrożenia dla chorego. Jednak czułem strach".

Od piątego roku operuje regularnie. Jeden z asystentów profesora Raczyńskiego przyjmuje stanowisko zastępcy ordynatora w szpitalu miejskim i zaprasza Religę do współpracy. Przeprowadza wstępne diagnozy u pacjentów i wykonuje łatwe zabiegi. Nie ma jeszcze dyplomu lekarza. Gdy kończy studia, może się pochwalić 130 samodzielnymi operacjami.

Poznali się na pierwszym roku medycyny. Na początku nic poważnego się między nimi nie działo. – Przed dyplomem wyjechałam na staż do Francji. Wtedy poczułam, że za nim tęsknię – wspomina Anna Religa

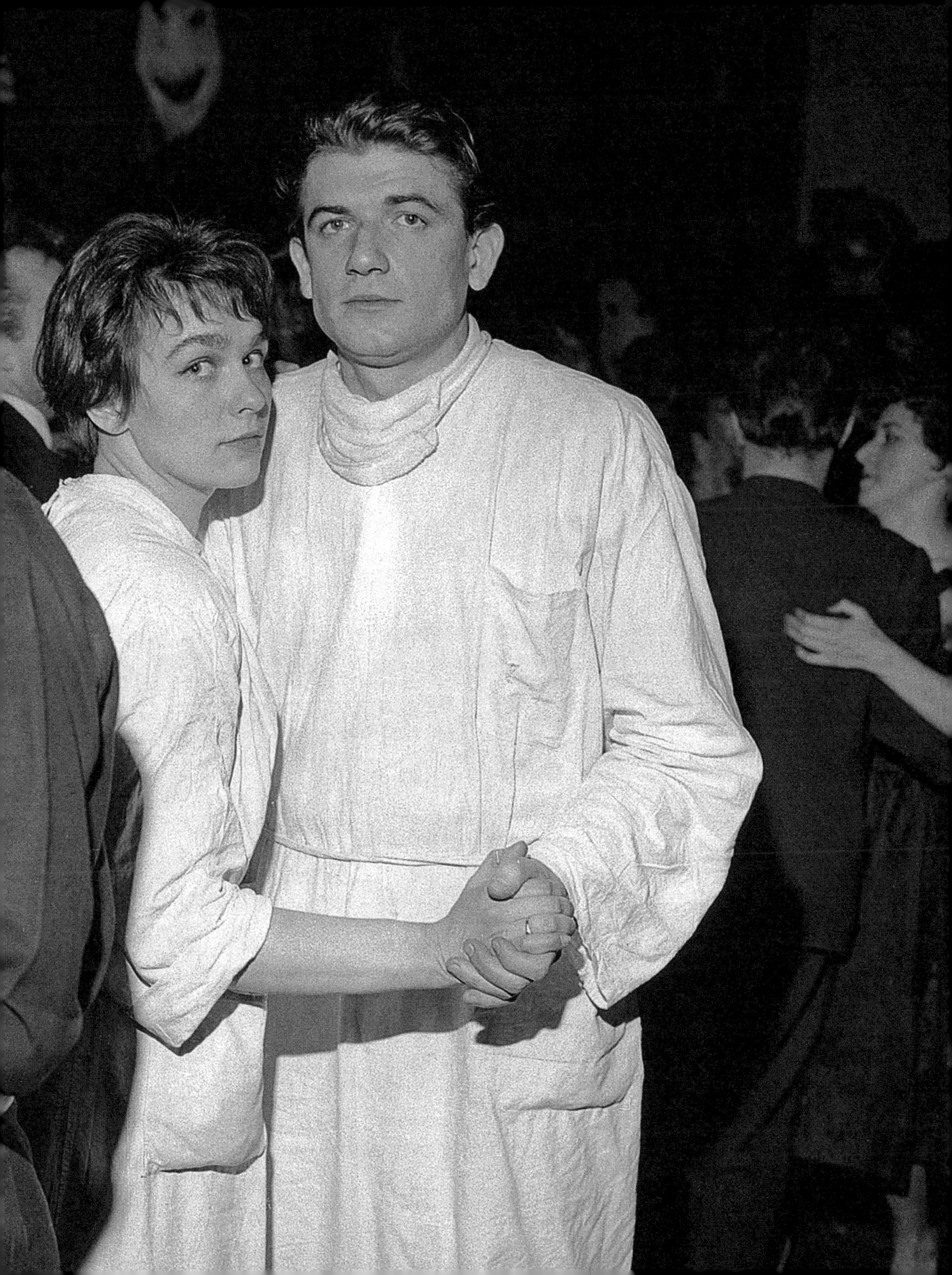

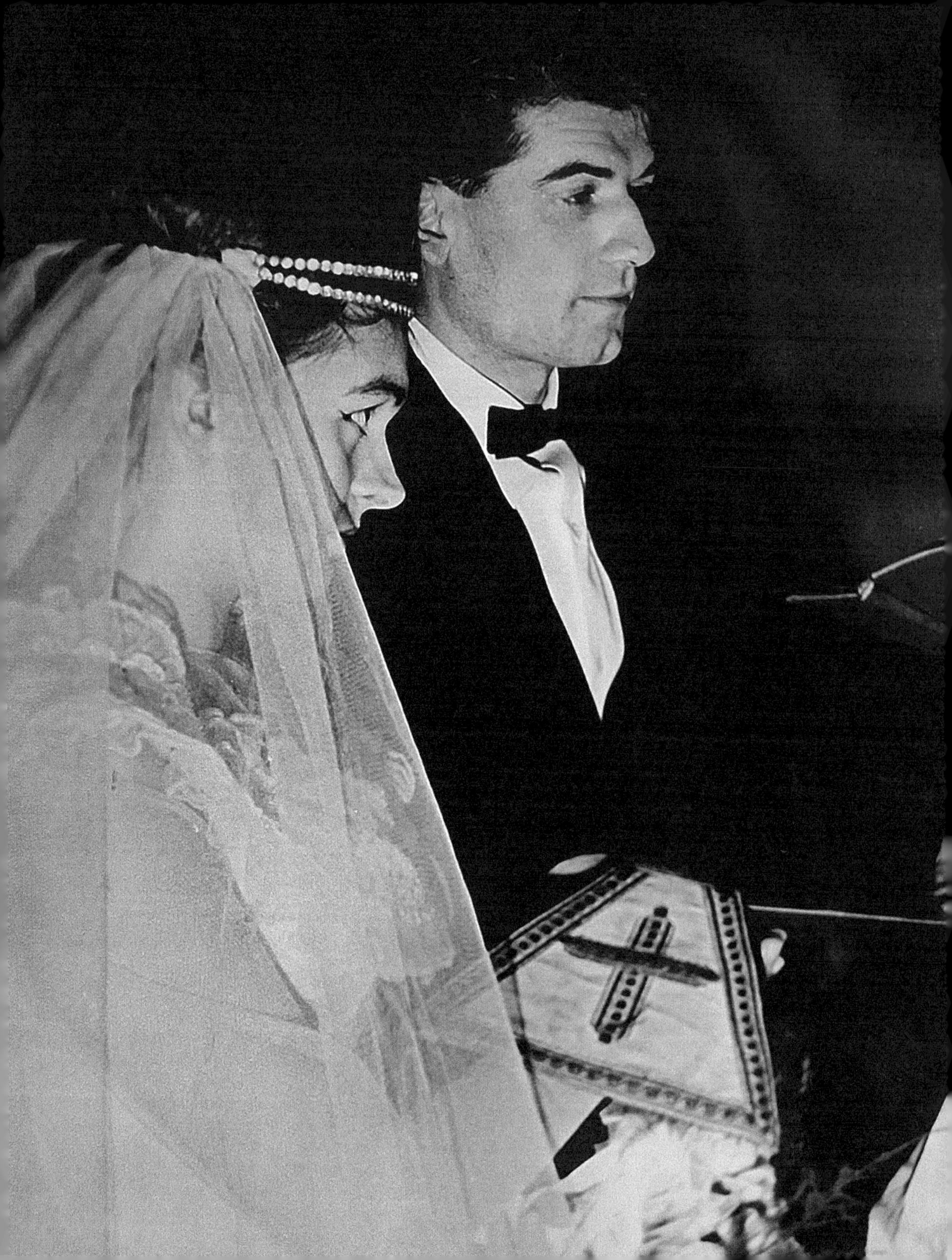

Pierwszą pracę Zbigniew Religa dostaje w szpitalu powiatowym w Wyszkowie. Około 150 łóżek, oddziały położnictwa i ginekologii, pediatrii, chorób wewnętrznych oraz chirurgii. Od razu daje się polubić, szczególnie pielęgniarkom, które nie odpuszczają żadnego odcinka serialu „Doktor Kildare" i wzdychają do grającego główną rolę Richarda Chamberlaina. W serialu doktor Kildare nosi dobrze skrojony, krótki mundurek. Religa proponuje – też sobie takie uszyjmy. Cała chirurgia jak z amerykańskiego serialu. Pielęgniarki bardzo zadowolone.

Po trzech miesiącach wezwanie do wojska. Religa ma się stawić na dwa lata w batalionie saperów w Sandomierzu. Pracuje w izbie chorych, bierze dyżury w miejscowej przychodni chirurgicznej, wieczorami gra w brydża. Barmanki w wojskowym kasynie wiedzą, że kawa dla doktora Religi musi być jak siekiera.

Po roku zostaje przeniesiony do Warszawy i dostaje zgodę na pracę w cywilnej służbie zdrowia. Józef Dackiewicz, szef urologii w szpitalu na Woli, proponuje mu współpracę.

Religa: „Obiecał, że jak będzie otwierana chirurgia, to otrzymam etat. Docent Dackiewicz niezwykle mnie lubił, byłem traktowany jak jego asystent i operowałem bardzo wielu pacjentów urologicznych. Wymarzył sobie, że będę jego zastępcą. Ale ja mu zawsze odpowiadałem, że nigdy nie będę urologiem, bo chcę być chirurgiem. To jest bardzo ważna rzecz, w ważnych sprawach nigdy nie wolno kłamać".

W 1969 r. profesor Wacław Sitkowski obejmuje pawilon chirurgii w Szpitalu Wolskim. Religa składa podanie i zostaje przyjęty do zespołu.

Rok 1962. Anna i Zbigniew biorą ślub kościelny w Siedlcach

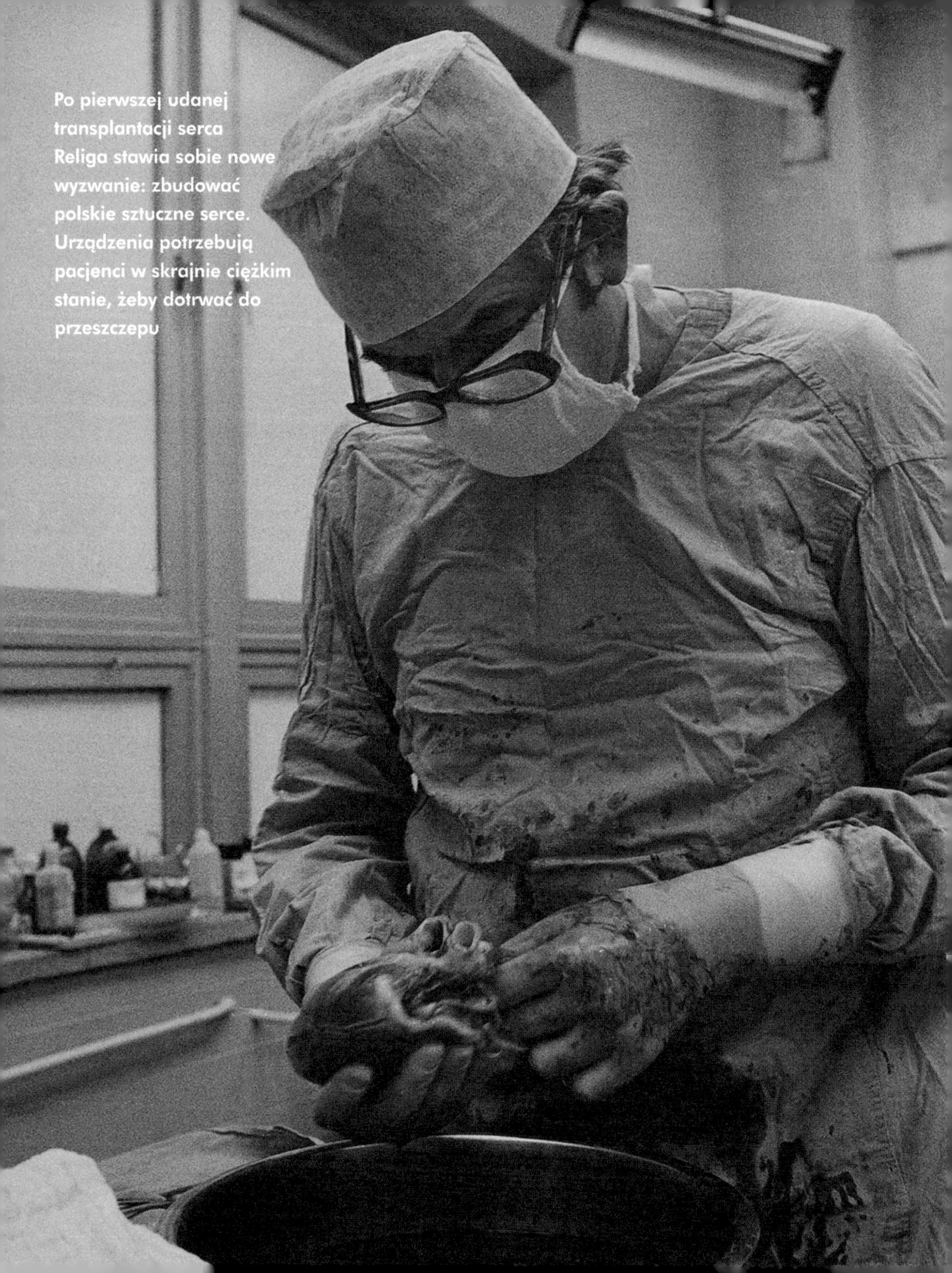

Po pierwszej udanej transplantacji serca Religa stawia sobie nowe wyzwanie: zbudować polskie sztuczne serce. Urządzenia potrzebują pacjenci w skrajnie ciężkim stanie, żeby dotrwać do przeszczepu

PIONIER

O, Boże – to były podobno pierwsze słowa Krawczyka, gdy obudził się po transplantacji. Dziennikarze chcą wiedzieć więcej: jak się czuje, kto był przy nim, co z sercem, czy dobrze pracuje...

Doktor Zembala stara się odtworzyć dokładnie przebieg tej rozmowy:

– Panie Józefie, czy pan wie, gdzie pan jest? – zapytał.

– Tak, w szpitalu w Zabrzu.

– Czy pana coś boli?

– Nie boli.

– Jest już po zabiegu, pańska rodzina wie, że pan się dobrze czuje.

Tyle!? Tylko tyle?

Zembala do dziennikarzy: – Pacjent jeszcze jest słaby, o jego stanie będziemy informować. Czekajcie na komunikaty.

Szpital informuje: O godzinie trzynastej zero zero szóstego listopada, a więc w niepełną dobę po zakończeniu drugiego w historii polskiej medycyny zbiegu transplantacji serca, pacjent został rozintubowany i w pełni przytomny zaczął oddychać samodzielnie. Odnotowano równocześnie u niego dobre ciśnienie tętnicze i rytm zatokowy przeszczepionego serca. Widoczna już pierwszej nocy i postępująca przez dzień poprawa stanu chorego umożliwiła znaczne zmniejszenie porcji podawanych leków krążeniowych. Po południu pacjent obywał się już prawie bez nich.

Profesor Stanisław Pasyk, szef Wojewódzkiego Ośrodka Kardiologii, o przeszczepie serca dowiaduje się z gazety.

Na odprawie z zespołem o operacji nie wspomina. Tylko na końcu zebrania rzuca: – Ja nie potrzebuję kioskowej reklamy.

Doktor Lekston: – Religa zaczął świecić jaśniej, Pasyk nie mógł sobie z tym poradzić.

Stanisław Sołtysik: – To on go sprowadził do Zabrza, stawał za nim murem, gdy lekarze zarzucali mu działanie nieetyczne. Nikt tego nie pamiętał, liczył się już tylko Religa. Na dodatek świetnie wypadał w mediach! Ze starymi profesorami trzeba się umówić jak na audiencję, a Religę wystarczyło złapać na korytarzu, zadać mu pytanie i zaraz odpowiadał. Nie robił ceregieli. Pasyka najbardziej bolała niezależność Religi. Wszystkich innych trzymał w szachu, a jego nie potrafił. Skończyły się ich dobre relacje.

Już mu wszystko do śmierci naszykowałam

Religa we wszystkich gazetach. Wywiad za wywiadem. Mówi: „Zdawałem sobie sprawę, że przy tym zabiegu mogłem się utopić, pogrzebać karierę. Mogła się ta operacja nie udać, był nawet moment, że chciałem się wycofać. Wystąpiło uczucie lęku, ucieczki. Na szczęście pokonane. Musiałem to zrobić, ponieważ między innymi po to przyszedłem do Zabrza – aby robić transplantacje.

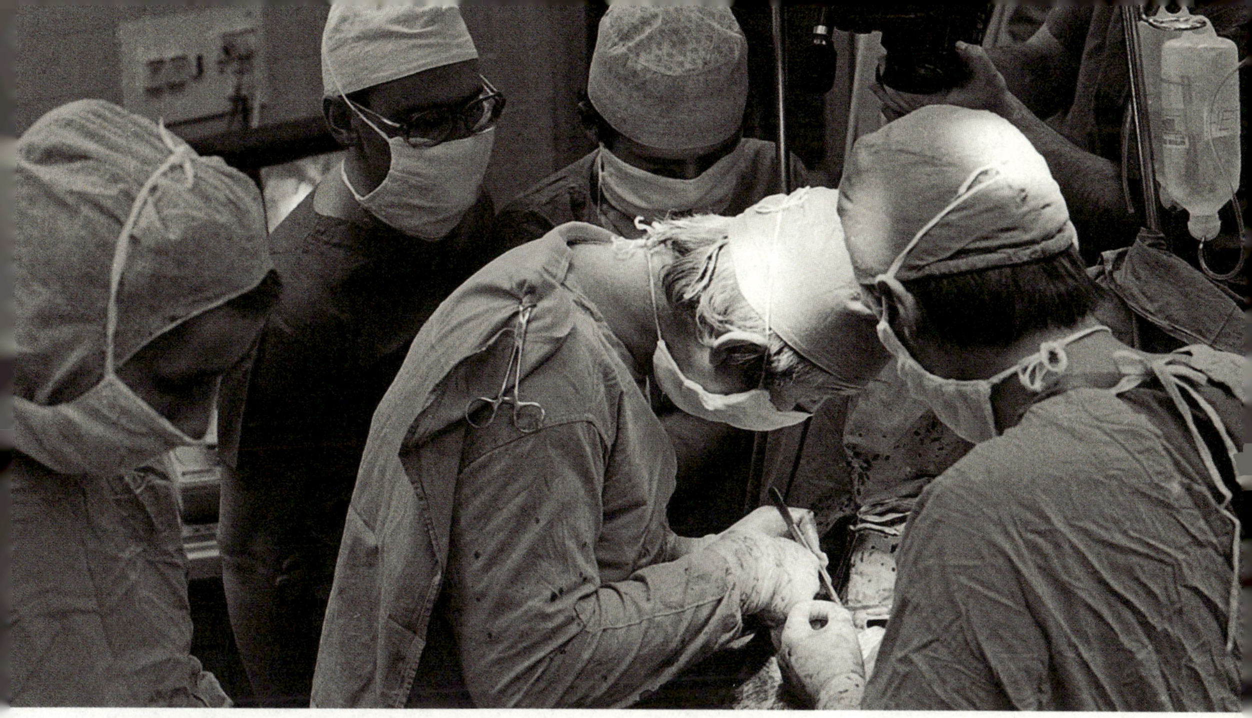

O atmosferze w klinice Religi „Trybuna Robotnicza" donosi: „Nie sposób zapomnieć o pełnej poświęcenia codziennej pracy zespołu specjalistów zabrzańskiego szpitala i wspierających go kolegów z innych ośrodków. Każdy z postronnych, któremu dane było przekroczyć progi tego oddziału, powracał zafascynowany panującą tam atmosferą szacunku dla chorego i oddania wykonywanej pracy"

Nie czuję się lepszy od innych chirurgów ani odważniejszy. W ogóle nie chodzi o mnie, tylko o pacjenta. Nie miał żadnej innej szansy przeżycia. Oczywiście byłem świadom niezwykłości tego zabiegu, że robię to po raz pierwszy. Nie rozmawialiśmy o tym za wiele, bo nie było o czym mówić".

– Niezależnie od końcowego efektu tej operacji będzie pan robił następne? – pytają dziennikarze.

– Tak, ponieważ jestem przekonany o ich słuszności – odpowiada.

– Wszedł pan do bardzo elitarnego klubu liczącego kilkadziesiąt nazwisk – od Barnarda po Religę. Ludzi, którzy rzucili wyzwanie naturze.

– Mam tego świadomość – mówi. – I coś jeszcze: przestałem cierpieć na kompleks kardiochirurgii zachodniej. Uważam, że jesteśmy na tym samym poziomie.

Józef Krawczyk umiera 11 listopada 1985 r. dwie minuty po ósmej rano.

Zembala: – Po zabiegu wystąpiła skaza krwotoczna. Szukaliśmy przyczyn. Krawczyk był ogrodnikiem, miał ciągły kontakt ze sztucznymi nawozami, które uszkodziły mu wątrobę. Gdy podaliśmy mu leki przeciwodrzutowe, praktycznie się nam wykrwawił.

Religa wyjaśnia dziennikarzom: – Sześć dni nadziei, sześć dni walki o życie zakończone niepowodzeniem. Zaburzenia krzepnięcia. Serce pracowało cały czas bardzo dobrze. Zrobiliśmy wszystko, co w naszej mocy. Mieliśmy wszystko, co jest potrzebne do transplantacji.

– Co dalej?

– To nie jest eksperyment. To jest już ustalona metoda leczenia. Następny pacjent do transplantacji przyjeżdża jutro.

– A jeśli i ten umrze?

– Tak trzeba robić.

Noc z 12 na 13 listopada, drugi przeszczep. Nowe serce dostaje dwudziestopięciolatek Zygmunt Chruszcz, kierowca z Wrocławia.

Aleksander Trzaska, reporter Radia Katowice, rozmawia z nim przed operacją. Mężczyzna bardzo słaby, odpowiada urywanymi zdaniami: – Nie wytrzymuję już, tyle tego. Ale kiedyś to się musi przecież skończyć. Wiecznie ta męka nie może trwać.

Matka z nadzieją: – Ja już mu wszystko do śmierci naszykowałam, w tej operacji nadzieja cała.

Religa przed zabiegiem przyznaje: – Boję się. Najbardziej, czy nowe serce podejmie pracę i czy będzie wystarczająco silne, by utrzymać tego chłopaka przy życiu. To jedyna rzecz, którą mam teraz w głowie – nic więcej.

Kiedy nowe serce już przyszyte do naczyń biorcy, anestezjolog składa raport: „Ciśnienie jest w tej chwili 89 skurczowe, 77 rozkurczowe, średnie 83. W żyłach minus 11. Temperatura ciała – 31 stopni w odbycie, 30 w przełyku. Serce stoi, zapisu ekg nie ma, prosta linia".

Religa: „Mam puste serce, zdejmuję klem z aorty, uwaga".

Jeden z chirurgów: „Godzina i sześć minut" – to informacja, jak długo serce dawcy było niedokrwione.

Na sali poruszenie. „Serce bije samo". Ale jest problem. „Mamy migotanie!". Opanowane, można zaszywać.

Dwa dni po operacji Chruszcz jest w dobrym nastroju. Zjadł gotowanego schabowego, wypił sok z marchwi. – Nie duszę się, czuję się, jakbym przyszedł drugi raz na świat. Może się uda – mówi Trzasce.

Matka: – Taki wesoły, uśmiechnięty. I głodny! To dobry znak. Myślę o dawcy. Kierowca kierowcy serce oddał. Tamta matka płacze, a ja się cieszę.

Radość trwa miesiąc. Chruszcz umiera z powodu niewydolności nerek.

„Trybuna Robotnicza" komentuje: „W obliczu tej informacji, skłaniającej do zadumy i refleksji, nie sposób jednak zapomnieć o pełnej poświęcenia codziennej pracy zespołu specjalistów zabrzańskiego szpitala i wspierających go kolegów z innych ośrodków. Każdy z postronnych, któremu dane było przekroczyć progi tego oddziału, powracał zafascynowany panującą tam atmosferą szacunku dla chorego i oddania wykonywanej pracy, entuzjazmu i uporu w pokonywaniu piętrzących się trudności".

Ludzie! Udało się!

Cichoń jest przekonany, że program przeszczepów serca nie miałby szans powodzenia, gdyby nie wojsko. Do zabrzańskiej kliniki lekarze przywożą całego dawcę, dopiero na miejscu pobierają serce. Transport zwłok podłączonych do aparatury podtrzymującej podstawowe funkcje życiowe organizmu – tak wygodniej i bezpieczniej. Im krócej serce dawcy jest niedokrwione, tym lepiej.

Tej nocy też tak było. Trzeci albo czwarty przeszczep. Telefon ze Szczecina: – Mamy dawcę serca.

Religa do Cichonia: – Jedź po ciało.

Szpital Górniczy w Bytomiu pożycza klinice nową i świetnie wyposażoną karetkę, mercedesa. Ale droga do Szczecina fatalna – podróż zajmie co najmniej 12 godzin. Cichoń odmawia. – Nie dowiozę – mówi.

– To coś wymyśl – proponuje Religa. Dla niego przecież nie ma rzeczy niemożliwych.

Cichoń: – Wczoraj w telewizji widziałem, jak na poligonie w Drawsku helikopter podnosi czołg. To może by i karetkę podniósł?

Religa nie czuje, że to żart. – Świetnie! – mówi. – Załatw śmigłowiec.

Cichoń przerażony. Jak to załatw, u kogo? I co powiem, żeby helikopter przewiózł podwieszoną na linach karetkę z dawcą i zespołem lekarzy w środku? Wyśmieją mnie!

Ale Religa nie chce słuchać – jego pacjentowi potrzebne jest serce, więc choćby karetka miała wirować pod śmigłowcem jak karuzela...

Najbliższa jednostka lotnicza w Bytomiu. Żołnierze nie wierzą, ale przełączają telefon. W końcu Cichoń może rozmawiać z dowódcą sztabu sił powietrznych w Poznaniu. Pułkownik słucha uważnie. – Tak, panie doktorze, tak, hmm... jasne... Proszę o chwilę cierpliwości, ja do pana zaraz oddzwonię. Sprawdza, czy naprawdę dzwoni lekarz od Religi.

Teraz rozmowa już inna. Pułkownik mówi do Cichonia otwartym tekstem: – Ten helikopter, który pan wczoraj widział w telewizji, nie jest polski.

– Ale miał szachownicę...

– Nie jest polski.

Cichoń: – Rozumiem, w takim razie dziękuję za pomoc.

Pułkownik: – Pan się nie rozłącza, teraz dobra wiadomość. Akurat jest w kraju jeden z dwóch samolotów transportowych. Przewozimy nim sprzęt rolniczy do Angoli, pan rozumie?

Cichoń: – Tak jest, panie pułkowniku!

– Jeśli chcecie, ten samolot może za godzinę wylądować na lotnisku w Pyrzowicach.

– Ale czy zmieści się do niego karetka?

– A jaką ma wysokość? 2,85 metra? Spokojnie...

Wojsku obojętne, jaki dzień, która godzina, dzień czy noc. Latają na każde wezwanie zespołu Religi. Wystarczy hasło: „akcja serce", a oni

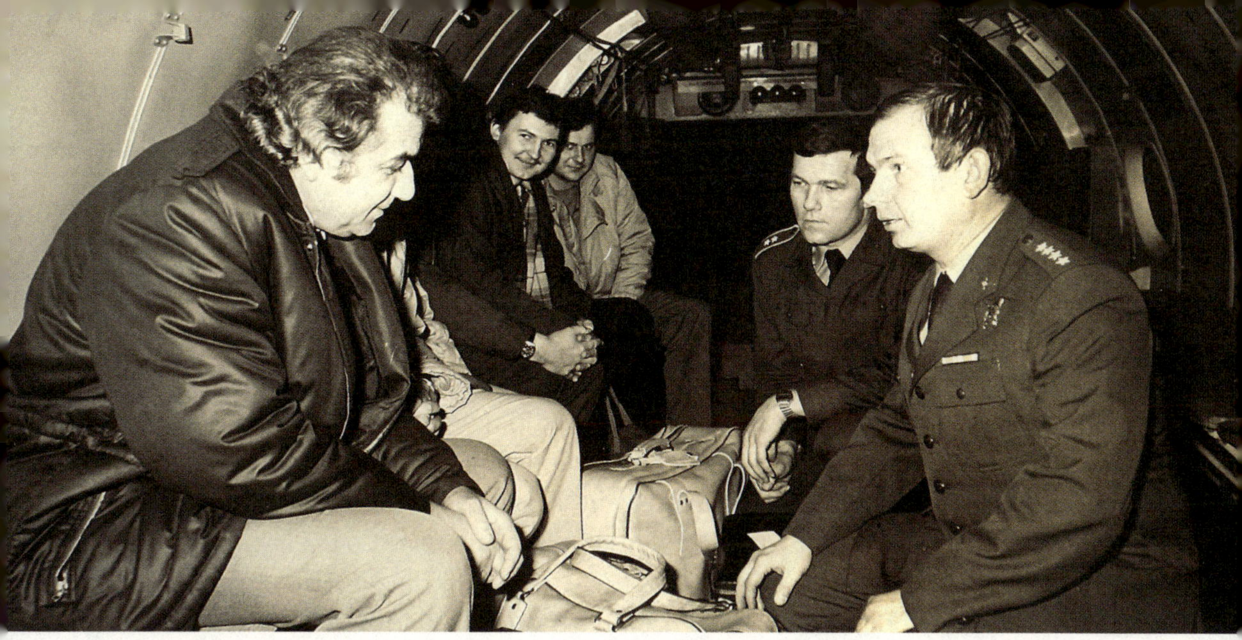

Bez pomocy wojska program przeszczepów serca w Polsce nigdy by się nie rozwinął. Piloci latali na każde wezwanie zespołu Religi. Wystarczyło hasło „akcja serce", a oni odpowiadali: „operacja czerwony październik". Za organizację lotów odpowiadał pułkownik Mirosław Czechowski (na zdjęciu z prawej)

odpowiadają: „operacja czerwony październik". Czasem jednej nocy odwiedzają aż pięć polskich lotnisk.

Cichoń pyta, dlaczego to robią. Wojskowi: – I tak mamy godziny do wylatania, a jak mam lecieć do Bułgarii po dwa kilo pomidorów, bo żona towarzysza ma taki kaprys, to naprawdę wolimy po serce.

Trzeci pacjent z każdym dniem nabiera sił, może ten przeżyje? Po kilkunastu dniach ostry odrzut i znów śmierć.

Zembala: – Wszystkie przypadki dokładnie analizowaliśmy i ciągle się uczyliśmy. Nie potrafiliśmy na przykład dokładnie oznaczać poziomu leków przeciwodrzutowych w organizmie.

Religa do zespołu: – Żeby osiągnąć sukces, trzeba zamknąć oczy na pierwsze niepowodzenia.

Bochenek: – Po trzecim zgonie Religa upił się na umór. Mówiłem, panie profesorze, coś jest nie tak, coś źle robimy. Odpędził mnie, stwierdził, że wszystko robimy jak trzeba, to pacjenci są źle dobrani.

Dopiero czwarty chory wychodzi ze szpitala o własnych siłach.

Religa do dziennikarzy: – W pierwszym roku po przeszczepie żyje 85 proc. osób z nowym sercem, w drugim roku – 76 proc. operowanych. Trzy lata przeżywa 68 proc. chorych, a ponad połowa osób, które miały transplantację, żyje aż pięć lat. Pacjent, który żyje najdłużej, miał przeszczep 15 lat temu. Co to znaczy dać komuś 15 lat życia? Co to znaczy dać komuś pięć lat życia? Albo nawet rok? To jest bardzo dużo!

Pielęgniarka, która mieszka w Zabrzu na Tuwima, niedaleko profesora, opowiada w klinice, że Religa obudził w nocy pół osiedla. Wyszedł na balkon i krzyczał: Ludzieeee! Udaaaało mi się!

Wojewódzki Ośrodek Kardiologii na ustach wszystkich. Profesor Pasyk opowiada dziennikarzom o pracowni hemodynamiki. Ogłasza, że potrafi wyleczyć zawał u pacjentów, u których ból trwa krócej niż trzy godziny.

Lekston: – Pracownia działała do godz. 13. Kiedyś miałem dyżur w szpitalu i karetka przywiozła do nas pacjenta z zawałem o godz. 16. Pamiętam jak dziś, nazywał się pan Twardowski, ale nie z księżyca, tylko z Zabrza. Zawał ściany dolnej, prawa tętnica zamknięta. Pasyk kazał go leczyć inwazyjnie. Przypomniałem mu, że pracownia jest już nieczynna. „To powinna działać dłużej" – polecił. W klinice było tylko czterech kardiologów, którzy potrafili obsługiwać aparaturę. Co czwarty dzień miałem dyżur.

Wkrótce Pasyk tworzy karetkę kardiologiczną, która przywozi chorych do Zabrza nawet z Katowic. Marzy o śmigłowcu. W szpitalu natychmiast nazywają go „pasykopterem". W zabrzańskiej dzielnicy Biskupice powstaje nawet lądowisko, ale utrzymanie maszyny kosztuje krocie i pomysł upada.

Pasyk też chce mieć sukces. I ma. Inwazyjne leczenie zawałów to w Europie nowość. Podobne zabiegi robią tylko kardiolodzy w Tuluzie.

Ale i tak wszyscy mówią tylko o Relidze.

A Zbyszek pije, co?

Lekston: – Nie znałem lepszego organizatora niż Pasyk, nie znałem też lepszego destruktora. Co zbudował, potrafił koncertowo zepsuć. Zdobywał jednego przyjaciela i trzech wrogów. Gdyby nie jego ciężki charakter, miałby najpotężniejszy zespół kardiologów w Europie.

Bochenek: – Pasyk starał się znaleźć haka na Religę, na przykład wołał mnie do swojego gabinetu.

– No i jak ci tam, Andrzeju, idzie? – pytał.

– Bardzo dobrze, dużo operujemy...

– Widzę, widzę. Bo ty zdolny jesteś, sprawny...

– Dziękuję, panie profesorze.

– A Zbyszek pije, co?

– Panie profesorze, ja go w pracy pijanego nie widziałem!

– Andrzeju, przecież wszyscy mówią. Nawet portier widział Zbyszka nawalonego.

– Przy operacjach jest trzeźwy.

Pasyk: – Andrzeju, no to dlaczego tak gadają?

Wojewódzki Ośrodek Kardiologii – kto jeszcze tak mówi o zabrzańskim szpitalu? Wszyscy: „klinika Religi". – Sukces przeszczepu spowodował, że ośrodek zaczął się rozbudowywać, dostaliśmy nowy sprzęt, z niczym nie było problemu – wspomina profesor Poloński. – Kto by odmówił takiemu facetowi? Odbiliśmy się nieprawdopodobnie, odskoczyliśmy całej Polsce na długie, długie lata.

Doktor Roman Przybylski: – Każdy z nas, młodych chirurgów, chciał operować, nie mogliśmy się doczekać, kiedy nas samodzielni operatorzy doproszą do stołu. Było nam obojętne, czy to 8 rano, czy 22. Klinika szybko przekroczyła limit 500 operacji. Jezu, w środowisku chirurgów jakby ktoś kij w mrowisko wsadził! W Warszawie robią 300 zabiegów, w Krakowie 200, a w Zabrzu pół tysiąca! Jak? Za co? Nagle ten wskaźnik stał się miernikiem znaczenia szpitala.

– Złapała mnie policja za przekroczenie prędkości. Gdzie pan pracuje? W zabrzańskiej klinice? Tam, gdzie Religa? To jedź pan, tylko proszę nie za szybko, szerokiej drogi – wspomina profesor Poloński.

W klinice szaleństwo, tłum pacjentów, każdy chce, żeby operował go Religa. Osobiście. Nie potrafi odmawiać, więc operuje. Zabieg za zabiegiem. Pacjenci z kolejki i protegowani.

Rodzina Zimermanów pochodzi z Zabrza. Mieszkali w domu przy ul. Dubiela 1 na pierwszym piętrze, nad piekarnią „Ptyś". Stało tam pianino, na którym ćwiczył młody muzyk (chodził do miejscowej szkoły muzycznej). Właściciel piekarni nie przepadał za muzyką fortepianową. Nie znosił, kiedy Krystian ćwiczył. Złośliwie walił w blachy do ciasta, żeby zagłuszyć pianino. Ale gdy w 1975 r. dziewiętnastoletni Krystian wygrał Konkurs Chopinowski, świętowała cała kamienica.

Pani Zimermanowa ma wadę serca. Religa rozmawia z jej mężem i synem. Radzi, żeby operować szybko, bo są już obrzęki płuc.

– Ale gdzie operować? – pyta Krystian.

– Albo tu, u nas, albo gdzieś na świecie – radzi Religa.

Zimerman: – Zabieram mamę do Szwajcarii.

Wróciła krótko po zabiegu. – Świetnie zoperowana, z najnowszą, wtedy nieosiągalną w Polsce zastawką. Czuła się wyśmienicie – wspomina profesor Poloński.

Po dwóch latach karetka przywozi do kliniki panią Zimermanową. Znów obrzęk płuc. Jej nowa zastawka wytworzyła zakrzep. Zdarza się nawet w Szwajcarii. Lekarze walczą.

Poloński: – To był piątkowy wieczór. Pani Zimermanowa nam umiera, nie dajemy sobie rady. Prosimy Religę o konsultację. Mówi, że trzeba operować.

– Zrobisz to? – pytamy.

Religa: – Panowie, nie dam rady. Już dzisiaj miałem trzy zabiegi, przede mną jeszcze dwa, padam z nóg, a o czwartej rano wylatuję. Naprawdę nie!

– Ale to mama Zimermana, musisz...

Poloński: – Ktoś inny powiedziałby: won! Nie i już. Ale nie Religa, on tak nie potrafił. Uległ.

Operacja rozpoczyna się o północy, mama Zimermana umiera na stole. Krystian Zimerman obwinia lekarzy o tę śmierć. Zapowiada, że już nigdy nie odwiedzi Zabrza. Po latach władze miasta proponują mu tytuł honorowego obywatela. Odmawia.

Religa odreagowuje tę i inne nieudane operacje. Pije i nie robi z tego tajemnicy. Mówi: – Kiedy umarł mi jedenasty z kolei pacjent, duszkiem wypiłem butelkę koniaku.

Bochenek: – Zdarzało się, że wchodził do gabinetu, zamykał się, a następnego dnia rano wołał mnie do siebie: „Kurwa, widzisz, Bochenek, w jakim jestem stanie?". Widziałem, więc proponowałem: „Może pan troszeczkę odpocznie?". Chętnie się na to zgadzał, bo nigdy nie operował po alkoholu. „Są trzy operacje do zrobienia i musisz je wykonać za mnie" – mówił.

– W porządku, proszę się nie martwić, wszystko będzie zrobione – uspokajałem szefa.

– A ty, Bochenek, nigdy nie pijesz, to chyba kapujesz? – drażnił się. – A Zembala taki sam jak ty.

– Ja nie piję, panie profesorze, bo mam wysokie trójglicerydy. Jakbym się napił, to odpierniczę. Zembala też nie pije, to ma pan przynajmniej dwóch, na których może pan polegać.

Śmiał się ze mnie: – Przecież wiesz, że żartuję.

Ale Bochenek ma rację. Kompani od kieliszka to także niektórzy lekarze. Czasem pije z Religą sam szef szpitala profesor Pasyk, ale on nigdy się nie upija. Raczej słucha. Wiadomo, przy alkoholu rozwiązują się języki.

Religa często pije do lustra w Karczmie Górniczej niedaleko zabrzańskiego mieszkania. Za to z lekarzami z kardiochirurgii w restauracji Balaton przy ul. de Gaulle'a. Kelnerki pewnie mogłyby opowiedzieć o tych libacjach, ale dawno już tam nie pracują. O sikaniu pod budynkiem komendy

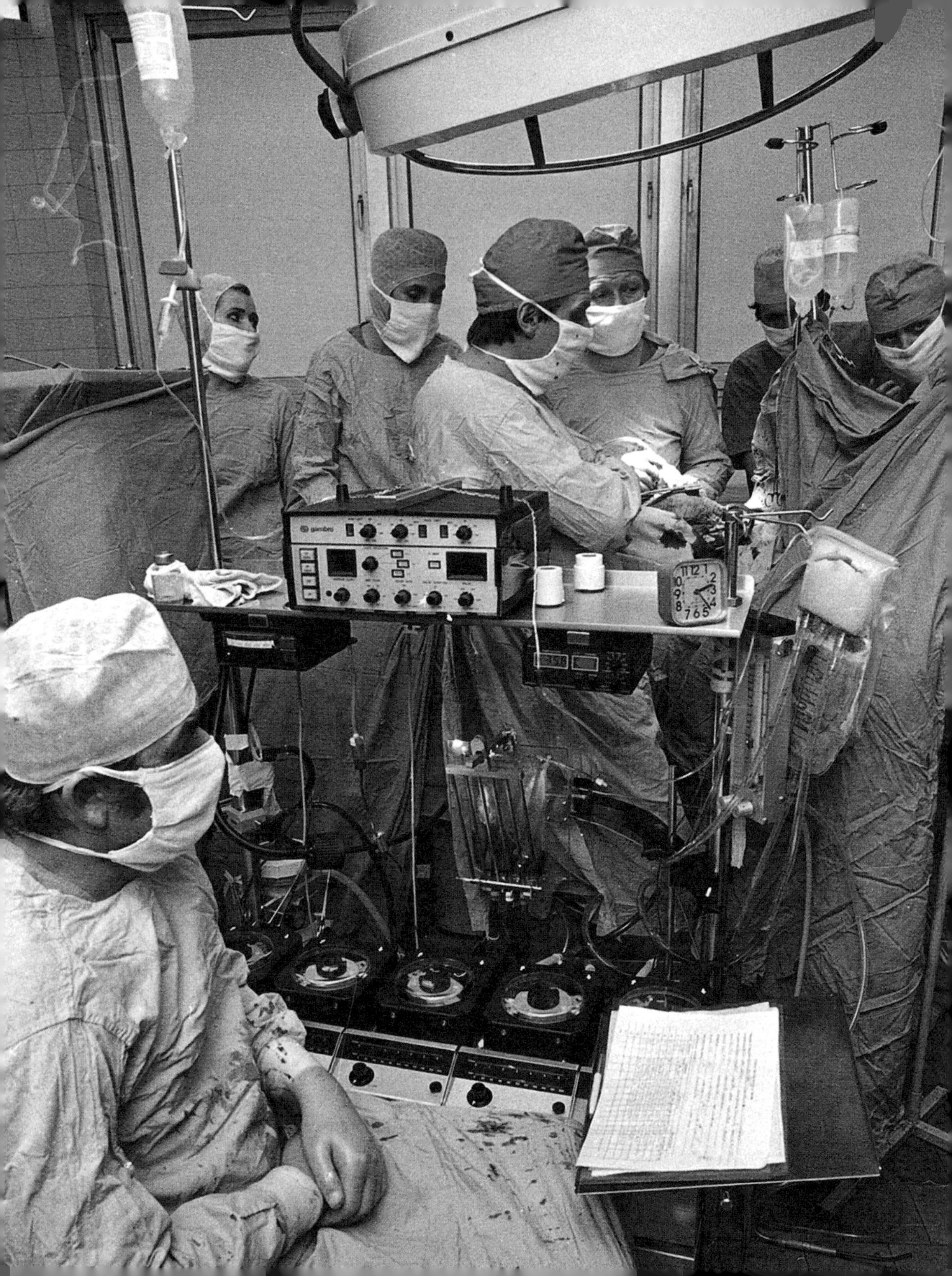
gambro

miejskiej Milicji Obywatelskiej, która stoi po drodze z Balatonu do szpitala, nikt wspominać nie chce. Czasem Religa wpada w ciąg i sekretarka przez dwa dni nie wpuszcza nikogo do jego gabinetu. Nawet ambasadora Szwecji.

A było tak:

Do Bochenka dzwoni spanikowana sekretarka Monika.

– Panie doktorze, mamy na dzisiaj umówioną wizytę ambasadora i delegację lekarzy ze Szwecji. Chcą się spotkać z profesorem Religą.

– W czym problem?

Sekretarka ściszonym głosem: – Bo, panie doktorze, profesor śpi nawalony w swoim gabinecie.

– Co się stało?

– Znowu mu pacjent umarł i nie wytrzymał. Poszedł w długą.

– Pani Moniko, niech go pani zamknie na klucz, żeby nie mógł wyjść, nawet jak się obudzi. Ja przyjadę do szpitala i powitam delegację.

Goście w szpitalu, Bochenek przeprasza: – Niestety, profesor Religa musiał w pilnej sprawie wyjechać do Warszawy. Siedzą w sali obok gabinetu profesora. Nagle walenie w drzwi: – Kurwa, kto mnie tu zamknął! Otwierać drzwi! Kurwa mać!

Bochenek: – Wyprowadziłem gości, pokazałem im szpital i pożegnałem jak najszybciej. A co miałem zrobić? Pod ziemię się zapaść?

Jeden z młodych lekarzy: – Byłem szczęśliwy, że mogłem pracować w tej klinice. Oglądałem profesora Religę podczas operacji i marzyłem, żeby kiedyś być choć odrobinę tak sprawny jak on. Kiedyś miałem nocny dyżur i zobaczyłem go na korytarzu. Ledwo trzymał się na nogach, odbijał się od ścian. Tej nocy przestał być dla mnie bogiem.

Religa (na zdjęciu na taborecie) pozwala młodym chirurgom samodzielnie operować, uczy ich podejmowania decyzji, brania odpowiedzialności. Szybko się przy nim uczą, a jak popełniają błąd, szef bierze to na siebie

Pies z wadą zastawki

Religa załatwia Cichoniowi staż w szpitalu Deborah w miasteczku Brown Mills w stanie New Jersey. To jeden z najlepszych w Ameryce ośrodków leczenia chorób serca i płuc.

Ale są kłopoty. Władze nie chcą wydać Cichoniowi paszportu. Religa dzwoni do Komitetu Wojewódzkiego.

– Masz się zgłosić do wydziału nauki, sprawa załatwiona – mówi.

Cichoń jedzie do Katowic. Towarzysze już na niego czekają. – Cenimy młodych, zdolnych ludzi – zaczyna jeden z nich. – Nie zależy nam na rozdrapywaniu przeszłości, wolimy patrzeć w przyszłość. Będziemy sobie bardzo cenić naszą współpracę...

Cichoń zniecierpliwiony: – Jeśli myślicie, że będę donosił na kolegów, to się mylicie.

Towarzysze uśmiechają się i prowadzą go do pokoiku obok. Na stole leżą akta. – Tak chce pan chronić swoich kolegów, proszę sobie przeczytać, jak oni zadbali o pana – proponuje jeden z nich.

Cichoń czyta akta. – Było to jedno z gorszych przeżyć w moim życiu. Donosy, raporty, zdjęcia. Oglądałem je i przypominałem sobie, kto je robił. Zrobiło mi się niedobrze. Ale nie zgodziłem się na żadną współpracę.

Religa dzwoni znowu, Cichoń dostaje paszport.

Amerykański szpital też potrzebuje sponsorów. Prezes fundacji Deborah zaprasza do Brown Mills Barbarę Piasecką-Johnson. Kończyła historię sztuki na Uniwersytecie Wrocławskim, studiowała w Rzymie, potem wyjechała do Stanów Zjednoczonych. Żona Sewarda Johnsona, który był właścicielem potężnej firmy produkującej kosmetyki i środki czystości, zatrudniła ją w ich prywatnej rezydencji. Miała być kucharką, ale nie potrafiła gotować, została pokojówką. Wkrótce Johnson odkrył, że Barbara zna się na dziełach sztuki i zaproponował stanowisko kuratora swojej kolekcji. Trzecią żoną jednego z najbogatszych ludzi w Ameryce Barbara została w 1971 roku. Odziedziczyła cały majątek, ale w procesach sądowych, jakie wytoczyły jej dzieci Johnsona, sąd przyznał jej tylko 350 milionów dolarów.

Barbara nie zapomina o Polsce, zakłada fundację i wspomaga polskich naukowców, którzy przyjeżdżają na staże do USA.

Prezes fundacji Deborah chwali się przed Piasecką-Johnson stypendystą z Polski.

– Jak mogę panu pomóc? – pyta Cichonia Piasecka-Johnson.

– Bardzo dziękuję, mam wszystko, co trzeba – odpowiada.

– Jest pan pierwszą osobą od bardzo dawna, która nic ode mnie nie chce – odpowiada rozbawiona. – Proszę mi zatem powiedzieć, czym się pan zajmuje?

– Jestem kardiochirurgiem.

– Ach, to się fantastycznie składa! – cieszy się Piasecka-Johnson. – Mój pies ma wadę zastawki mitralnej, może by go pan zoperował?

– Musiałbym go najpierw zbadać.

– W takim razie proszę mnie odwiedzić.

Mieszka niedaleko Brown Mills, w Princeton. Piękny dom w stylu neoklasycystycznym, zaprojektowany przez Wallace'a Harrisona w kształcie litery U. Droga do środka prowadzi przez wspaniały, bogato rzeźbiony portal. Wnętrze urządzone ze smakiem, wypełnione antykami i dziełami sztuki. Posiadłość leży w środku lasu, Piasecka-Johnson nazywa ją Jasną Polaną.

Przy głównej drodze pierwsza brama, trzeba się zameldować i wolno jechać kilkaset metrów drogą przez las do bramy wewnętrznej. Czas jest wyliczony, system sam otwiera ostatnią bramkę. Cichoń jedzie chyba zbyt wolno i widzi z oddali, że wewnętrzna brama się zamyka. Dodaje gazu, przeciska się w ostatnim momencie i zatrzymuje jednym kołem w sadzawce przed domem.

Piasecka-Johnson jest rozbawiona wyczynem młodego chirurga. Zaprasza do środka. – Na podłogach leżały grube dywany, na ścianach arrasy, a psy piły wodę ze srebrnych misek – opowiada Cichoń. – Ale bogactwo jej nie zepsuło, to była fantastyczna kobieta, normalna, ciepła, wesoła.

Cichoń opowiada jej o zabrzańskiej klinice i swoim szefie Zbigniewie Relidze. Piasecka-Johnson jest pod wrażeniem, słyszała o przeszczepie serca, chciałaby poznać słynnego chirurga z Polski.

Przybylski: – W Polsce nie było nic, tylko ocet w sklepach. Czasy beznadziei, totalnej beznadziei. Nagle objawił się Religa i zrobił przeszczep

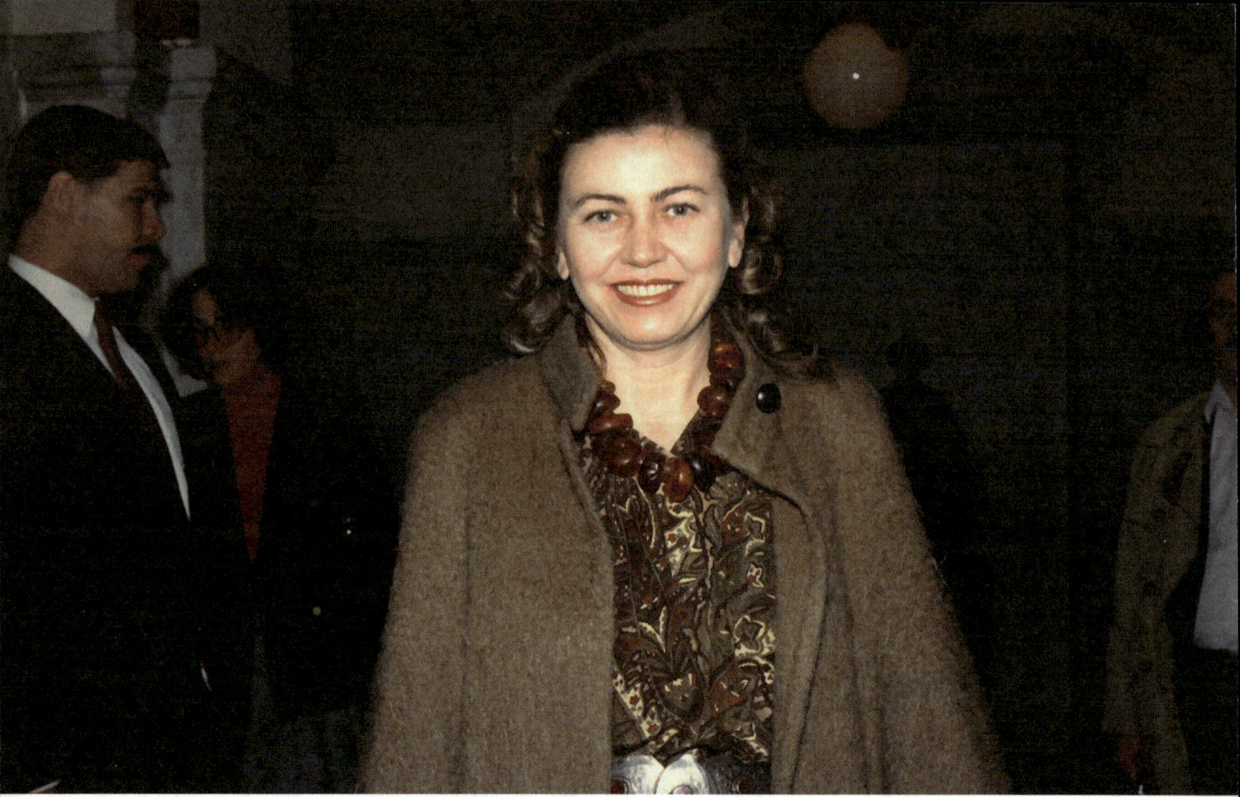

Barbara Piasecka-Johnson, wdowa po właścicielu koncernu Johnson & Johnson, zaprzyjaźnia się z chirurgami z Zabrza. Kiedyś pomoże Relidze ściągnąć do Zabrza słynnego tenora Placido Domingo

serca, co było kosmosem. Ale jak to w Polsce, zaraz się zaczęła dyskusja, czy nasz kraj stać na takie drogie zabiegi. No pewnie, że nie było nas stać!

W szpitalach u chorych, którzy są długo leczeni, stosuje się wenesekcję – nacina się skórę, odsłania żyłę, wprowadza na stałe wenflon i zaszywa. Nikt nie zakłuwa żył głębokich, nie ma takiego sprzętu. Ale Przybylski ma. Lekarze od Religi często podróżują na Zachód. Mają obowiązek przywozić stamtąd jednorazówki.

Przybylski: – Przez trzy miesiące byłem na stażu w Deborah Center w USA. Prosiłem pielęgniarki, żeby odkładały dla nas zużyte strzykawki, cewniki. Przepłukiwały to i wrzucały do pudła. U nas sprzęt był sterylizowany. Oczywiście nie wszystko dało się dokładnie odkazić. Mieliśmy lawinę zakażeń. Wielu pacjentów miało zrobione fajne by-passy, ale leczyli się potem na żółtaczkę. Kiedyś poszedłem do spółdzielni mieszkaniowej załatwiać wymianę okien. Dowiedziałem się, że dyrektor, od którego wszystko zależało, jest po by-passach, które mu robiłem. Wszedłem do jego gabinetu z zadowoloną miną. Panie dyrektorze, chyba sobie nawet pana przypominam, to u nas był pan operowany, mówię. No tak, odpowiedział, i zakaził mnie pan żółtaczką. Zrobiło mi się łyso, ale sprawę załatwiłem, bo ta jego żółtaczka łagodnie przebiegała.

Bochenek: – Zbieraliśmy wszystko, czego u nas nie było. Pomagała nam także amerykańska Polonia, więc sporo rzeczy było też nowych. Przyjeżdżamy kiedyś z Marianem Zembalą na lotnisko Kennedy'ego w Nowym Jorku, pakujemy się do samolotu, pasażerowie się śmieją, bo obok nas stoi 40 pudeł. Balony wewnątrzaortalne, strzykawki, cewniki. Nagle podjeżdża facet z wózkiem i dostawia jeszcze skrzynię wielką jak biurko, w której się coś przelewa. Co to jest!? Homary dla profesora, odpowiedział, bo profesor lubi. Polonia amerykańska złożyła się na homary w lodzie i my je mamy zabrać do Polski. Przedstawiciel LOT-u łapie się za głowę. Czy panowie powariowali? Przecież można zabrać po dwa bagaże na osobę, a wy macie 46, w tym jeszcze cztery maszyny faksujące! Ale w końcu pozwolili nam to zabrać. Magia nazwiska Religa czyniła wtedy cuda.

Charoszaja maszina, tolka dizajn płachoj

Nie tylko jednorazowy sprzęt jest problemem. Wielu pacjentów umiera, bo nie ma dawców.

Bochenek: – Operuję mężczyznę, chory mi odpływa, wołam na pomoc Religę.

– Andrzej, to serce jest słabe, nic z tego nie będzie – mówi.

– Co robimy?

Religa nie odpowiada. Wychodzi z sali operacyjnej, wraca, wychodzi, pali papierosa, wraca. W końcu mówi: – Dzwonię zaraz do Pasyka, pojedziemy po sztuczne serce do Moskwy.

Bochenek: – Panie profesorze, mam na stole pacjenta z otwartą klatką piersiową, a pan mówi, że leci do Moskwy?

– Tak – odpowiada Religa. – U profesora Walerija Szumakowa pracują nad sztucznym sercem. Na lotnisku w Mierzęcicach czeka już na nas samolot, a ty pilnuj pacjenta, żeby nie umarł, bo jak umrze, to ci nogi z dupy wyrwę.

To nie sen. Idą szpitalnym korytarzem. Pasyk w jesionce z bobrem, Religa w kurtce, owinięty szalem. Rozwiany włos. Naprawdę lecą do Moskwy, wojskowym samolotem o godz. 14.

O 4 nad ranem w szpitalu zamieszanie. Religa dzwoni z lotniska i prosi, żeby wszyscy wyszli do holu, stanęli w szpalerze i godnie przywitali profesora Szumakowa.

W klinice przecierają oczy ze zdumienia. Na czele pochodu idzie Religa, za nim potężny, gruby mężczyzna, jego asystent i jeszcze jakiś Rosjanin, za nimi na wózku maszyna wielka jak szafa.

– Pacjent żyje? – pyta Religa.

– Ledwo – odpowiada Bochenek.

Religa przedstawia gości. Profesor Szumakow (to ten gruby), direktor instituta, towarzysz Kowaliow (w walonkach), administrator instituta, i doktor Nikołaj Zimin, asistient profesora.

Bochenek uśmiecha się pod nosem, ale cyrk! Religa szepcze mu do ucha: – Bo ci, kurwa, przypierdolę. To poważna sprawa, żadnych śmiechów.

Bochenek: – Bałem się odezwać, bo jak profesor wpadł w szał ratowania ludzi, nikt nie potrafił go powstrzymać.

Każdy chce zobaczyć aparat. Komentują: ciężki i masywny, zrobiony chyba z blachy czołgowej, a pokrętła jak w starych radiach, jakieś potencjometry, amperomierze, a z boku wystają dwie rury. Doktor Zimin, asystent Szumakowa, uspokaja: „Eto charoszaja maszina, tolka dizajn płachoj".

Myją się do zabiegu podłączenia sztucznej komory serca. Bochenek zagaduje Zimina. Jest ciekawy, co potrafi ten słynny Szumakow. Przy takiej tuszy chyba ciężko mu operować.

– Szto on diełajet? – zastanawia się Zimin. – On direktor instituta, on nieczewo nie diełajet – śmieje się.

Na Szumakowa nie pasuje żaden fartuch. Pielęgniarki szybko zszywają dwa, żeby się Szumakow zmieścił. Rękawiczki chirurgiczne są cenne – po zabiegu pielęgniarki gotują je i talkują. Kupowane za dewizy, muszą starczyć na wiele razy. Czasami zdarza się rękawiczka z dziurą.

Szumakow podchodzi do stołu operacyjnego, chwyta nóż elektryczny. Musi mieć dziurę w rękawiczce, bo wywołuje zwarcie, aż lampa nad stołem mruga. Szumakow wściekły, łapie się za dłoń. – Zimin, ty diełaj – rozkazuje.

Bochenek: – Sama sztuczna komora była wykonana z sylikonu, bardzo podobna to tego, co wtedy robili Niemcy. Zdziwiłem się, bo zadziałała. Pacjenta udało nam się utrzymać przy życiu jeszcze przez 2-3 dni. Gdybyśmy mieli dawcę serca, mógłby przeżyć. Ale był już tak skatowany i słaby, że nie było sensu dalej go męczyć.

Religa nie odpuszcza pacjentom. I tym razem nie daje się przekonać. Nie chce podpisać aktu zgonu. Bochenek: – Pan rozpoznaje śmierć mózgową u dawców, a u tego pacjenta nie chce jej pan zobaczyć?

– Jaka śmierć mózgowa!? – wrzeszczy Religa. – Głupi jesteś, ja go dotykałem, ruszał palcem. Bochenek, ja ciebie nie rozumiem, ja się coraz bardziej o ciebie martwię.

– Panie profesorze, to może powołajmy komisję do spraw śmierci mózgowej i ustalmy coś wreszcie, bo ciągniemy pacjenta na tych wszystkich płynach i za chwilę trzeba je będzie zamienić na formalinę.

Religa wściekły, bo formalina służy do konserwacji trupów. Krzyczy do Bochenka: – Jak można coś takiego powiedzieć!?

Ale chory zmarł.

Szumakowa trzeba podejmować. Codziennie impreza w Pałacu Kawalera w Świerklańcu. Nawet Religa nie wytrzymuje. Po kolejnej popijawie prosi Bochenka: – Jedź z Szumakowem, tam wszystko jest zapłacone, ale musisz z nim pić, bo się obrazi.

Bochenek prosi kelnerów, żeby mu lali do kieliszka wodę. Po dwóch butelkach Szumakow lekko wstawiony. Chce z Bochenkiem rozmawiać o Relidze. Coś mu w nim nie pasuje. – Szto on za direktor? – pyta Szumakow. – U niewo drajwiera niet, daczy niet, a u mienia dwa drajwiera, adin w institutie, a drugoj doma.

Wyjmuje z kieszeni marynarki pióro i pokazuje Bochenkowi: – Wot, a eto Parkier.

Impreza kończy się późną nocą, Szumakow pijany w sztok. Rano skropiony wodą kolońską i trzeźwy jak noworodek. Chwali Bochenka przed Religą: – Gieroj, on tak kak ja, tożе nie pijany, a pili całuju nocz.

Religa: – Piłeś?

– Tak jak pan profesor kazał.

Religa z podziwem: – Ale masz, kurwa, dobrą wątrobę.

Kilka dni po wylocie radzieckich gości Religa czyta komunikat agencji TASS. „Na lotnisku Wnukowo wylądował samolot z profesorem Szumakowem, który udzielił oficjalnej pomocy bratniemu narodowi polskiemu, zawożąc do Polski sztuczne serce, wytwór najnowszej myśli technicznej radzieckiej nauki. Operacje w Polsce zakończyły się pełnym powodzeniem".

Ale to nieprawda. – Szpital w krótkim czasie zamienił się w mekkę – mówi profesor Cichoń. Przyjeżdżali beznadziejnie chorzy, połowa pacjentów to byli ludzie, którzy czekali na przeszczep. Wielu nie doczekało.

Skąd brać serca? W styczniu 1964 roku James Hardy ze szpitala Uniwersytetu Stanowego Missisipi przeszczepił swojemu pacjentowi serce szympansa. Biło w ciele 68-letniego biorcy przez 90 minut. Świat oburzony, ale w połowie lat 80. idea przeszczepów odzwierzęcych znowu odżywa. Sytuacja się zmienia – lekarze potrafią skuteczniej walczyć z odrzutami.

Jedni pamiętają, że zmarła ciocia jednego z lekarzy. Inni, że to był młody mężczyzna z ciężką niewydolnością serca. Nieistotne. Ważne, że ten człowiek umiera. Nie ma dla niego ratunku, bo nie ma dla niego serca.

Wszyscy chcą być operowani w klinice Religi. Ludzie piszą z całej Polski. Jeden z pierwszych pacjentów wspomina: „Dostałem list od docenta Religi z wiadomością, że mam przyjechać do Zabrza. To tak, jakbym dostał list od Pana Boga z obietnicą, że będę żył"

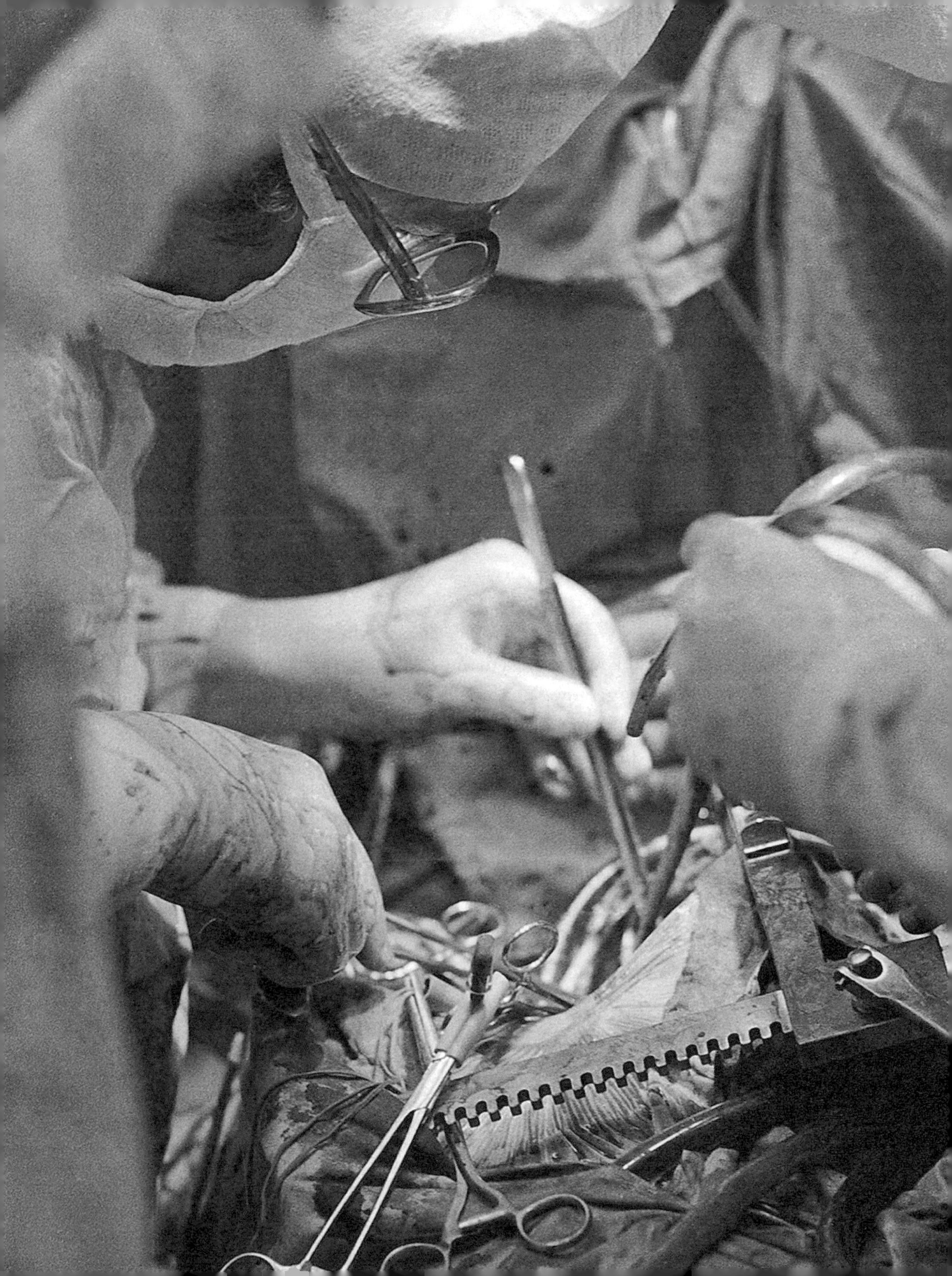

W gabinecie Religi narada zespołu. Ktoś przypomina, że Amerykanie wszczepili dwutygodniowemu wcześniakowi serce pawiana. W Londynie dr Magdi Yacoub, jeden z liderów transplantologii, wszywa serce szympansa innemu dziecku, dla którego nie ma dawcy.

Tamci pacjenci nie przeżyli, ale ten i tak nie ma szans. Dlaczego nie spróbować tej sztuki w Zabrzu?

Religa: – Musimy znaleźć szympansa.

Zembala zna małżeństwo Gucwińskich z Wrocławia, którzy prowadzą tam ogród zoologiczny i co tydzień w telewizji opowiadają o zwyczajach zwierząt. Obiecuje zadzwonić. Ale w zoo jest pożar, dyrektor Antoni Gucwiński nie ma czasu rozmawiać z Zembalą. A może nada się serce świni? Małpie do człowieka bliżej, ale przecież nawet w szkole dzieci uczą się o tym, że serce świni rozmiarem i budową niezwykle przypomina ludzkie. Zresztą świńskie zastawki wszczepione w ludzkie serca całkiem dobrze się sprawdzają.

Profesor Andrzej Bochenek: – W tamtych czasach nie było w akademiach medycznych komisji bioetycznych, które dawałyby zgodę na podobne eksperymenty.

I tak nie ma czasu. W Katowicach Ligocie jest zwierzętarnia Śląskiej Akademii Medycznej. Naukowcy hodują tu myszy, szczury, króliki, cielaki, których potrzebują do eksperymentów. Religa rozkazuje Cichoniowi: – Jedź po świnię.

Zwierzę wybrane na dawcę serca jakby przeczuwało niebezpieczeństwo. Nie daje się złapać. Cichoń: – Próbowałem przytrzymać ją między nogami, ale się wyrwała. Ja na jej grzbiecie, anestezjolog ze strzykawką za mną. Miał jej podać środek usypiający. Złapałem świnię za uszy, tylko ją to rozjuszyło. W końcu udało się jej wbić igłę ze środkiem usypiającym.

W zabrzańskiej klinice potrzebny kamuflaż. Co pomyślą sobie ludzie, którzy zobaczą świnię na noszach, którą lekarze wnoszą do sali operacyjnej? Zaczną się niepotrzebne plotki. Zwierzę zostaje okryte, ale zakręcony ogonek, który wystaje spod pościeli, i tak wiele zdradza.

W sali operacyjnej Religa czeka na sygnał, że przesyłka została dostarczona. Otwiera klatkę piersiową biorcy. W drugiej sali anestezjolog przygotowuje świnię do zabiegu. Ale nigdy wcześniej nie intubował zwierzęcia. Świnia się dusi. Anestezjolog siny ze strachu prosi Cichonia: – Powiedz szefowi, że nic z tego nie będzie.

Religa wkurzony: – Jak to zdechła!? Pacjent gotowy do przeszczepu, jedźcie natychmiast po następną!

Tym razem pobranie się udaje, serce zostaje doczepione człowiekowi. Pracuje prawidłowo, ale tylko przez pół godziny.

Profesor Marian Zembala: – Patrzyliśmy, jak na naszych oczach organizm chorego zabija to zwierzęce serce. Zmieniło kolor, krew zaczęła w nim krzepnąć, w końcu stanęło. To była śmiała próba, ale nie szaleństwo.

Serce pawiana pracowało przecież w piersi amerykańskiego noworodka 20 dni. Tym razem nastąpił tzw. nadostry odrzut spowodowany barierą gatunkową.

Eksperyment wywołuje burzę w środowisku medycznym. Niektórzy lekarze oskarżają Religę o przekroczenie granic etyki. Wykorzystują wiadomość, że kilka godzin po śmierci pacjenta znalazł się dawca. Kto mógł to przewidzieć?

Dla Religi to próba sił. Każdy inny zostałby potępiony, ale nazwisko docenta z Zabrza to już za silna marka. Przekonuje komisje bioetyczne, żeby rozpocząć hodowlę transgenicznych świń i do ich organizmów wprowadzić ludzkie geny odpowiedzialne za odrzucanie przeszczepów.

W 1992 roku decyduje się na kolejną próbę. W szpitalu w katowickim Ochojcu leży trzydziestoletni koszykarz z niewydolnym sercem. Dawca i biorca muszą być mniej więcej tego samego wzrostu i tej samej wagi, a koszykarz miał ponad dwa metry. Znalezienie takiego dawcy graniczy z cudem. Religa decyduje się na kolejny przeszczep odzwierzęcy. Z sercem świni zmodyfikowanej genetycznie.

Tym razem ma zgodę prokuratora krajowego i komisji etycznej. Żeby pokonać nadostry odrzut, lekarze przygotowują nie jedno, ale trzy świńskie serca. Jeśli pierwsze zostanie szybko zniszczone przez układ odpornościowy biorcy, zostanie wymienione na drugie, które pewnie popracuje trochę dłużej, bo reakcja układu odpornościowego będzie już słabsza. Trzecie serce powinno się przyjąć.

I świnie, i pacjent otrzymują preparaty hormonalne na bazie grasicy. Przygotowuje je zespół pod kierunkiem profesora Jeremiego Czaplickiego z Sosnowca. W grasicy namnażają się limfocyty odpowiedzialne za działanie układu odpornościowego i odrzucanie obcych narządów.

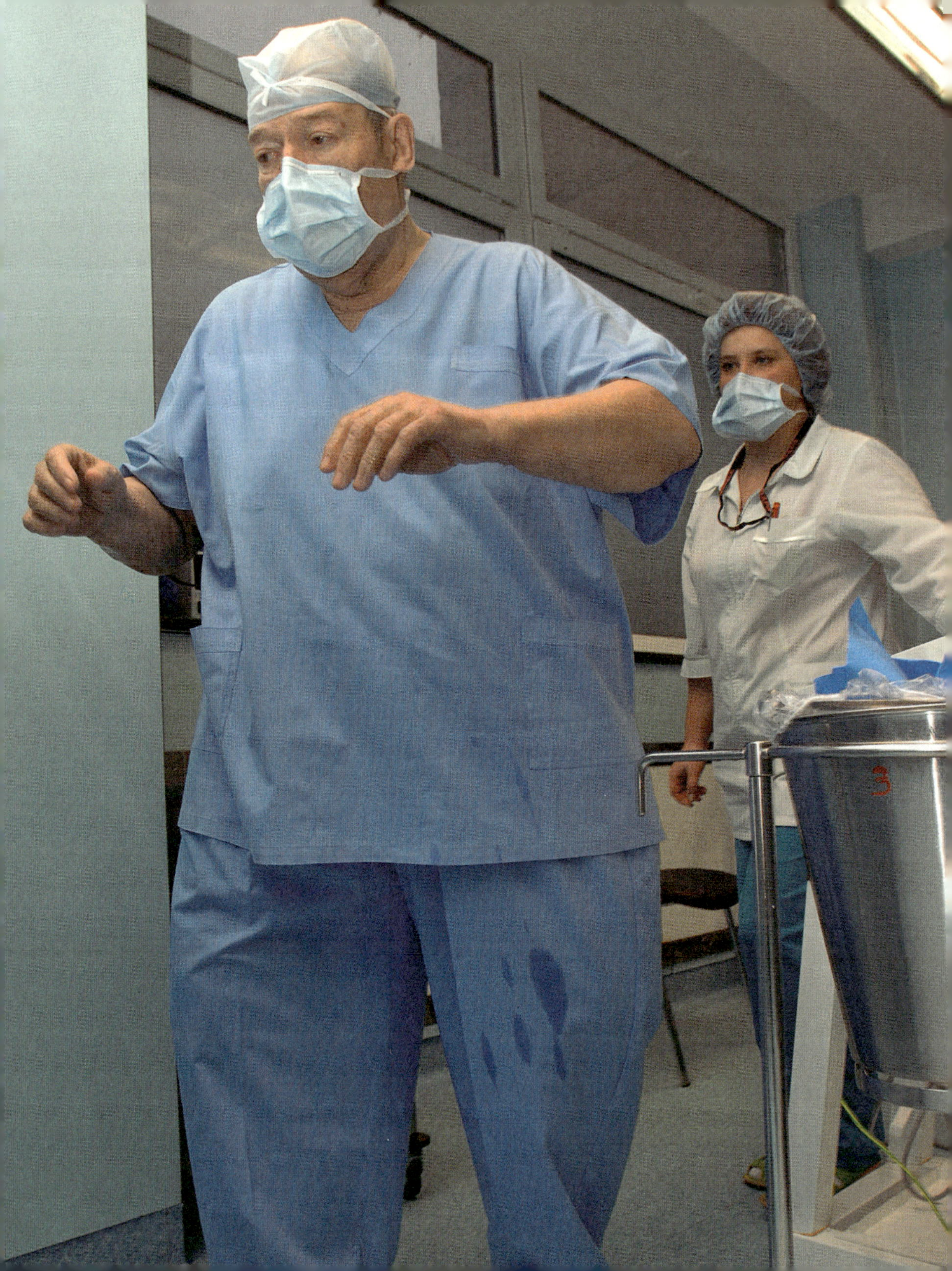

Religa jeszcze raz jedzie do księdza profesora Józefa Tischnera. 18 lat później zapytaliśmy go dlaczego, skoro sam jest niewierzący? – Byłem niewierzący i jestem niewierzący. Tu nic się nie zmieniło, ale chciałem posłuchać autorytetu. Nie był nim dla mnie filozof z Warszawy, który już po naszych pierwszych przeszczepach zaczął mnie publicznie atakować. Mówił w kółko, że to kanibalizm. Chciałem usłyszeć duchownego i etyka zarazem, który spojrzy na to z boku, ale nie straci z horyzontu szansy na pomoc drugiemu człowiekowi – odpowiedział nam profesor Religa.

Tischner, choć z oporami, zgadza się, że można podjąć próbę, człowiek po takim eksperymencie nie będzie miał przecież zwierzęcych cech, ale zwierzęce serce się „uczłowieczy".

Operacja przebiega zgodnie z planem, ale nowe serce w ciele byłego koszykarza pracuje tylko sześć godzin. Staje, ale nie z powodu odrzutu. Do sukcesu zabrakło drobiazgu – treningu.

Świnia, której serce wybrano do przeszczepu, jest odpowiednio wielka, ale podobnie jak inne zwierzęta używane do eksperymentów spędza życie w klatce, bez ruchu. Jej serce w ciele koszykarza szybko zaczyna dawać pierwsze oznaki niewydolności.

Religa po tym przeszczepie: – To było coś, czego nie zdołaliśmy przewidzieć. Zresztą trudno powiedzieć, jak długo musielibyśmy taką świnię trenować przed zabiegiem i czy przyzwyczajenie jej do wysiłku dałoby sukces. Ale i tak osiągnęliśmy postęp, bo wydawało się, że skoro nie wystąpił nadostry odrzut, to wkrótce taki przeszczep może się nam udać.

Kilka lat później sukces wydaje się jeszcze bliższy. Uczeni w zasadzie są przekonani, że bariera międzygatunkowa już została pokonana. Rozwijają się hodowle transgenicznych świń, a ich serca w organizmach małp pracują bez zarzutu nawet przez dwa miesiące. Obrońcy zwierząt protestują. Straszą wielkimi fermami, w których hoduje się setki tysięcy świń na części zamienne dla ludzi.

Prof. Walerij Szumakow (na zdjęciu) jeszcze w ZSRR rozpoczął prace nad skonstruowaniem radzieckiego sztucznego serca. Był znany także z ogromnej tuszy. Kiedy pod koniec lat 80. przyjechał do Zabrza, nie pasował na niego żaden fartuch. Pielęgniarki szybko zszyły dwa, żeby się Szumakow zmieścił

Miesięcznik „Wiedza i Życie" ogłasza: „Zwierzęce narządy i tkanki będą już za kilka lat rutynowo wszczepiane dziesiątkom tysięcy pacjentów rocznie. Wiele wskazuje na to, że już w ciągu najbliższych kilku lat możemy być świadkami największej rewolucji medycznej od czasu wynalezienia penicyliny".

Ale tak nie jest. Profesor Fritz Bach z Uniwersytetu Harvarda, lider w badaniach nad przeszczepami odzwierzęcymi, apeluje w 1998 roku, żeby się od nich powstrzymać. Jest przekonany, że groźne zwierzęce choroby przeniosą się na ludzi. Jedni natychmiast zawieszają ksenoprzeszczepy, u innych schodzą one na dalszy plan. Religa też się wycofuje.

Plastikowa kula wielkości pięści

Ma już nowy pomysł. Nie tylko Szumakow buduje sztuczne komory serca. Pracuje nad nimi prawie cały świat.

Sztuczna komora wygląda jak spłaszczona plastikowa kula wielkości pięści. Wewnątrz podzielona na pół giętką sylikonową błoną. Kiedy w jednej połówce kuli znajdzie się krew, druga wypełnia się powietrzem, które przepycha krew do aorty. Na tym polega wspomaganie krążenia.

Powietrze płynie do komory przewodem z wielkiego jak lodówka aparatu napędzanego prądem. Urządzenie musi być niezawodne, bo gdy stanie, chory umiera, a chodzi przecież o to, żeby doczekał na dawcę serca.

– Chorzy mi umierają, a ja nie mogę kupić ani niemieckich, ani amerykańskich komór wspomagania. Za drogie – martwi się Religa.

Od 1988 r. w Śląskiej Akademii Medycznej działa Pracownia Sztucznego Serca. Ma tylko dwóch pracowników: inżyniera Romana Kustosza i fizyka Zbigniewa Nawrata. Mają prototyp polskiego serca z tworzywa sztucznego i ani grosza na dalsze badania.

Rok 1991. Do Zabrza karetka przywozi siedemnastoletniego Tomka z powikłaniami po grypie, dusi się przy każdym ruchu, nie potrafi nawet siedzieć. Ledwo żyje. Czeka na przeszczep, ale nie ma dla niego dawcy. Potrzebna jest sztuczna komora, która przynajmniej przez jakiś czas odciąży serce chłopaka.

Religa dzwoni do Ministerstwa Zdrowia, błaga o pieniądze na niemieckie urządzenie. Dostaje zgodę, choć komora kosztuje tyle, ile nowy mercedes. Do Berlina leci Cichoń.

– Wylądowaliśmy na Tempelhof, rzuciła się na nas niemiecka prasa. Byli podekscytowani, bo był to pierwszy polski samolot wojskowy, który wylądował na tym lotnisku i… wrócił do Polski – wspomina.

Nawrat, choć jest inżynierem, obserwuje operację. Odkąd pompa zaczyna pracować dla Tomka, nie odchodzi od jego łóżka, cały czas nadzoruje pracę urządzenia. Efekt zabiegu fantastyczny – trzeciego dnia Tomek skarży się na nudę. W zespole euforia, pielęgniarki i lekarze spełniają każdą zachciankę Tomka. Wstawiają mu do pokoju telewizor, przynoszą kasety z filmami, byle nie myślał o chorobie.

Po dwunastu dniach dobra wiadomość – jest dawca serca. Nawrat może odłączyć sztuczną komorę, ale czeka pod salą operacyjną. Wreszcie Religa wychodzi. Uśmiecha się, chłopak będzie żył.

Nawrat: – Uwierzyłem, że warto pracować nad sztucznym sercem.

Prace nad sztucznymi komorami trwają także w Brnie, u profesora Jaromira Vašku. Cielak z jego komorą przeżył aż półtora roku! Ale Vašku nie jest lekarzem klinicystą, nie ma do czynienia z pacjentami. To naukowiec, pracuje w rytmie od artykułu do artykułu. O godzinie 15 zamyka pracownię, w weekendy wyjeżdża za miasto. Nie da się zaplanować, że komora będzie potrzebna za tydzień albo za trzy dni. Zwykle musi być zaraz, natychmiast, bo pacjent umiera. Gdzie jej szukać? Na podmiejskiej daczy? Zresztą Religa podejrzewa, że Czesi kręcą – wyraźnie nie chcą się dzielić sukcesem. Współpraca z Vašku odpada.

Z Szumakowem też nie jest możliwa – wszyscy pamiętają jego pobyt w Zabrzu, nie wytrzymaliby kolejnej wizyty, wysiadłyby im wątroby. Na komory niemieckie minister nie da więcej pieniędzy. Co robić?

Cichoń do Religi: – Nie możemy tak dalej działać, to amatorszczyzna. Na całym świecie badania naukowe finansują fundacje. Musimy założyć własną.

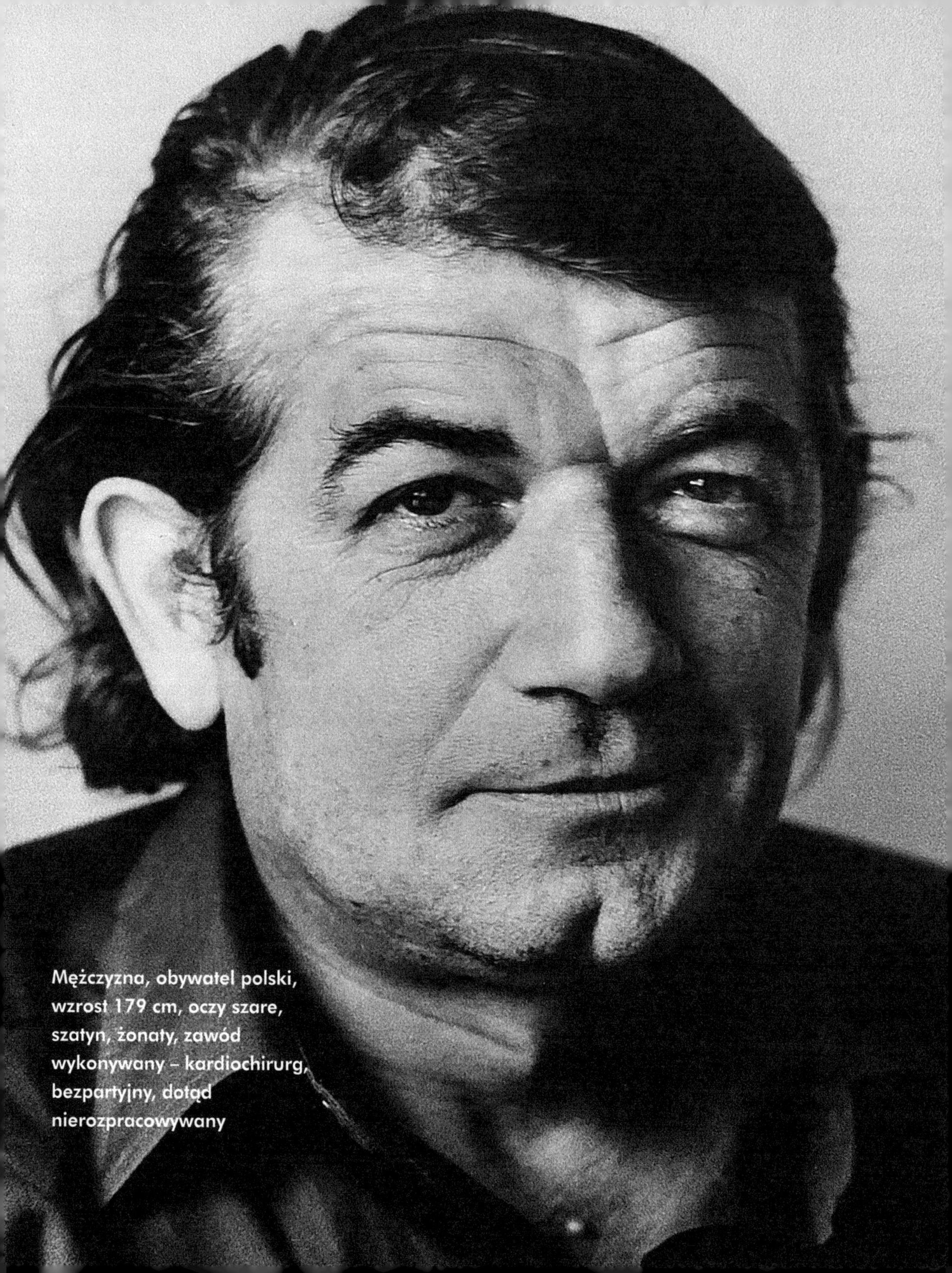

Mężczyzna, obywatel polski, wzrost 179 cm, oczy szare, szatyn, żonaty, zawód wykonywany – kardiochirurg, bezpartyjny, dotąd nierozpracowywany

UNIKAT

Słynny Religa, potęga w świecie medycyny, guru dla pacjentów. Kim jest naprawdę? Jakie ma poglądy? Jest za socjalistycznym państwem czy przeciwko władzy? Legalista czy wichrzyciel?

Zabrzańska bezpieka zakłada Relidze teczkę w grudniu 1986 roku. Mężczyzna, obywatel polski, wzrost 179 cm, oczy szare, szatyn, żonaty, zawód wykonywany – kardiochirurg, bezpartyjny, dotąd nierozpracowywany. Niekarany.

Powód założenia teczki: „prezentuje poglądy opozycyjne do władz, podczas dyskusji prowokuje tematy polityczne o charakterze negatywnym. Z rozmów, jakie prowadzi, wynika, że dysponuje materiałami i wydawnictwami podziemnymi, jakkolwiek ich nie kolportuje. W sprzyjających warunkach może podjąć działania o charakterze negatywnym politycznie".

Polecenie: rozpracować. SB chce wiedzieć, z kim rozmawia i o czym, skąd ma nielegalne broszury, komu je daje, o czym mówi w klinice, jakie ma poglądy, czy nie narzuca ich podwładnym? Milicja Obywatelska dostaje zadanie sporządzenia wywiadów środowiskowych w miejscu zamieszkania, sprowadza opinię o lekarzu z Warszawy. Raporty o Relidze ma składać jeden z bliskich współpracowników, agent SB o pseudonimie „Anatom". Czasem teczkę z donosami uzupełniać będzie inny agent ze szpitala – „PS".

Kryptonim akcji: „Unikat".

Figurant wykorzystuje status zawodowy

Pierwsze meldunki z końca lutego 1987 roku: „Ustalono operacyjnie, iż figurant w dniu 27.02 1987 roku, będąc pod wpływem alkoholu, przekazał swój samochód do prowadzenia swemu koledze dr. Janowi Brzozowskiemu, który również był pod wpływem alkoholu. Zatrzymany przez funkcjonariuszy wywołał awanturę. Od kierowcy, dra Brzozowskiego, pobrano krew, która po badaniu zawierała 2,1 promila. Figurant, wykorzystując status zawodowy i związaną z tym pozycję społeczną, stara się wymusić m.in. na Kolegium ds. Wykroczeń w Zabrzu umorzenie sprawy wobec dra Brzozowskiego".

Od taksówkarzy z Zabrza można usłyszeć historię o Relidze i milicjancie. Był taki jeden, wielki jak niedźwiedź, w latach 80. pracował w zabrzańskiej drogówce. Bezwzględny, nikomu nie odpuścił.

Religa rozbił się kiedyś nocą na drzewie w Rokitnicy, północnej dzielnicy Zabrza, gdzie siedzibę ma Wydział Lekarski Śląskiej Akademii Medycznej. Nic mu się nie stało, ale auto nie chciało już ruszyć. Przejeżdżał patrol z „niedźwiedziem". Milicjant od razu poczuł alkohol.

– Proszę oddać prawo jazdy – zażądał od Religi.

– Synek, ty się tak nie napinaj, bo i tak będziesz mi musiał ten dokument rano przywieźć.

„Niedźwiedź" wkurzony dalej swoje, wypisuje mandat, zabiera prawo jazdy.

Następnego dnia pod klinikę podjeżdża radiowóz. Potężny milicjant ze spuszczoną głową wchodzi do kliniki. Wręcza profesorowi zatrzymane nocą prawo jazdy.

Ale czy to prawda?

W maju kolejny donos: „Ustalono operacyjnie, że na terenie Wojewódzkiego Ośrodka Kardiologii i Państwowego Szpitala Klinicznego nr 1 w Zabrzu dość powszechnie mówi się, że doc. Z. Religa pije alkohol w pracy, co jest przyjmowane przez pacjentów z dezaprobatą. Pod wpływem alkoholu doc. Religa staje się opryskliwy zarówno wobec pacjentów, jak i wobec personelu medycznego. Ponadto choroba kręgosłupa i zażywanie leków przeciwbólowych ma go zdyskwalifikować w przyszłości jako chirurga".

Anna Religa o mężu w jednym z wywiadów: „Palenie i picie pomagały mu odreagować stres. Ale musimy wziąć poprawkę na czasy, w których to się działo. Ilość alkoholu, jaką dostawali wtedy lekarze, była niesamowita. Jeśli ten alkohol stoi i jest się zestresowanym, to wypije się jeden, drugi kieliszek. Życie towarzyskie też było inne niż obecnie, bardziej zamknięte, w domach. Wystarczy spojrzeć na statystyki, ile i co się wtedy piło, a ile i co obecnie. W każdym razie sprawa alkoholu nie stwarzała problemów domowych".

Ewa Maksymowicz, sekretarka Religi, doda: – Pił, nie zaprzeczę. Tylko że on zawsze miał powód. Inni lekarze powodu nie potrzebowali, taka była różnica. Profesor napił się w stresie, jak chory zmarł. Myślałam, że po tylu latach można się na takie zdarzenia uodpornić. Ale u niego tego nie było, on cały czas przeżywał to strasznie. Jak się napił, ludzi do niego nie wpuszczałam.

Talon na ładę

Informacje zbiera nie tylko Służba Bezpieczeństwa. – Relidze wysiadł kręgosłup, nie mógł operować, poszedł na zwolnienie lekarskie – wspomina profesor Bochenek. – Pasyk natychmiast się dowiedział, on potrafił wykorzystywać takie informacje. Od razu do mnie przyleciał i mówi: „Andrzeju, docentowi wypadł dysk, pewnie za dużo wypił. Ale to szansa dla ciebie, Andrzeju, bo ja mam bardzo dużo chorych. To osoby wpływowe, których nie ma kto operować. Mam przewodniczącego miasta Zabrze albo wicepremiera Gorywodę, więc sam widzisz, jaka to szansa".

Pasyk bez przerwy testował naszą lojalność wobec Religi, próbował wkładać patyk w szprychy, chciał nas skłócić. Nie mógł znieść, że Religa go przerósł. To był problem, bo to Pasyk sprowadził do Zabrza jakiegoś docentusia z Warszawy, nagle nikt się już nie pyta o Pasyka, tylko wszyscy o Religę.

Nie trzeba było Służby Bezpieczeństwa, żeby się dowiedzieć, jak paskudna atmosfera panowała w szpitalu.

Przykład. Religa wraca z chorobowego, woła do siebie Bochenka. Omawiają bieżące sprawy, pacjentów, planowane zabiegi. W końcu Religa sobie przypomina:

– Badałem Gorywodę, dał mi talon na ładę. Ale ja łady nie potrzebuję, mam swoją hondę, co mam z tym zrobić? – pyta Religa.

– To może by mi pan ten talon odstąpił? – proponuje nieśmiało Bochenek.

– A pewnie, weź sobie – mówi Religa.

Po kilku tygodniach Bochenek podjeżdża na szpitalny parking nowym autem. Pasyk wysiada ze swojego samochodu, witają się. Pasyk podziwia ładę, a Bochenek wyjaśnia: – W klinice był wicepremier Gorywoda, zostawił talony, a docent Religa był tak miły i mi jeden dał.

– No już dobrze, dobrze, Andrzeju, ale to u mnie, a nie u Religi był wicepremier – prostuje Pasyk.

– A, to dziękuję bardzo – mówi Bochenek i odchodzi.

Nie mija 25 minut, do Bochenka dzwoni Religa, woła go do gabinetu i opieprza. – Co ty, kurwa, Pasykowi dziękujesz, że auto dostałeś?

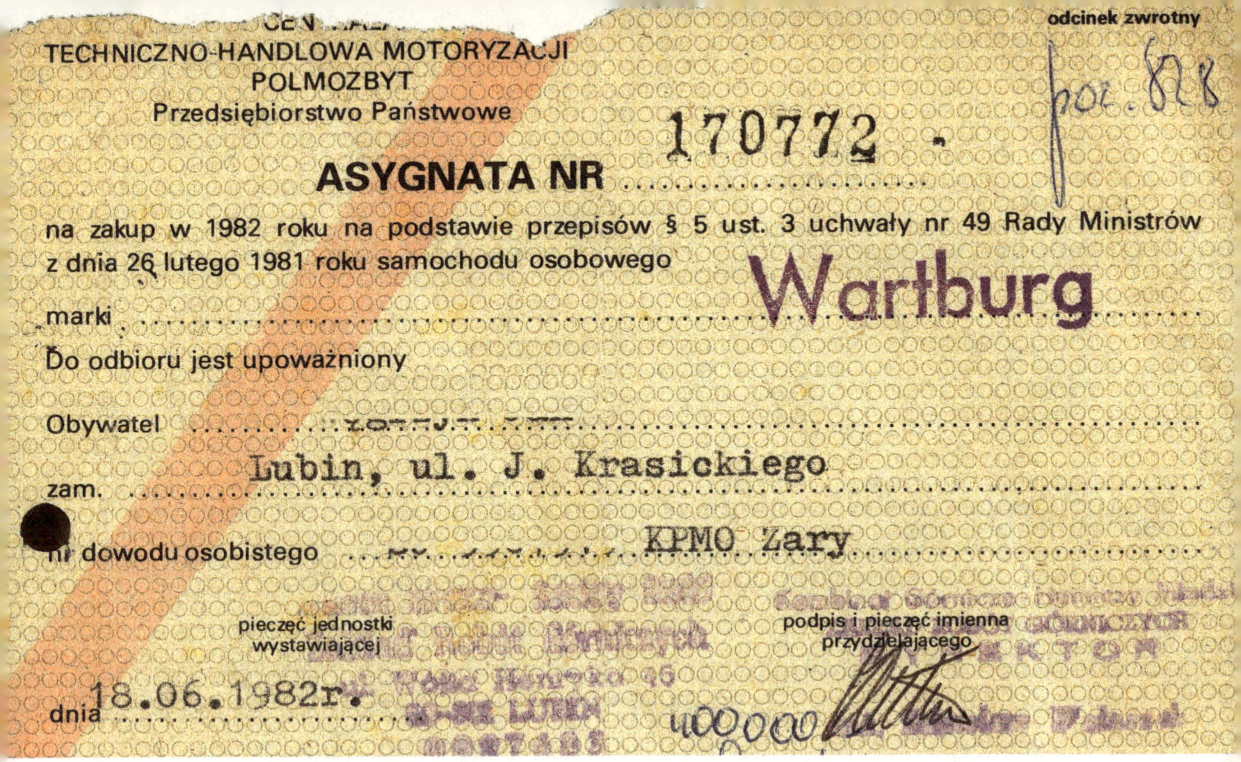

odcinek zwrotny

poz. 828

TECHNICZNO-HANDLOWA MOTORYZACJI
POLMOZBYT
Przedsiębiorstwo Państwowe

ASYGNATA NR 170772

na zakup w 1982 roku na podstawie przepisów § 5 ust. 3 uchwały nr 49 Rady Ministrów z dnia 26 lutego 1981 roku samochodu osobowego

marki Wartburg

Do odbioru jest upoważniony

Obywatel

zam. Lubin, ul. J. Krasickiego

nr dowodu osobistego KPMO Żary

pieczęć jednostki wystawiającej

podpis i pieczęć imienna przydzielającego

dnia 18.06.1982r.

400000

W PRL-u nie wystarczy mieć pieniądze, żeby kupić sobie nowe auto. Potrzebny jest jeszcze talon na samochód (na zdjęciu przykładowy, na wartburga). Uprzywilejowani dostają je poza kolejką. Profesor Religa też otrzymuje talon, ale oddaje go jednemu ze swoich uczniów

– Szefie, spotkałem go na parkingu!

Religa: – Powiedział, że byłeś u niego i wylewnie mu podziękowałeś za talon.

Bochenek: – Co za aferę znowu wykroił z tego mojego zasranego auta!

Zembala: – Na drugim piętrze szpitala działała malutka stołówka, w której pracowała pani Małgosia. Uwielbiała chirurgów i użalała się nad nami. Wieczorami wchodziła na oddział kardiologii i pytała pacjentów: – Cewnikowanie jutro? Tak? Przed cewnikowaniem i po nim nie wolno jeść. U Pasyka leżało wielu rolników, mieli dobrze zaopatrzone szafki. Małgosia zabierała im wędliny i nam robiła kopce kanapek, żebyśmy podczas dyżurów nie głodowali. Niestety, po roku Pasyk się o tym dowiedział, bo Małgosia zabrała kiełbasę jego bratu, który był księdzem. Wpadł w szał i zwolnił biedną Małgosię. A kardiochirurgom zabronił przechodzić przez swój oddział do stołówki.

Ciągle tak było.

Dwie laski salami i sprawy polityczne

„Anatom" donosi: „Narasta konflikt pomiędzy figurantem a jego bezpośrednim zwierzchnikiem – dyrektorem WOK w Zabrzu. Wśród wielu przyczyn poważnym argumentem jest brak subordynacji figuranta wobec swego zwierzchnika. Dyrektor WOK domaga się konsultacji i wyłączności decyzji w prowadzonych przez doc. Religę operacjach przeszczepów serca. Uzasadnia to dużą ceną zabiegu i dużą śmiertelnością. Swoje argumenty przekazał partyjnym władzom wojewódzkim i rektorowi. Poseł profesor Hager-Małecka przedstawiła to jako głos poselski, domagając się większej ilości zabiegów tańszych i ratujących życie w miejsce przeszczepów serca. W odpowiedzi figurant nawiązał ścisłą współpracę z Bankiem Tkanek w Katowicach. W myśl porozumienia otrzymywać będzie ze zwłok zastawki serca i przygotowywać z nich przeszczepy aktualnie sprowadzane za dewizy. Docelowo oszczędność będzie wynosić ok. 2000 dolarów na jednej sztuce (zastawce)".

I jeszcze: „Doc. Religa do dnia 15.11 przebywał na zwolnieniu lekarskim w Warszawie w zw. z dolegliwością kręgosłupa".

Kolejne donosy. „Z rozpoznania operacyjnego prowadzonego przez t.w. »Anatom« i k.s. »SP« wynika, że doc. Religa zaktywizował swoją działalność społeczną i naukową. Po udziale jako delegat na zjazd PRON kilkakrotnie wyjeżdżał do Czechosłowacji w sprawie przeszczepu sztucznej nerki i sztucznego serca. Był również gościem Królewskiego Instytutu Kardiologicznego w Szwecji. Religa spodziewa się przyspieszenia nominacji na stopień profesora. Utrzymuje dobre stosunki towarzyskie z przedstawicielami tzw. opozycji inteligenckiej, zgrupowanej w Centrum Kształcenia Podyplomowego w Warszawie przy ul. Marymonckiej".

Religa chce, żeby jego lekarze mieli kontakt ze światem, mogli jeździć na staże, wymieniać doświadczenia, uczyć się. Najlepiej na Zachód. Ale o tym, kto dostanie paszport, decyduje głównie SB.

Lekarze skarżą się Relidze, że muszą podpisywać lojalki, są zmuszani do pisania raportów z wyjazdów, mają dość.

W klinice plotkują, że pacjentem docenta był kiedyś bliski krewny jednego z wysoko postawionych członków Komitetu Centralnego PZPR i ten towarzysz podobno powiedział, że chce spłacić dług wdzięczności i pomoże Relidze, jak będzie w potrzebie.

Wielki Piątek, Religa prosi Bochenka, żeby pojechał z nim do Komitetu Wojewódzkiego PZPR w Katowicach. – Czekałem w samochodzie kilka godzin, piąta po południu, Wielki Piątek, nie ma telefonu, żeby zawiadomić żonę, jestem coraz bardziej wkurzony – wspomina Bochenek. – Wreszcie Religa, lekko wcięty, wychodzi z budynku. Niesie dwie laski salami, jedną mi podaje. – Daj żonie za to, że cię nie było dzisiaj w domu – mówi. – Ale jeszcze ci powiem, że tu ważną rzecz załatwiłem dla nas. Ważną rzecz, nawet nie wiesz jaką...

– A co pan dla nas załatwił?

– Powiedziałem, żeby się te politruki od was odpierdolili, bo wy jesteście od operacji, a politykę to ja będę uprawiał.

W listopadzie 1987 roku „Anatom" zauważa: „W ostatnim okresie u doc. Religi w jego światopoglądzie i kontaktach z ludźmi zachodzą dostrzegalne zmiany. Początkowo, jak sam twierdzi, odpowiadała mu filozofia Jacka Kuronia. Przyjazd do Zabrza i pomoc władz partyjnych zmusił go do zweryfikowania swoich poglądów. Z klerem utrzymuje stosunki na tyle

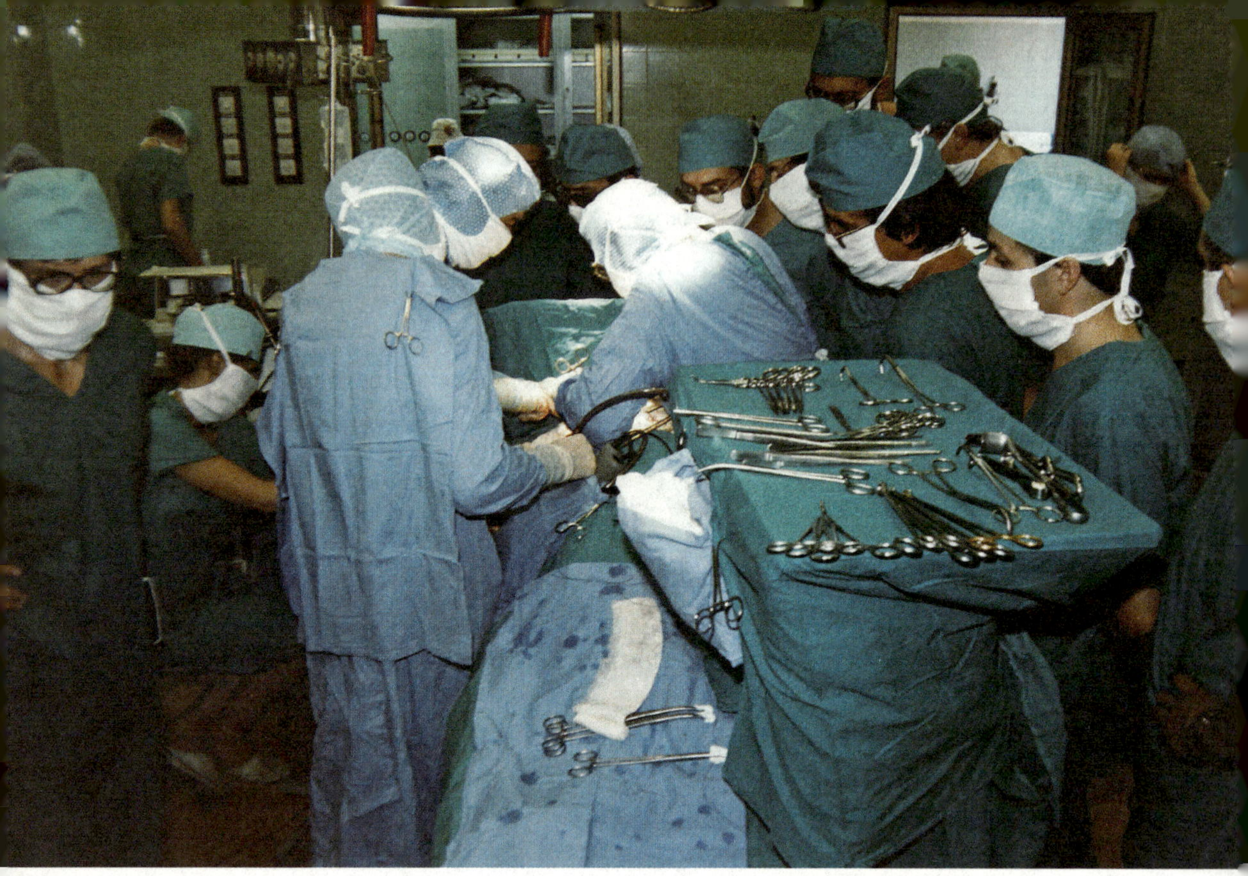

Mimo starań bezpieki, nie udaje się zwerbować nikogo z najbliższych współpracowników Religi. Donosi na niego „Anatom", który nie ma bezpośredniego dostępu do profesora. Nie są to cenne informacje

poprawne, na ile wymagają tego względy służbowe. Niezmiernie pozytywnie odnosi się do władz partyjnych KW PZPR w Katowicach".

Marzec 1988: „W wyniku kontaktów naukowych i prywatnych z naukowcami Instytutu Sztucznego Serca w Moskwie i Leningradzie figurant całkowicie zmienił swój stosunek w kontaktach z naukowcami krajów socjalistycznych, uważając ich za swoich przyjaciół. Jednocześnie podtrzymuje kontakty z ośrodkiem Deborah Center w USA celem wysyłania tam lekarzy ze swojej kliniki".

Wrzesień 1988: „Po urlopie doc. Religa przystąpił do zacieśniania współpracy z naukowcami radzieckimi oraz Bankiem Tkanek i możliwości sprzedaży zastawek na rynki zachodnie, głównie do USA i RFN. Doc. Religa w sposób zdecydowany potępił okres strajkowy i strajkujących, stwierdzając, że jest to kolejny hamulec dla kraju i nieprzemyślanych działań byłych związków solidarnościowych".

Marzec 1988 roku. Generał Wojciech Jaruzelski odwiedza Zabrze. Prezenter „Dziennika Telewizyjnego" zapowiada: „Kamera przenosi nas do Wojewódzkiego Ośrodka Kardiochirurgii (lektor myli nazwę), wprost na salę operacyjną". Na ekranie operacja, przy stole docent Religa. Lektor nadaje: „Tę operację wszczepiania choremu naturalnej zastawki serca pokazywaliśmy państwu kilka dni temu, ale ośrodek słynie z przeszczepów serca...".

Na korytarzu generał wita się z Jerzym Badurskim, który jest już po przeszczepie. Religa wyjaśnia generałowi: – Pacjent przyszedł po ośmiu miesiącach na kontrolę.

Generał, wyprostowany jak struna, zwraca się do Badurskiego: – Dobrze pan wygląda.

Religa mówi dalej: - Musimy kontrolować czynność serca, żeby mieć pewność, że nie ma reakcji odrzutowej.

A teraz ciekawostki dla widzów: „Koszt łóżka w tym szpitalu to około tysiąca dolarów, operacja kosztuje średnio 10 tysięcy dolarów, ale operacja przeszczepienia serca – około 140 tysięcy dolarów".

Przekaz jasny: Polskę Ludową stać na takie operacje. Tylko że sumy są z kapelusza. Nikt przecież nie liczy kosztów, wojsko lata po serca za darmo i nie obciąża szpitala rachunkami, nie wiadomo, ile kosztuje praca chirurgów ani opieka nad pacjentem po transplantacji.

Dalej lektor: „Maciek przeszedł przeszczep miesiąc temu, odzyskał apetyt, wraca do zdrowia". Kamera pokazuje generała, który głaszcze po głowie chłopca i całuje go w czoło.

Religa przed kamerą spłaca serwituty: „Nie zapominajmy, że podstawowe pieniądze to są pieniądze państwowe. Ale bez tej dodatkowej pomocy,

pomocy górników, z całą odpowiedzialnością to podkreślam, i ludzi z Deborah, nasze działania na pewno byłyby bardzo ograniczone".

„Tyle z Katowic" – kończy lektor. Następny materiał jest o tym, że nie ma miejsc w przedszkolach, choć przygotowano ich aż 1,5 miliona. Przedszkolanka się skarży, że rodzice próbują oszukiwać przy składaniu papierów. „Niejednokrotnie jest to źle udokumentowana samotność" – mówi.

Lipiec 1989: „Figurant Religa po przyjeździe na Śląsk odciął się od wszelkich związków opozycyjnych, co wielokrotnie publicznie przyznawał, i stał się lojalnym wobec rządu i władz obywatelem. Uwieńczeniem jego pracy i pozycji, jaką zajmuje w polskiej kardiochirurgii, stało się wysunięcie Z. Religi przez środowisko lekarskie na kandydata do Senatu w 1989 roku".

Postawił na złą kartę i przyznał się do błędu

Jeszcze w czerwcu 1989 roku zabrzańska Służba Bezpieczeństwa przygotowuje ogólną charakterystykę „Unikata". Widzą go tak: „Doc. Zbigniew Religa podczas swojej pracy jako lekarz kardiolog w Instytucie Kardiologii w Warszawie w okresie »Solidarności« prezentował wrogą wobec polityki rządu postawę i był jednym z czołowych działaczy »S« na terenie Instytutu.

Z chwilą utworzenia Instytutu Kardiologii w Warszawie Z. Religa jako asystent profesora Sitkowskiego został tam zatrudniony. W związku z niedopuszczeniem go do samodzielnej pracy i pogłębiania własnego dorobku naukowego doc. Religa wyjechał na Śląsk, gdzie został przyjęty na kierownika Katedry i Kliniki Śląskiej Akademii Medycznej w Wojewódzkim Ośrodku Kardiologii w Zabrzu, którego dyrektorem jest profesor S. Pasyk.

Decyzję Religi o opuszczeniu Warszawy należy traktować jako wynik rozgrywek personalnych w warszawskim środowisku kardiologów. Po przyjeździe na Śląsk dzięki zabiegom profesora Pasyka oraz szerokiej pomocy udzielanej przez władze polityczne i wojewódzkie, a także pieniędzy resortu górnictwa, doc. Religa mógł spokojnie pracować, podnosząc swój warsztat pracy. Pierwsze operacje przeszczepu serca odbiły się szerokim echem w prasie specjalistycznej w kraju i za granicą. Doc. Religa zrozumiał, że w czasach »S« postawił na złą kartę i przyznał się do błędu. Liczył koniunkturalnie na wybicie się w środowisku kardiologów w oparciu o »Solidarność«. Gdy czas pokazał fiasko tej polityki, Z. Religa wycofał się z dotychczasowych poglądów i stał się lojalny wobec rządu i władz politycznych za okazaną mu przychylność i pomoc w karierze.

Spektakularne sukcesy doc. Religi potęgują niechęć do jego osoby wśród naukowców nie tylko w Warszawie, ale i na Śląsku. Z. Religa, mimo niezaprzeczalnych sukcesów w kardiochirurgii polskiej, jest systematycznie dyskryminowany środowiskowo, pomawiany o tanią reklamę, związki z byłą »S« itp. Jego wytypowanie jako kandydata na senatora wskazuje, iż impas środowiskowy został przełamany na terenie woj. katowickiego (...). Mimo iż doc. Z. Religa nie uzyskał kwalifikowanej ilości głosów jako kandydat na senatora, nie spowodowało to w środowisku żadnych negatywnych komentarzy.

Wobec przedstawionych faktów wnoszę o zaniechanie dalszego prowadzenia KE krypt. »Unikat« i złożenia go w archiwum".

Po latach można się dowiedzieć, kim był „Anatom". Nikt z najbliższego otoczenia profesora, ale zatrudniony w szpitalu histopatolog.

Lista nieobecnych

W październiku 1991 roku w Polsce odbywają się pierwsze po wojnie wolne wybory. Wygrywa Unia Demokratyczna.

Andrzej Sośnierz, przedsiębiorczy neurolog. W latach 80. przewiduje boom na usługi USG, zakłada z przyjacielem pierwszą prywatną pracownię ultrasonograficzną na Śląsku. Badania robią na sprowadzonym z Niemiec używanym sprzęcie. Pacjenci ustawiają się w kolejce. – W tydzień zarabialiśmy na nowego malucha – mówi Sośnierz.

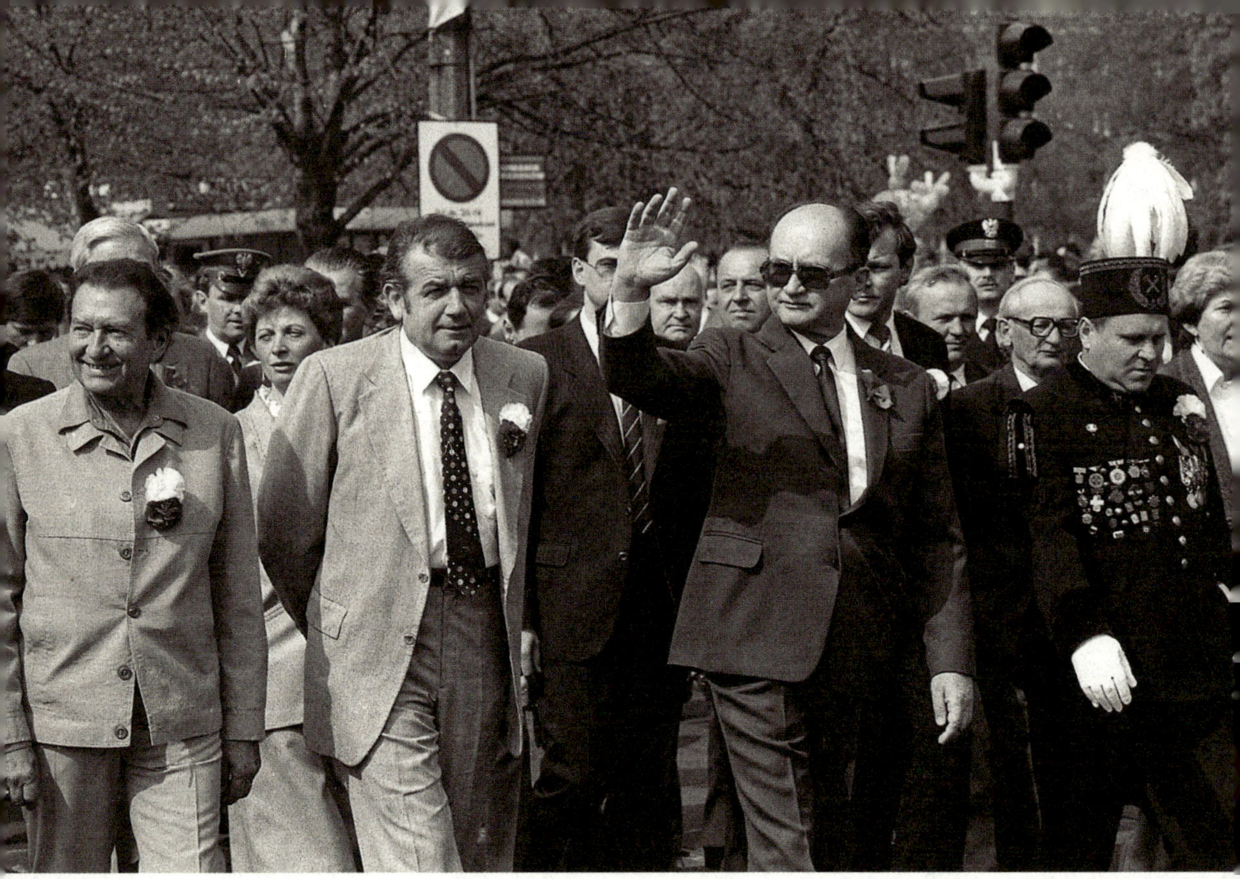

Religa flirtuje z władzą. W 1988 roku gości w klinice generała Wojciecha Jaruzelskiego i przyjmuje jego zaproszenie do wzięcia udziału w pochodzie pierwszomajowym. Po latach profesor powie: „Największą pomoc miałem zawsze od czerwonych, a nie od swoich"

Woli działać, niż leczyć. Chce walczyć o godność lekarza, żeby każdy mógł podjechać pod szpital nowym samochodem i z dumą powiedzieć, że sam legalnie na niego zarobił. Nie łapówkami.

Działacz „Solidarności", po zmianie ustroju zajmuje stanowisko lekarza wojewódzkiego. Decyduje o obsadzie stanowisk w szpitalach i o podziale pieniędzy.

W Wojewódzkim Ośrodku Kardiologii trudna sytuacja. Dyrektorem szpitala jest Stanisław Pasyk, jednocześnie szef Kliniki Kardiologii.

Ale silną pozycję ma Zbigniew Religa, szef Kliniki Kardiochirurgii. Nie współpracują ze sobą. Drzwi łączące obydwie kliniki są zamknięte na klucz.

Pasyk to dobry organizator, wprowadza nowatorski sposób obsługi pacjentów, unowocześnia pracownię hemodynamiki, wprowadza nowe techniki medyczne, zawały serca leczy przez całą dobę, a nie do godziny 15, jak w wielu innych szpitalach.

Ale są problemy. Pasyk poza szpitalem zakłada fundację – Społeczne Stowarzyszenie Kardiologiczne – i jedną z karetek, które są własnością SSK, wozi na zabiegi do Wojewódzkiego Ośrodka Kardiologii prywatnych pacjentów. Najczęściej z zagranicy. Szpital dostaje za ich leczenie pieniądze od fundacji Pasyka, ale według ministerialnego cennika, czyli bardzo niewiele. Fundacja wystawia rachunki zachodnim kasom chorych i pobiera krocie. Sprawą interesuje się zabrzańska prokuratura, ale umarza postępowanie. Szpital nie może dostawać więcej, niż jest w cenniku.

– A fundacja może? – zastanawia się Sośnierz. – No i za co? Przecież nikogo nie leczyła.

Jest jeszcze sprawa z helikopterem. Szpital w 1991 roku dostał śmigłowiec w darze od zakładów w Świdniku, ale nie jest używany. Został sprzedany producentowi, ale pieniądze, zamiast zasilić konto szpitala, przepadły. Gdzie? Nie wiadomo.

Sośnierz podejmuje decyzję: zwolni dyrektora.

Religa chce, żeby nowym dyrektorem szpitala został Marian Zembala. Sośnierz nie ma nic przeciwko temu. Chce, żeby Wojewódzki Ośrodek Kardiologii znów zaczął normalnie działać, a wszystkie kliniki ze sobą współpracowały.

W maju 1993 r. Sośnierz ogłasza konkurs na stanowisko dyrektora WOK. Zembala wygrywa, ma poparcie Religi i większości załogi. Pasyka wszyscy już mają dość, ale on nie zamierza się poddać.

Sośnierz od lat prowadzi pamiętnik. W terminarzach zapisuje wszystkie ważniejsze wydarzenia. Pod datą 3 czerwca 1993 roku adnotacja: „Próba wręczenia odwołania Pasykowi".

Próba nieudana, bo uprzedzony, że Sośnierz jedzie do niego z dokumentami, Pasyk nagle się rozchorowuje.

Szpital ma dyskretnie poinformować Sośnierza, jak tylko Pasyk wróci do pracy. W końcu jest sygnał. Sośnierz wsiada do służbowego auta, żeby nikt go nie rozpoznał, i od świtu obserwuje z parkingu wejście do szpitala. Podjeżdża Pasyk, Sośnierz wysiada, chce mu wręczyć wypowiedzenie. Intrygę psuje Zembala. Podchodzi do Sośnierza, wita się wylewnie.

W szpitalu poruszenie, jacyś ludzie biegają po korytarzu, Sośnierz zbywa Zembalę, idzie do gabinetu Pasyka, ale jego już tam nie ma. Kolejne próby odwołania kończą się niepowodzeniem. Pasyk ma starych znajomych w Urzędzie Wojewódzkim. Donoszą mu, kiedy tylko Sośnierz chce jechać do Zabrza. W końcu musi jednak oddać szpital.

Zembala: – Profesor Pasyk nie chciał się z tym pogodzić, nie przychodził do pracy, nie wykonywał moich poleceń. Mówił, że słucha tylko ministrów. Nie byłem dla niego dyrektorem. A przecież w szpitalu było coraz więcej chorych, robiliśmy coraz trudniejsze zabiegi. Musiałem przejąć kontrolę nad Kliniką Kardiologii.

Plan jest taki: klinika profesora Pasyka zostanie podzielona. Drugą utworzy profesor Lech Poloński. Zaczynają się targi – prawie wszyscy chcą do Polońskiego. Pasyk ignoruje decyzję dyrektora. Na pierwszej odprawie po podziale kliniki żąda od współpracowników, żeby sporządzili listę „nieobecnych".

Ale nikt się go już nie boi.

Rok 1989. Profesor startuje do Senatu z listy PZPR.
Nie dostaje się. Służba Bezpieczeństwa przestaje się nim interesować.
Sprawa o kryptonimie „Unikat" zostaje zamknięta

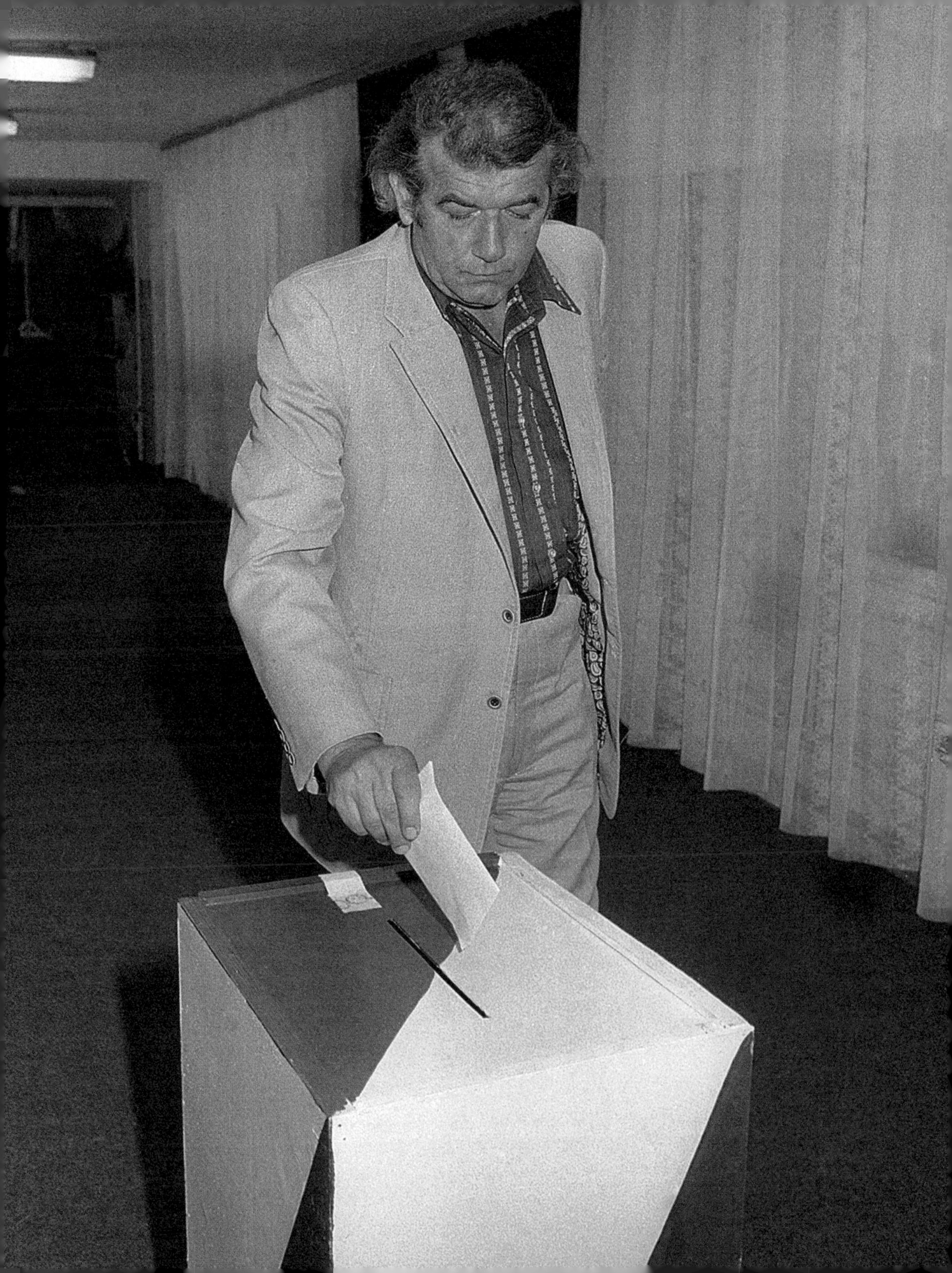

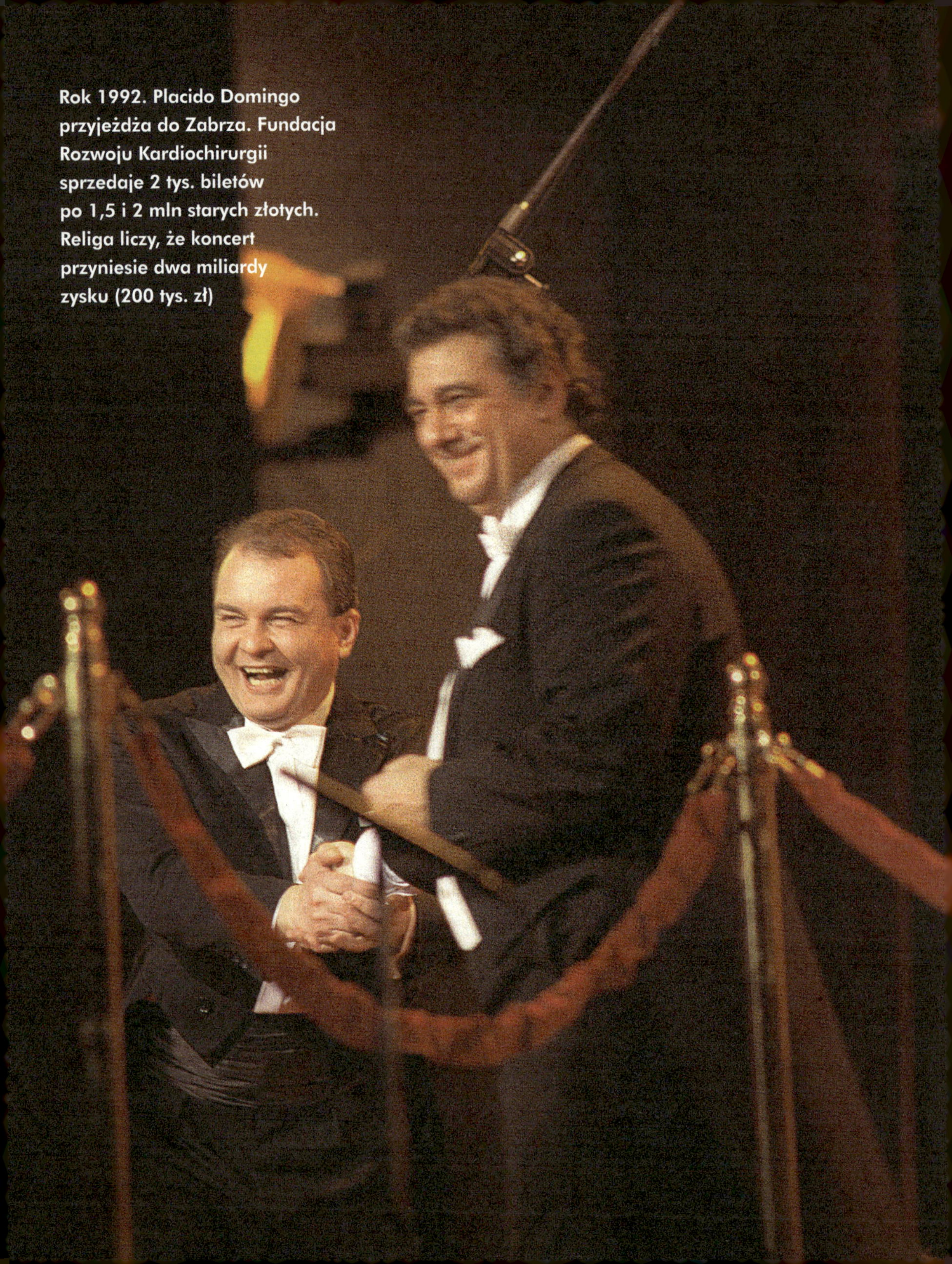

Rok 1992. Placido Domingo przyjeżdża do Zabrza. Fundacja Rozwoju Kardiochirurgii sprzedaje 2 tys. biletów po 1,5 i 2 mln starych złotych. Religa liczy, że koncert przyniesie dwa miliardy zysku (200 tys. zł)

FUNDATOR

Służba zdrowia w 1990 roku: ćwierć miliona łóżek w 700 szpitalach, 5,7 tys. przychodni w miastach i 3,3 tys. na wsi, 430 stacji pogotowia, 4,5 tys. karetek, 65 zespołów reanimacyjnych i 40 samolotów transportu sanitarnego. 850 tys. osób na etatach. Na każde 10 tys. Polaków przypada 20 lekarzy, pięciu dentystów i 51 pielęgniarek. Kolejki do szpitali, na badania, do specjalistów. Lekarze zakładają prywatne gabinety, spółdzielnie. Bezpłatna opieka medyczna to fikcja – prawie wszędzie protekcja i łapówki. Nikt nie wie, ile kosztuje ochrona zdrowia w Polsce. Budżet ustala się od lat tak samo – wydatki z minionego roku pomnożone przez wskaźnik inflacji.

Ale w tym roku ceny leków rosną dziesięciokrotnie. Budżet się rozsypuje. W ministerstwie urywają się telefony, ze szpitali płyną teleksy z prośbami o dodatkowe pieniądze. Odpowiedź zawsze taka sama: nie ma. Kolejne szpitale ogłaszają w telewizji, że przestają przyjmować chorych – wtedy lekarz wojewódzki staje na głowie, znajduje jakieś pieniądze i na chwilę gasi pożar.

Szpital w Zabrzu także nie ma pieniędzy, nie płaci faktur. „Wiadomości" pokazują przedstawicieli firmy Johnson & Johnson, którzy zabierają ze szpitala pudła z nićmi chirurgicznymi.

Religa zdenerwowany, jedzie do telewizji. Wygłasza dramatyczny apel:
– Nie możemy operować chorych, będę musiał zamknąć klinikę, dla wielu pacjentów to wyrok śmierci.

Dzień później pod szpital podjeżdża limuzyna. Z auta wysiada Aleksander Gawronik i idzie do gabinetu Religi.

Aleksander Gawronik, najbogatszy z Polaków. Absolwent Wieczorowego Uniwersytetu Marksizmu i Leninizmu, członek PZPR, z krótkim epizodem w Służbie Bezpieczeństwa. Pierwsze pieniądze robi na prywatnych biznesach: biuro pisania podań, pieczarkarnia, kurnik, warsztat samochodowy. W końcówce PRL-u od Ireneusza Sekuły, szefa Głównego Urzędu Ceł, dostaje koncesję i zakłada sieć kantorów. Zbija na nich fortunę. Mówi się, że to on kształtuje w Polsce kurs dolara.

Po latach wspominał: zobaczył wystąpienie Religi w telewizji, przejął się. „Akurat miałem przy sobie kilkaset milionów [kilkadziesiąt tysięcy obecnych złotych], pojechałem do niego i położyłem gotówkę na stole. Powiedziałem: »Problem pana profesora jest rozwiązany«".

W aktówce jest 300 mln starych złotych. Religa wystraszony, bo nigdy w życiu nie widział tylu pieniędzy. Otwiera drzwi do gabinetu, żeby mieć świadków, i dziękuje Gawronikowi za dar. Informacja o pieniądzach idzie w świat, przyjeżdża telewizja. Szum.

Współpracownicy zmartwieni. Nie może być tak, że za każdym razem, gdy jest kłopot, przyjeżdża do szpitala jakiś biznesmen z torbą pieniędzy. A co, jeśli to byłby jakiś gangster?

Przeczucia ich nie mylą, ale Religa za niego poręcza. Wkrótce Gawronik zostaje oskarżony o wyłudzenie pieniędzy z podatku VAT, odsiaduje ponad osiem lat z dziesięcioletniego wyroku. Idzie na współpracę z prokuraturą – dzięki jego zeznaniom udaje się postawić przed sądem kilku bossów gangu pruszkowskiego.

Golnę sobie szklankę wódki i cześć

Lekarze z Żywca zapraszają Religę na spotkanie. Za obiad płaci Adam Loewe, prezes żywieckiego browaru. – Słyszałem, panie docencie, że ma pan kłopoty w klinice, czy to prawda? – pyta prezes.

– Prawda – odpowiada Religa. – Ale mniejsza o to, bo szpital jest państwowy i prędzej czy później pieniądze się znajdą. Mam inny problem, chcę rozwinąć programy naukowe, dzięki którym można będzie ratować ludzi. Nie mam szans, żeby je zrealizować. Wiem, co chcę osiągnąć, ale brakuje mi bazy, ludzi, a przede wszystkim pieniędzy.

Loewe: – A ile miałoby to kosztować?

Religi nie należy pytać o pieniądze. Nie wie, ile co kosztuje. Poza tym nikt nigdy tego nie liczył. Na pytanie ile, rzuca sumę z sufitu: cztery miliardy starych złotych.

Na Loewem nie robi to wrażenia: – My to panu sfinansujemy.

Religa szczęśliwy, ale na pytanie, komu przekazać pieniądze, odpowiedzieć nie potrafi. Klinice? Klinika ma chyba jakieś konto, ale czy na pewno? – Jako kierownik kliniki nie miałem nigdy do czynienia z żadnym kontem, a musiałbym coś wiedzieć – zastanawia się głośno. – Czyli chyba konta nie mamy. Ale szpital na pewno ma. Tylko że mi te pieniądze od razu przejedzą. Wydadzą na papier toaletowy, na rachunki za prąd, na sprzątanie. Nie, ani złotówka nie może tam trafić, bo nic z tego nie będzie. Hmm... konto Śląskiej Akademii Medycznej. Nie, tam też mi zeżrą...

Loewe rozbawiony: – Panie docencie, niech pan sobie założy jakąś fundację albo stowarzyszenie, żebyśmy mogli panu te pieniądze legalnie przekazać.

Religa: – Czyli potrzebujemy jakiejś fundacji, bo inaczej nie dostaniemy pieniędzy? No dobra, ale kto miałby to wszystko zorganizować?

Początek lat 80. Jan Sarna wraca z Moskwy z dyplomem doktora zdobytym na Akademii Nauk Społecznych Komitetu Centralnego Komunistycznej Partii Związku Radzieckiego. Teraz pracuje jako inspektor w wydziale administracji Komitetu Wojewódzkiego Polskiej Zjednoczonej Partii Robotniczej. Jest odpowiedzialny za służbę zdrowia. Interesują go zabrzańskie szpitale. Odwiedza gabinety dyrektorów, pyta, co słychać, w czym partia mogłaby pomóc, jakie są problemy, jakie sukcesy. Do profesora Pasyka wpada częściej niż do innych. To wpływowa osoba, leczy najważniejszych w województwie – od pierwszego sekretarza Komitetu Wojewódzkiego, przez dyrektorów przedsiębiorstw, po biskupów i księży. Świetny kardiolog, ale może zniszczyć człowieka jednym szepnięciem w odpowiednie ucho, lepiej utrzymywać z nim ciepłe stosunki.

Poza tym w komitecie wszyscy wiedzą, że są trzy dziedziny medycyny, które mają największy wpływ na władze: urologia, bo światem rządzą starsi mężczyźni, ginekologia i położnictwo, bo niemal każdy z nich ma żonę, córkę albo kochankę, i kardiologia, bo zawał serca to wśród tych ludzi choroba zawodowa.

Dlatego Sarna, szczupły brunet, otwarty na ludzi, bratłata, siedzi w gabinecie profesora Pasyka, gdy wpada Religa.

Pasyk: – Poznajcie się panowie...

Cześć, cześć.

Sarna natychmiast znajduje z Religą wspólny język, zwłaszcza że obydwaj palą (po latach profesor w żartach wypomni Sarnie to pierwsze spotkanie: „Jak cię częstowałem marlboro, to nawet nie podniosłeś tyłka z fotela"), czego Pasyk nie toleruje.

Przyjaźń zawiązuje się w pociągu. Religa, już po sukcesie pierwszego przeszczepu, jedzie „Górnikiem" do Warszawy. Sarna też do stolicy, w swoich sprawach. Umawiają się w korytarzu na papierosa, zaczynają rozmawiać.

Sarna: – Jakie to uczucie trzymać w dłoni bijące ludzkie serce, czy da się wytrzymać napięcie, gdy się walczy o życie człowieka? Czy myśli pan o tym, żeby się tylko nie pośliznąć, gdy przenosi miskę z sercem z jednej sali do drugiej?

Religa rozbawiony. Mówi, że to kwestia siły woli, koncentracji. Człowiek zdeterminowany wie, że wszystko mu się uda.

– A jak pan odreagowuje stres?

– Wiesz, golnę sobie szklankę wódki i cześć.

Już są na ty. Sarna opowiada Relidze o swojej pasji, o arianach. Żyli w Polsce od drugiej połowy XVI wieku, odłam kalwinistów, prześladowani przez inkwizycję i teologów ewangelickich za to, że nie wierzyli w Trójcę Świętą. Po potopie szwedzkim oskarżeni o sprzyjanie najeźdźcom, dostali wybór – przejście na katolicyzm albo wygnanie z Polski. Osiedlają się w Siedmiogrodzie i Niderlandach. Na początku XIX wieku nie ma już po nich śladu. Pionierzy filozofii równości płci. W małżeństwie kobieta i mężczyzna mają równe prawa, ariańskie kobiety głoszą w zborach kazania.

Trzy godziny w pociągu szybko mijają.

Religa: – Tak dobrze mi się z tobą gadało. Musimy się, Jasiu, spotkać.

42 miliony w kapeluszu

Fundację musi założyć osoba obrotna, z kontaktami, obeznana, która nie boi się rozmawiać z prezesem dużej firmy albo z ministrem... Jasiu Sarna! Po zmianie systemu traci pracę w Komitecie Wojewódzkim. Zostaje w mieście pełnomocnikiem Socjaldemokracji Rzeczypospolitej.

– Profesor zadzwonił do mnie jesienią 1991 roku – wspomina Sarna. – Janek, przyjedź do mnie, musimy pogadać. Zaczął mi opowiadać o jakimś sztucznym sercu, biologicznych zastawkach i że potrzebuje fundacji, żeby zrealizować te zamierzenia. Dla mnie to była czarna magia. Zapytał, czybym się podjął.

Oczywiście, mogę się rozejrzeć, rozeznać, pomóc w czymś, ale z doskoku, odpowiedziałem. A on dalej o zastawkach, sztucznych komorach i że to wielka sprawa.

– Taka fundacja przyszpitalna? – dopytuje Sarna. – Do zbierania funduszy na wyposażenie, leki, pomoc dla pacjentów?

Religa: – Jasiu, ty głupi jesteś. Musimy stworzyć coś własnego, z zapleczem naukowym, laboratoriami, wielką rzecz. I nie przy szpitalu, nie przy Akademii Medycznej. Oni mają swoje struktury, są związani przepisami, przy nich to zdechnie. A ja chcę fundacji, która będzie prężna, żywa, która będzie rosła.

Sarna: – Czekaj, skoczę tylko po flaszeczkę, bo robi się ciekawie.

Po drugiej flaszce Sarna już mniej więcej wie, po co jest sztuczne serce i biologiczne zastawki. Jest podekscytowany.

Na kolejnym spotkaniu, na początku grudnia 1991 roku, są już założyciele. Siedemnaście osób, w tym: lekarze Marian Zembala, Roman Cichoń i Marek Krzyśków, Ingeborg Kutscha, dyrektorka zabrzańskiego oddziału banku PBK.

Sarna pożycza kapelusz dyrektorki banku. Zrzutka na fundację. W kapeluszu lądują banknoty. Liczą – 42 miliony starych złotych. Niewiele, ale zawsze coś.

Nazwa: Fundacja Rozwoju Kardiochirurgii. Cele: badania naukowe nad sztucznym sercem i biologiczną zastawką serca; stypendia i staże naukowe dla młodych osób związanych z kardiochirurgią, produkcja biologicznych zastawek, a w przyszłości i sztucznego serca. Promowanie tych produktów w kraju i za granicą. Darowizny na rzecz fundacji można sobie odliczać od podatku. Prezes Rady Fundacji: Zbigniew Religa. Szef zarządu: Jan Sarna.

Sarna stara się o siedzibę. Zna prezesa zakładów TEMED, mówi mu: – Profesor Religa założył fundację, wszyscy chcą ją u siebie mieć, ale my wybraliśmy wasz biurowiec. Odstąpcie nam za darmo pomieszczenia.

Prezes się zgadza, wydziela mały pokoik w biurowcu. Sarna wstawia tam biurko, przynosi z domu ryzę papieru maszynowego, stare radio i zdekompletowany serwis do kawy. Jest dyrektorem fundacji i zaczyna działać.

Kilka dni potem Religa informuje: – Jasiu, dzwonił do mnie jakiś minister. Pytał, czy nie potrzebujemy jakichś pieniędzy, bo on ma i nie ma komu dać.

Sarna: – Jaki minister, jakie pieniądze?

– Nie wiem, złapał mnie w locie między operacjami. Dowiedział się o naszej fundacji, a on ma środki pomocowe i niedobór wniosków, kazał nam złożyć podanie. Zadzwoń do niego, wszystkiego się dowiesz.

– Ale do kogo!?

– No do ministra, nie męcz mnie już.

Sarna biegnie do sekretarki, pyta, kto dzwonił, dziewczyna nie wie. Dzwonią po ministerstwach, kto ma programy i jakie, w końcu ustalają – Jacek Saryusz-Wolski, pełnomocnik rządu do spraw integracji europejskiej. Przygotowują wniosek o pieniądze na zaprojektowanie pracowni biologicznej zastawki serca.

Sarna musi wszystkiego pilnować, bo lekarze jak dzieci we mgle. Komplet dokumentów wysyła do Warszawy Cichoń. Nic nie mówią Sarnie, który jest w delegacji w Białymstoku. Gdy wraca, Religa chwali się, że wszystko sami załatwili.

Sarna blednie: – Zbyszek, kto podpisał się pod wnioskiem?

Religa nie rozumie: – Jak to kto? Ja się podpisałem.

– Nie chodzi o nazwisko, tylko o pieczątkę.

Religa pyta sekretarkę i już wie: – Przybiła moją, kierownika kliniki.

Sarna zrezygnowany: – Pieniądze zostaną przelane do Akademii Medycznej, skoro prosi o nie szef kliniki.

Religa: – O kurwa!

– Dla profesora zawsze liczyła się sprawa. Papiery, dokumenty, tabele, raporty potwornie go nudziły – wspomina Sarna. – Papierkowej roboty nienawidził. Musiałem wszystko odkręcać. Kupiłem bombonierkę i pojechałem do stolicy. Na szczęście urzędniczka była miła, a gdy wymieniłem nazwisko Religi, zgodziła się na wymianę strony z pieczątką.

Na konto fundacji wpływają pierwsze poważne pieniądze – ponad 11 miliardów starych złotych.

Załatwcie Pavarottiego!

Ale fundacja nie przetrwa, jeśli nie zapewni sobie stałego dopływu pieniędzy. Rada Fundacji postanawia: co roku będziemy wręczać darczyńcom statuetki Oskarów Serca. Potem musi być koncert, bankiet. Kto wystąpi?

Michał Wojtalik, kardiochirurg dziecięcy: – Mam znajomą kapelę z Tarnowskich Gór…

Religa: – Głupi jesteś? Jaka kapela? Janek, jak się nazywa ten taki gruby śpiewak, ten znany, co z chusteczką ciągle chodzi?

Sarna: – Pavarotti?

Religa: – O, Pavarotti! Załatw mi Pavarottiego.

Sarna załamany. Wydzwania do włoskiej ambasady, do impresariatu tenora, uruchamia znajomości, prosi o pomoc polskich dyrygentów. Wszyscy radzą: stuknij się w głowę. Może Religa zapomni?

Nic z tego. Po kilku dniach pyta Sarnę: – I co, załatwiłeś tego grubego?

– Szefie, nie da rady, wszędzie dzwoniłem. Tego się nie da załatwić!

Religa: – Ach, czyli to trudne? To od razu mów!

Cichoń przypomina szefowi ich wspólne wizyty u Barbary Piaseckiej-Johnson. Na komodzie w jej posiadłości stały zdjęcia oprawione w ramki. Barbara z możnymi tego świata. Może coś doradzi?

Religa prosi sekretarkę o połączenie ze Stanami. – Pani Barbaro – mówi – czy pani zna Pavarottiego?

Piasecka-Johnson nie zna, ale jej przyjaciółka to Marta Domingo i…

Religa zakrywa dłonią mikrofon i pyta współpracowników: – Placido Domingo może być?

Mdleją z wrażenia.

Piasecka-Johnson umawia Religę z Placido Domingo w Wiedniu. Po wieczornym spektaklu śpiewak przyjmuje profesora w swojej garderobie. – Jestem Zbigniew Religa… – przedstawia się tenorowi. – Tak, tak, wiem wszystko. Pogadamy jutro rano przy śniadaniu – odpowiada tenor. – A dzisiaj zapraszam pana na bankiet z okazji mojego benefisu.

Wielka sala zapełniona gośćmi, mężczyźni we frakach, kobiety w wieczorowych sukniach. Duszący zapach perfum, muzyka, gwar rozmów. Otwierają się drzwi, do sali wchodzi tenor i prowadzi Religę pod rękę. – Drodzy państwo – mówi. – Przedstawiam wam jednego z najwybitniejszych chirurgów współczesności.

Przy homarach i zupie żółwiowej ustalają, że koncert odbędzie się na początku grudnia 1992 roku. Domingo chce w Warszawie, Religa upiera się przy Zabrzu. – Tam jest klinika, jest fundacja, pracownia zastawki biologicznej i jest atmosfera – wyjaśnia tenorowi. Śpiewak ustępuje. Honorarium: 100 tysięcy zamiast 250 tysięcy dolarów.

Po powrocie z Wiednia Religa opowiada współpracownikom: – Placido Domingo to czarujący pan, zachowuje się normalnie, nie epatuje swą wielkością.

Im bliżej koncertu, tym większe podniecenie. Religa ma koszmary. Śni mu się, że w Domu Muzyki zawalił się sufit albo że w przeddzień koncertu Placido Domingo dostał anginy. Po raz pierwszy przyznaje, że się boi. – A jak się nie uda? – pyta.

O koncercie mówi cała Polska. Już wiadomo, że: sprzedało się dwa tysiące biletów po 1,5 i 2 mln starych złotych. Religa ogłasza, że fundacja zarobi dwa miliardy. Zysk będzie trzykrotnie mniejszy, ale jest szał. Komu nie udało się zdobyć biletu, może wysłuchać koncertu na wielkim telebimie przed Domem Muzyki i Tańca (przyjdzie dwadzieścia tysięcy ludzi). Domingo przyleci prywatnym samolotem z Wiednia do Katowic, odwiedzi klinikę, przekaże fundacji prawo do nagrań z koncertu. Religa dostał list gratulacyjny od papieża Jana Pawła II i prezydenta Lecha Wałęsy.

Wszystko zgodnie z planem. Domingo przylatuje z Wiednia o czasie specjalnym samolotem. Pod lotniskiem w Pyrzowicach czeka na niego biały lincoln. Do hotelu Warszawa (noc – 2 mln zł) eskortuje go kawalkada samochodów, w tym karetka pogotowia i kilka radiowozów. Do jego apartamentu pokojówki wstawiają bukiet z 36 sztuk białego i czerwonego anturium. Tenor odwiedza klinikę profesora Religi. Dziennikarzom mówi, że „ten szpital jest ludziom potrzebny". A na konferencji przed koncertem wyznaje: – Byłbym bardzo szczęśliwy, gdybym mógł zaśpiewać partię Jontka w „Halce" Moniuszki.

Media śledzą każdy jego krok, relacjonują najdrobniejszy szczegół wizyty. Mariusz Szczygieł relacjonuje dla „Gazety Wyborczej": „Pani Hela, rocznik 1927, klozetowa w hotelu Warszawa, mówi, że jest tak podniecona, aż usiedzieć nie może. – Kierownictwo mi nakazało, abym była od rana do rana w pełnej gotowości z fryzurą, bo Placento przyjeżdża.

Pani Hela była już motorniczym, spawaczem i szlifierzem w kopalni, ale toaleta to ukoronowanie jej pracy. – Tu musi być czystość czterogwiazdkowa, tutaj czuję się najlepiej. A zobaczenie Placenta to wielki zaszczyt.

– Co będzie, jak artysta nie trafi na pani stanowisko pracy? – pytam.

– A co, pomarzyć nie można? – mówi pani Hela".

W garderobie króla tenorów w Domu Muzyki i Tańca w Zabrzu są już kanapy i fotele pożyczone ze sklepu meblowego. W rogu sztuczna cytryna w doniczce. Na stoliku kawa bezkofeinowa, kanapki i woda mineralna.

Podesty w foyer ustawia Moda Polska, darmowym piwem częstuje browar Żywiec.

Najhojniejsi darczyńcy zostaną przed koncertem uhonorowani Oskarami Serca. – Czy to nie rodzaj nagrody za gruby portfel? – pytają dziennikarze.

Religa zły: – Kiedy klinika borykała się z trudnościami, ci ludzie nam pomogli. Są nie tylko bogaci, ale i wspaniali – odpowiada.

Potem na scenę zaprasza:

Barbarę Piasecką-Johnson („ze swojej kieszeni dała 25 mln dol. na różne cele charytatywne");

Stanleya Fryczyńskiego, prezesa fundacji Deborah Heart and Lung Center („zapłacił za operacje 400 polskich dzieci w Stanach Zjednoczonych, przeszkolił kilkudziesięciu polskich lekarzy");

Eugeniusza Rosypala z Kongresu Polonii Amerykańskiej („dzięki jego staraniom polskie szpitale otrzymały sprzęt medyczny olbrzymiej wartości, w tym wiele narzędzi chirurgicznych");

Prezesa Zakładów Piwowarskich Żywiec („nieoceniona pomoc finansowa w organizowaniu pracowni zastawki biologicznej w Zabrzu; miliard w tym roku, a po otwarciu pracowni obiecują 100 mln zł miesięcznie na jej utrzymanie");

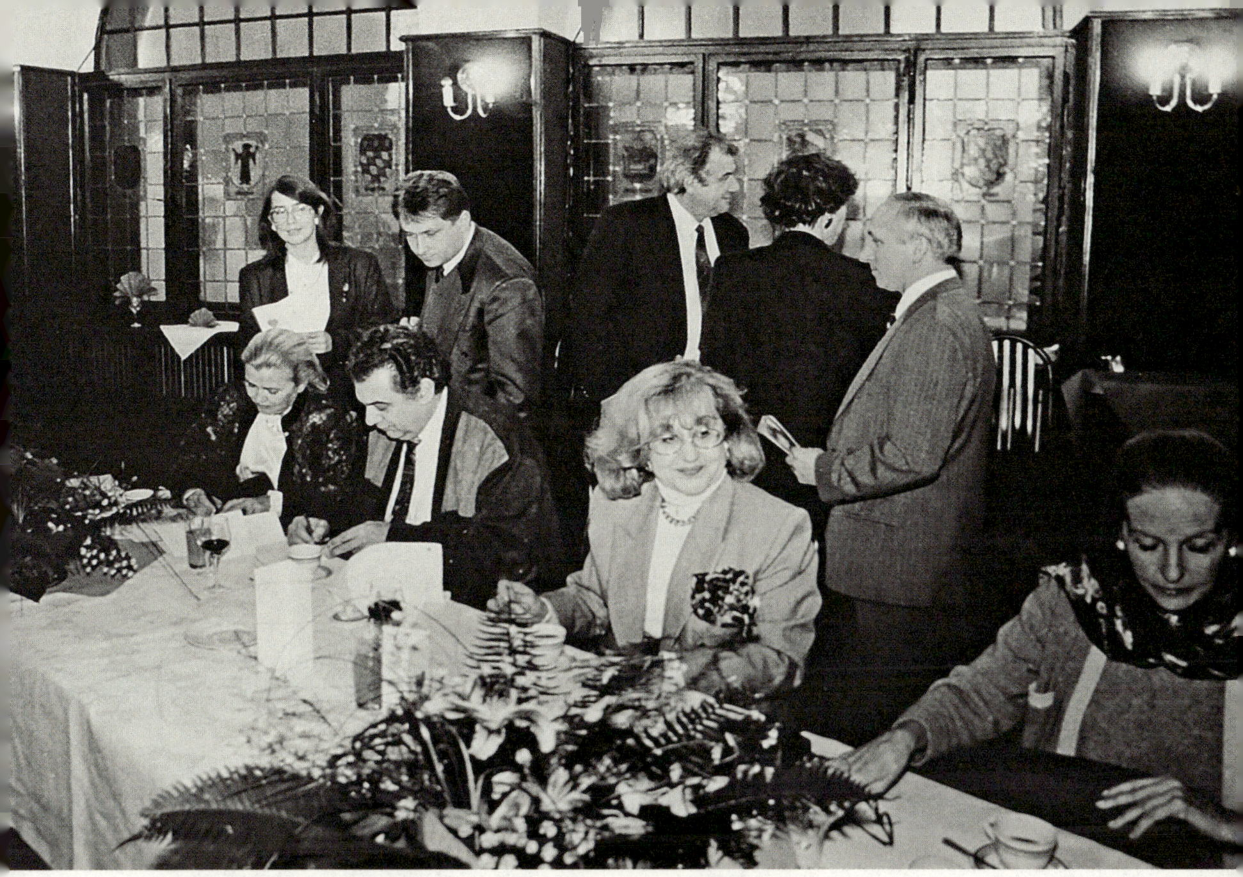

Uroczysta kolacja w zabrzańskim hotelu Monopol (kiedyś Przodownik, a jeszcze wcześniej Admiral Palast). Przy stole (od lewej) Barbara Piasecka-Johnson, Placido Domingo i jego żona Marta

Aleksandra Gawronika („moglibyśmy się zastanawiać, czy wręczyć panu Gawronikowi Oskara, gdyby sąd mu powiedział: jest pan winny, ale z tego, co wiem, nic takiego się nie stało, czy mamy prawo go osądzać?").

Wspaniały koncert. Placido Domingo śpiewa z młodymi polskimi artystami duety z „Napoju miłosnego", „Toski", „Cyganerii" i „Carmen".

Sarna: – Marcie Domingo po koncercie podarowaliśmy figurkę z węgla. Cieszyła się, jakby dostała diament.

Religa zapowiada: – Za rok wystąpi Luciano Pavarotti.

Jak trzeba będzie, zaśpiewam nago

Ale zamiast Pavarottiego – José Carreras, jeden z trójki słynnych tenorów. Przylatuje do Katowic z Montserrat Caballé, bardzo znaną śpiewaczką (w duecie z Freddiem Mercurym wykonują „Barcelonę").

W Zabrzu w Domu Muzyki i Tańca wszystko przygotowane. Wielka Orkiestra Symfoniczna Polskiego Radia i Telewizji pod batutą Antoniego Wita ma ostatnią próbę przed koncertem. Nic nie zapowiada kłopotów.

W mieszkaniu Religi dzwoni telefon. To Sarna: – Zadzwonił do mnie producent koncertu. Carreras pokłócił się z Witem.

Okazuje się, że Carreras przyjechał ze swoim dyrygentem i nie chce Wita, wobec czego Wit nie chce dać orkiestry. Już są spakowani, wychodzą.

Religa dzwoni do Carrerasa, prosi, żeby się dogadał z Witem. Tenor obiecuje, że jeżeli Wit przyjdzie do niego przed koncertem, to na pewno coś ustalą.

Religa do Wita: – Proszę, niech się pan spotka.

Dom Muzyki i Tańca, dwie godziny przed koncertem. Jest orkiestra, są Carreras i Wit.

Religa przekonuje Wita: – Podejdźmy do José, porozmawiajmy.

Wit odmawia. Nie pójdzie, niech tamten podejdzie.

Religa biegnie do tenora: – Błagam pana, niech się pan ugnie i pójdzie do Wita, bo on nie chce.

Carreras z oporem, ale spełnia prośbę. Zaczynają negocjować. Wit podnosi głos, Carreras purpurowy, zaczyna krzyczeć, Wit jeszcze głośniej. Religa pyta tłumaczkę, o co chodzi.

Tłumaczka: – Carreras proponuje Witowi, żeby zadyrygował pierwszy utwór w pierwszej części i pierwszy utwór w drugiej części, a resztę koncertu poprowadzi jego dyrygent.

Religa do Wita: – Przecież jeśli się pan nie zgodzi, nie będzie koncertu!

Wit się nie zgadza. Mówi, że nie jest praktykowane na świecie, by kto inny dyrygował na próbach, a kto inny na koncercie.

Montserrat Caballé ugodowa. Żartuje: – Jak trzeba będzie zaśpiewać nago, zaśpiewam nago, jak głową w dół, też nie problem.

Ale Carreras wściekły. Pokazuje orkiestrze fucka i wychodzi. Muzycy Wita zaczynają się pakować.

Koniec negocjacji.

Religa spanikowany. Za godzinę ma się rozpocząć koncert. Na sali są już pierwsi goście, oficjele, melomani. Telewizja instaluje kamery, co robić!?

Dziennikarze widzą, jak orkiestra Wita wsiada do autokaru i odjeżdża. Grupka dziennikarzy przepytuje Wita, który ogłasza: „Koncert w Zabrzu się nie odbędzie". Przy drugiej grupie Religa dementuje: – Koncert się odbędzie.

A potem do Sarny: – Ja tego Wita, kurwa, zamorduję.

Wpada do garderoby Carrerasa. – Proszę pana, ten koncert musi się odbyć. Mnie nie interesuje ani Wit, ani Carreras, ja to wszystko zorganizowałem dla ludzi, którzy swoimi pieniędzmi uratowali życie innym.

Carreras spokojny, potakuje, uśmiecha się: – Proszę się uspokoić, wszystko się ułoży.

José Carreras i Montserrat Caballé występują bez orkiestry. Śpiewają przy akompaniamencie fortepianu, na którym gra dyrygent Enrique Ricci.

Antoni Wit z żoną nie zostają wpuszczeni na bankiet po koncercie. Słyszą, że ich zaproszenie zostało anulowane na polecenie Religi. Profesor zaprzecza: – To nie była moja decyzja.

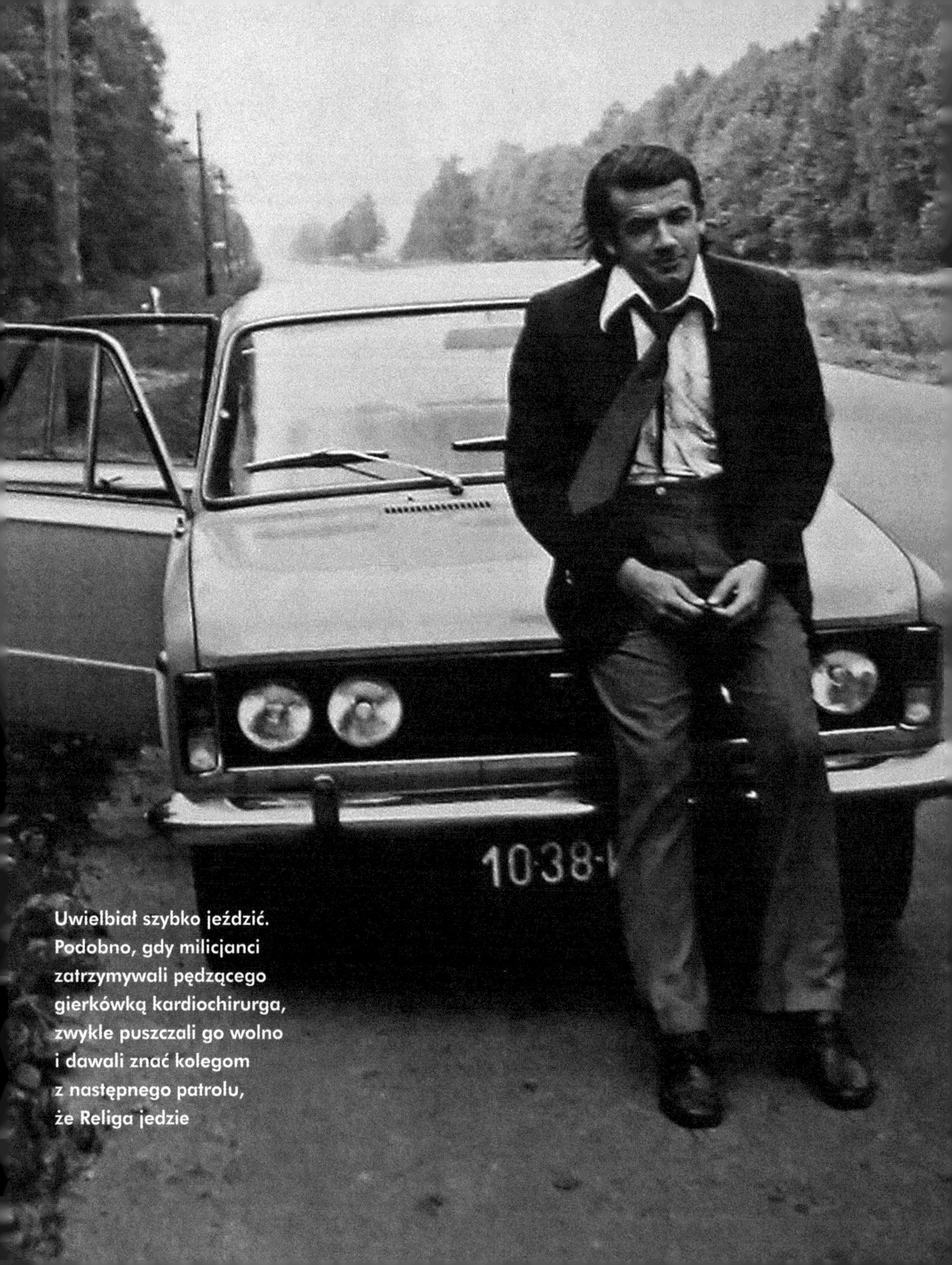

Uwielbiał szybko jeździć. Podobno, gdy milicjanci zatrzymywali pędzącego gierkówką kardiochirurga, zwykle puszczali go wolno i dawali znać kolegom z następnego patrolu, że Religa jedzie

KIEROWCA

Rzadko bywa w wynajętym mieszkaniu przy ul. Tuwima w Zabrzu. Nie dba o siebie, wciąż sypia w szpitalu, nie dojada.

– Jak zgłodniał, szedł do sklepu „Wawrzynek" przy Sienkiewicza, kupował kawałek chleba, pasztet – mówi Sarna. – Czasami coś sobie ugotował. Ziemniaki i kawałek mięsa z wody. Niesmaczne, okropne. Jak mnie do siebie zapraszał, brałem z domu słoik ogórków, kawałek kiełbasy myśliwskiej, żeby nie umarł z głodu. Dbał tylko o to, żeby mu nie zabrakło papierosów. A palił jak smok.

Anna martwi się o profesora.

Anna. Nie była to miłość od pierwszego wejrzenia. Studiują medycynę. Na tym samym roku, w tej samej grupie. Studenci spotykają się po zajęciach w kawiarni, chodzą paczką do kina. Zbyszek odstaje, nie lubi tracić czasu, woli iść do szpitala albo na koło naukowe. Utrzymuje kontakt z kumplami z liceum. I coraz częściej spotyka się z Anną. Niemal do końca studiów to tylko przyjaźń.

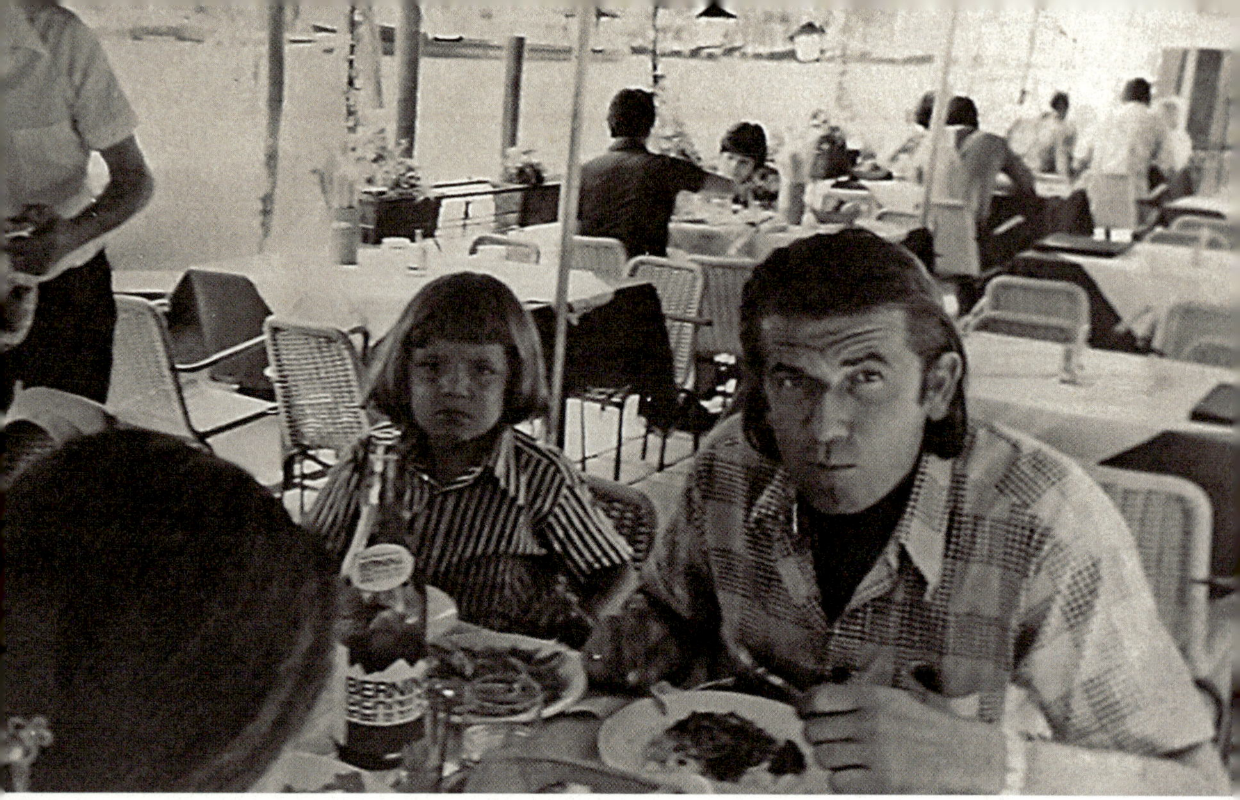

Religa jest rzadkim gościem w domu. W wakacje ma więcej czasu dla dzieci. Opowiada im wtedy bajki, które sam wymyśla

– Przed dyplomem wyjechałam na staż do Francji, wtedy poczułam, że za nim tęsknię – wspomina Anna.

Zaręczyny zupełnie niefilmowe. Spacerują nad Wisłą, rozmawiają o przyszłości, co chcieliby robić. Wspólne plany? Może byśmy się pobrali? Mają gdzie mieszkać. Rodzice Anny kupili w Warszawie na Powiślu mieszkanie, dla niej i jej starszego brata Waldemara, też studenta medycyny. Dwa pokoje z kuchnią. Ale brat wyjeżdża do Stanów Zjednoczonych, więc mają cały lokal tylko dla siebie.

Pierścionka zaręczynowego Anna nie dostanie, nie stać ich. Zbyszek od razu kupuje obrączki. Ślub biorą jesienią 1962 roku w Siedlcach, skąd pochodzi panna młoda.

Rodzina lekarska, ojciec to Lucjusz Wajszczuk, żołnierz Armii Krajowej, ordynator w szpitalu w Siedlcach. Anna nie chce być lekarką, marzy o studiowaniu chemii, ale się nie dostaje. Składa dokumenty do Warszawskiej Akademii Medycznej.

Anna Wajszczuk jest pilna i zdolna. Jeszcze na stażu tuż po studiach bierze udział w badaniach klinicznych na oznaczanie poziomu adrenaliny w mięśniu sercowym. Myśli o karierze naukowej, ale w 1963 r. rodzi córkę Małgorzatę, a prawie pięć lat później syna Grzegorza.

Jest sama. Zbyszek nie dostaje etatu w żadnym warszawskim szpitalu, przyjmuje posadę chirurga w szpitalu w Wyszkowie, zresztą kilka miesięcy potem biorą go do wojska, do Sandomierza. Nawet gdy Zbyszek dostaje przeniesienie do jednostki lotniczej na warszawskim Bemowie, a potem pracuje w Szpitalu Wolskim, w domu i tak jest gościem. Żeby zarobić na utrzymanie dwójki dzieci, bierze dodatkowe dyżury w pogotowiu.

Zabrze oznacza rozstanie na dłużej. – Umówiliśmy się, że pojedzie tam na pięć lat – mówi Anna Religa. – Zrobiło się z tego lat piętnaście.

To decyzja Anny. Nie będzie robiła kariery naukowej. Na początku lat 80. na uczelni wszystkiego brakuje. Aparatura nie działa, nie ma preparatów, odczynników. W stanie wojennym nie można wyjechać za granicę. Beznadzieja, bo rok na stypendium we Francji, Anglii czy Włoszech na długo ustawia finansowo i pozwala utrzymać wysoki poziom naukowy. Anna nie publikuje, ale nie czuje się winna. Nie robi tego, co by chciała. – Zdałam sobie sprawę, że to, co mogę zrobić w nauce, to tylko drobne, przyczynkowe rzeczy – mówi. – Przestało mi się chcieć.

Woli zostać w domu, zająć się dziećmi. Niech Zbyszek robi karierę. Wrzuca do pieca swoje prace, niedokończone wyniki badań, materiały, żeby jej już nie ciągnęło. Zmienia etat w katedrze fizjologii, odtąd będzie tylko uczyła studentów.

Religa docenia ten gest. Po latach powie: – Wszystko, co robiłem w swoim życiu zawodowym, było też dla mojej rodziny. Nigdy nie myślałem: mój sukces. Nie osiągnąłbym tak wiele, gdyby nie moja żona.

Powiem więcej, gdyby była kobietą inaczej myślącą, inaczej patrzącą na świat, na mnie, to nasze małżeństwo dawno by się rozpadło. Wtedy nie miałbym siły płynącej z domu, byłoby mi dużo trudniej.

Dzieciom dają dużą swobodę. Kiedy córka Małgosia decyduje się na sinologię, nie robią jej wyrzutów, że nie wybrała jak oni – medycyny. – Mąż nigdy nie ględził, nie upominał, bardzo rzadko zwracał uwagę. Ale jak któreś przekroczyło granice, stawał się ostry – mówi Anna Religa. – Syn był w liceum, prosił nas o magnetofon. Tłumaczyliśmy mu, że nie mamy pieniędzy, że dostanie, ale może za pół roku. Grzesiek się uparł, wrzasnął, że musimy mu kupić, bo wszyscy mają magnetofony. Wtedy mąż mu powiedział: „Słuchaj, synu, musimy zapewnić ci utrzymanie i edukację. Resztę życzeń spełnić możemy, ale przymusu nie mamy. Koniec dyskusji".

Grzegorz zrozumiał.

Raz dostał od ojca lanie, gdy swoją siostrę nazwał ohydnym słowem. – Możesz przeklinać, ale nie wolno ci mówić brzydko o innych – powiedział.

Po maturze Grzegorz nie dostaje się na medycynę, zabrakło mu kilku punktów. Każdy rektor ma pulę miejsc do dyspozycji, może zdecydować o przyjęciu kandydata. Anna dzwoni do męża. Prosi, żeby porozmawiał z rektorem akademii w Katowicach.

Religa odmawia. Mowy nie ma! Nie dostał się, to trudno. Niech się weźmie do roboty, za rok na pewno zda.

Przez rok Grzegorz jest salowym w szpitalu. Myje pacjentów, szoruje podłogi, wynosi kaczki, podaje baseny. Nie brzydzi go to, medycyna dalej mu się podoba. Ojciec zadowolony. Grzegorz zdaje egzaminy. Może powiedzieć, że zawdzięcza to tylko sobie.

Po ślubie Religowie zajmują dwupokojowe mieszkanie na warszawskim Powiślu. Dzielą się domowymi obowiązkami i obydwoje planują karierę naukową. Jeszcze nie wiadomo, komu się bardziej uda

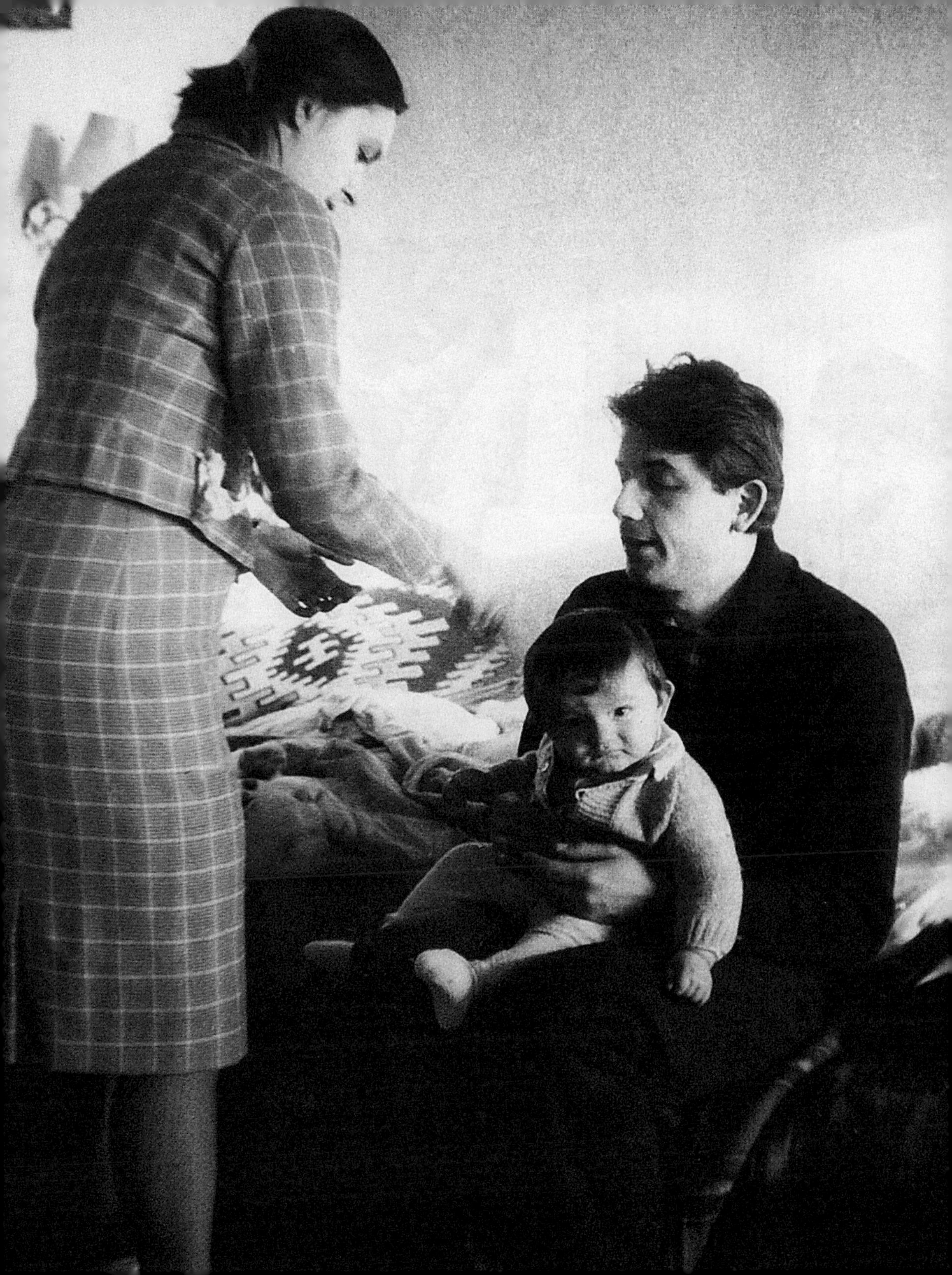

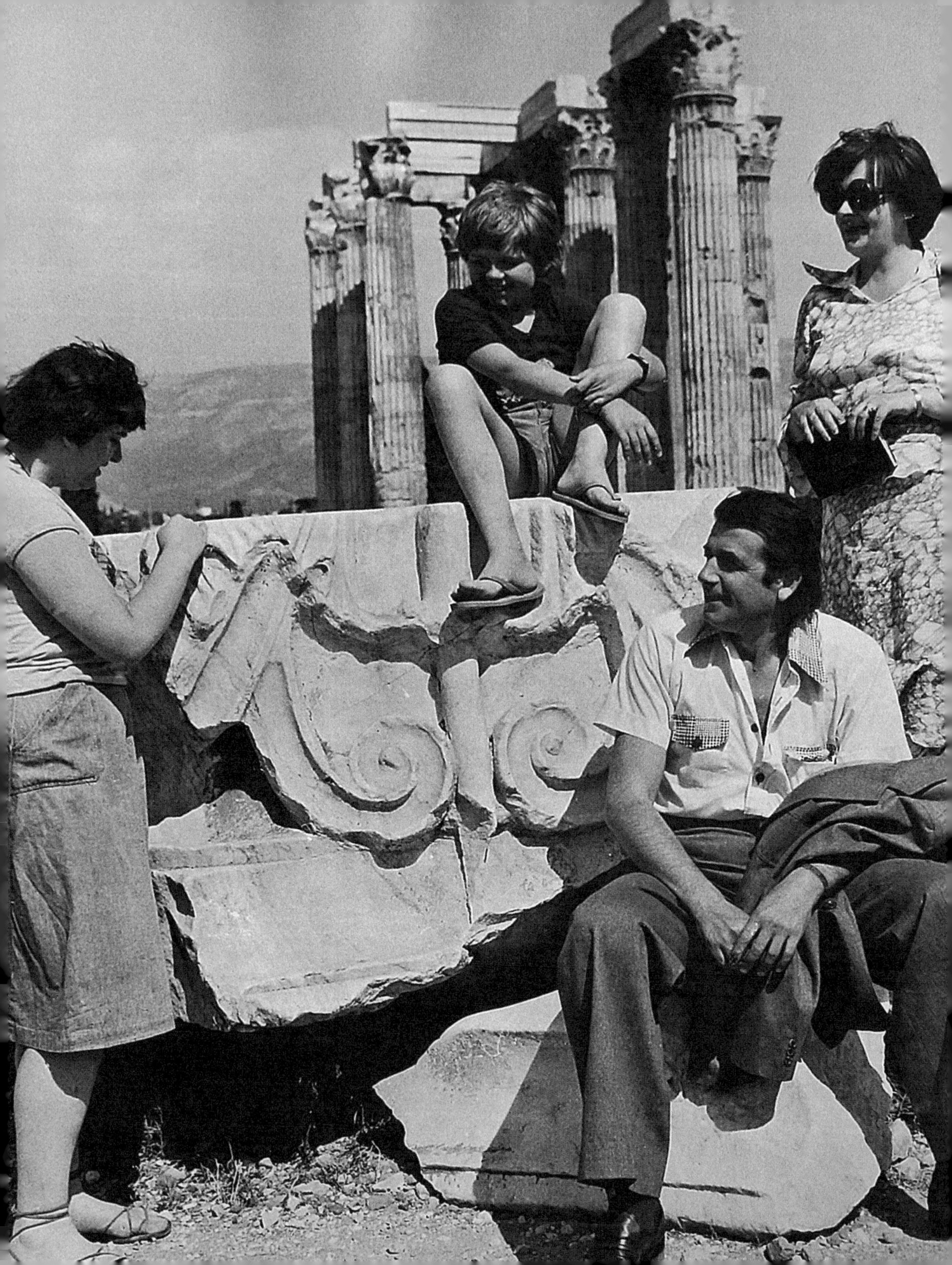

Te jego samochody...

W każdy piątek wieczorem profesor wsiada do auta i jedzie do domu, do Warszawy. Bochenek: – Te jego samochody... Każdy wyglądał w środku jak wielka popielniczka. A rozklekotane tak, że daj Boże zdrowie. A on z każdym się na drodze ścigał, miał ambicję, żeby go nikt nie wyprzedził. Ludzie bali się z nim jeździć.

Zembala: – Szef zaprosił do nas profesora Stewarta Jamiesona z San Diego w Kalifornii, bardzo sławnego kardiochirurga. Pojechaliśmy po niego na lotnisko małą, rozklekotaną hondą profesora. Wieziemy go do Zabrza, Religa prowadzi, to znaczy pędzi jak szalony. Jamieson wpadł w przerażenie i krzyczy do mnie: „Boję się, że zginę!". Obiecał sobie, że choćby miał wracać taksówką do Warszawy, z Religą już nie pojedzie. Musiałem obiecać, że go z powrotem odwiozę. Pech. Pod Piotrkowem z mojego auta zaczęło się dymić i stanął. Rozkraczył się na amen. Dzwonię do Zabrza do Religi. A on: „Ha, ha, ha!". I pędem przyjechał tą swoją hondą do Piotrkowa, żeby nas zawieźć na lotnisko. Jak Jamieson go zobaczył, był ugotowany.

Cichoń: – Przekonywałem profesora, że po dwóch dniach na sali operacyjnej nie powinien siadać za kierownicą. Nie chciał słuchać, ale lubił zakłady. Założyliśmy się, że ja poprowadzę i na drodze do Warszawy nikt mnie nie wyprzedzi, a jeśli komuś się uda, on poprowadzi. I co? Nikt mnie nie wyprzedził! Dojechaliśmy pod jego dom w godzinę i 40 minut, ale to była ostatnia podróż tego auta. Ford taurus niemal się rozpadł.

Pacholewicz: – Po fordzie szef kupił sobie wartburga, którym też potrafił dojechać do domu w dwie godziny.

Anna Religa pamięta jedną Wigilię. Kolacja przyszykowana, mąż właśnie podjechał pod dom, usiądą do stołu, będą świętować: – Ledwo wszedł

Profesor jest sławny, ale nie chwali się swoim prywatnym życiem. – Ja i dzieci staraliśmy się zawsze trzymać z boku – mówi Anna Religa. Na zdjęciu rodzina na wakacjach w Grecji

za próg, zadzwonił telefon ze szpitala. Jak odłożył słuchawkę, wiedziałam, co powie. Trudny pacjent, muszę wracać do Zabrza. Wiem, jedź – powiedziałam.

Sarna: – Chcieliśmy, żeby miał porządne auto, bezpieczne, a nie jakąś mydelniczkę. W końcu dał się namówić. Kup mi jakieś, powiedział. Pojechałem do dilera do Gliwic, wybrałem hondę concerto, salon dał dobrą cenę. Dzwonię do szefa, proszę, żeby przyjechał.

– Nie mam czasu – warknął.

– Zbyszek, auto kupujesz!

– Nie rozumiesz!? Zaraz będę operował trudnego pacjenta – powiedział. – Przyprowadź mi to auto i cześć.

– Powiedz tylko, jaki ma być kolor: czerwony czy grafitowy? Bo grafitowy to będzie od ręki...

– Jasiu, mam to gdzieś.

Przyprowadziłem samochód pod szpital, zostawiłem kluczyki w sekretariacie. Nawet nie zadzwonił, nie wiem, czy mu się wóz podobał. Nie miało to dla niego znaczenia. Byle jeździł.

Bochenek: – Nie zależało mu też na ubraniach. Ja się lubiłem ubrać i załatwiałem po znajomości garnitury z zakładów Bytom, wtedy były najlepsze. Kiedyś zaproponowałem: „Panie profesorze, może panu też załatwię?". A on: „Po co, przecież mam!". A miał jeden garnitur z lat siedemdziesiątych, szerokie klapy w marynarce i spodnie z niemodnymi dzwonami. Pożal się Boże. W końcu raz dał się do tego Bytomia wyciągnąć. Zgodził się, ale tylko na pięć minut. Zdjęli tam z niego miarę i tyle go widzieli.

Wkrótce ma wypadek. Wraca nocą z Zabrza, wpada na stado dzików, które wchodzą na drogę. Auto rozbite, cud, że profesorowi nic się nie stało.

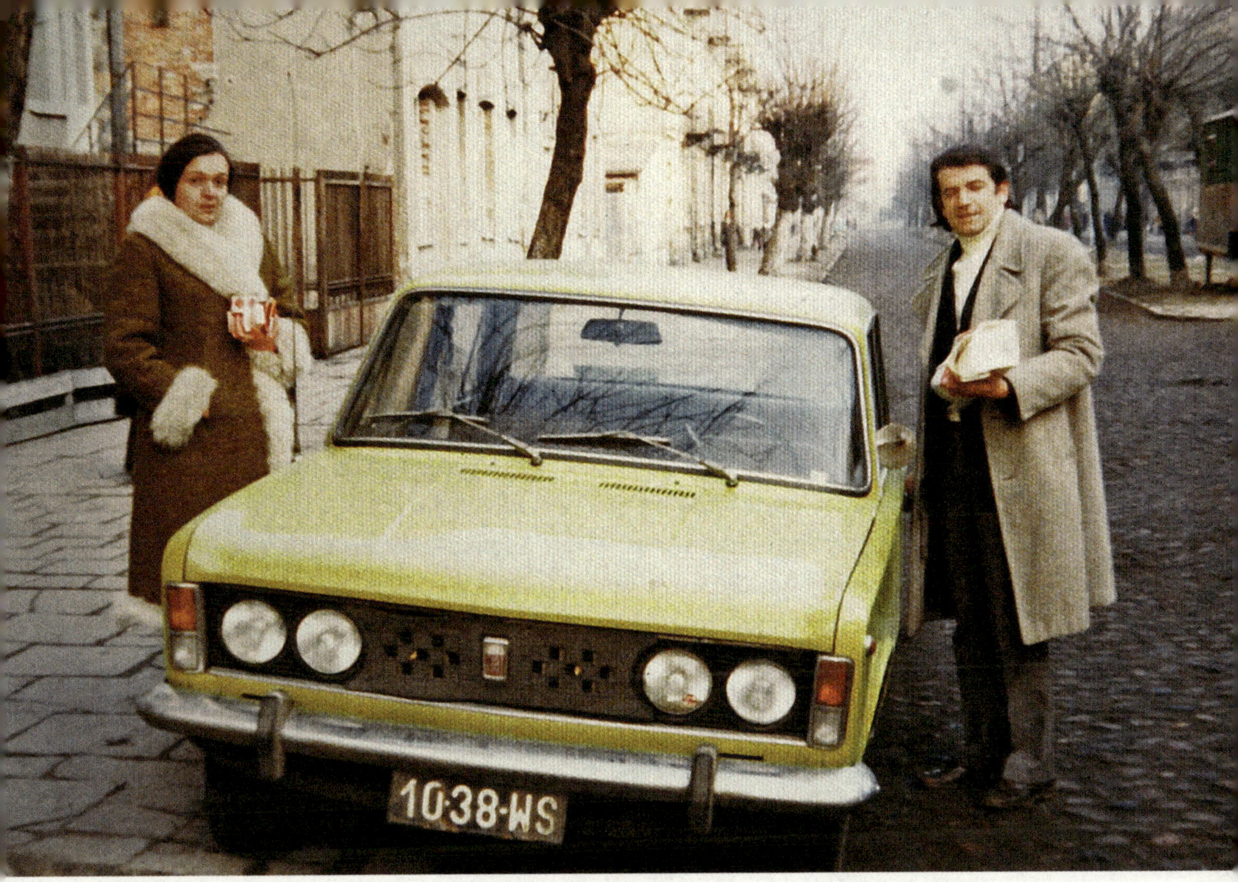

– Te jego samochody... Każdy wyglądał w środku jak wielka popielniczka. A rozklekotane tak, że daj Boże zdrowie – wspomina Andrzej Bochenek. Żonie Religi nałóg męża nie przeszkadza. Też pali papierosy

Żona tym razem żąda stanowczo: – Musisz się zgodzić na kierowcę.

Nie zgadza się. Próbuje jeździć pociągiem, ale to męczarnia. Ludzie od razu go rozpoznają. I się zaczyna: Panie profesorze, a mnie tutaj kłuje, ból miałem w nocy, często dławiący, serce bije szybciej niż koleżance, czuję migotanie...

Żaden lekarz nie odważy się postawić diagnozy, a on nie potrafi odesłać, odciąć się, nie słyszeć. Rozmawia z pasażerami, choć go to męczy i denerwuje, stara się być uprzejmy, ale się stresuje.

W końcu mówi Sarnie: – Zgadzam się na kierowcę.

Kojak wygrał 800 dolarów

Profesor lubi emocje i ryzyko. Zembala: – Lecimy większą grupą na kongres do Toronto. Na lotnisku we Frankfurcie mamy kilka godzin do następnego samolotu. Profesor z Krakowa, nazwiska nie pamiętam, ale podobny do Kojaka, namawia Religę na kasyno. Wracają – Kojak wygrał 800 dolarów, Religa 300 przegrał. Ale nie był zmartwiony. A w Toronto, zamiast jechać ze wszystkimi oglądać wodospad Niagara, znowu się urwał z tym Kojakiem do kasyna. Tym razem wygrał 800 dolarów. Wrócił z triumfującą miną i opowiadał, że jeszcze trochę, a wygrałby fortunę.

Jak wygląda triumfująca mina Religi? Sarna: – W ich rodzinie była piłkarska wojna. Religa całe życie był za Górnikiem. Ale jego syn jest kibicem Legii. Jak na świat przyszedł wnuk Maciek, doszło do rywalizacji. Przyjechali kiedyś razem, Zbyszek i Maciek, na mecz Górnika do Zabrza. I w pewnym momencie Maciek mówi: „Dziadek, nasi strzelili gola!". Religa na mnie spojrzał, był wniebowzięty.

Stanisław Oślizło, kiedyś wybitny piłkarz, potem trener Górnika Zabrze, rzecznik prasowy klubu, nie pamięta, kiedy Religa po raz pierwszy przyjechał do Zabrza na stadion. – Od dziesięcioleci był zagorzałym kibicem drużyny – mówi. – Zawsze był tu serdecznie witany. Na każdy mecz miał specjalne zaproszenie, osobiście zawoziłem mu je do kliniki. Kiedyś na imieniny przygotowaliśmy mu koszulkę Górnika, a z tyłu nazwisko Religa z numerem 3. To był numer, z którym kiedyś grałem, odstąpiłem go profesorowi.

Jedziemy z koszulką do kliniki, a tam kolejka. Kwiaty, prezenty, każdy chce składać życzenia. Bolek Niesyto, działacz sportowy i legendarny

W rodzinie囧Religów była piłkarska wojna. Profesor przez całe życie był za Górnikiem Zabrze, ale jego syn jest kibicem Legii. Wnuk Maciek podzielał sympatie dziadka

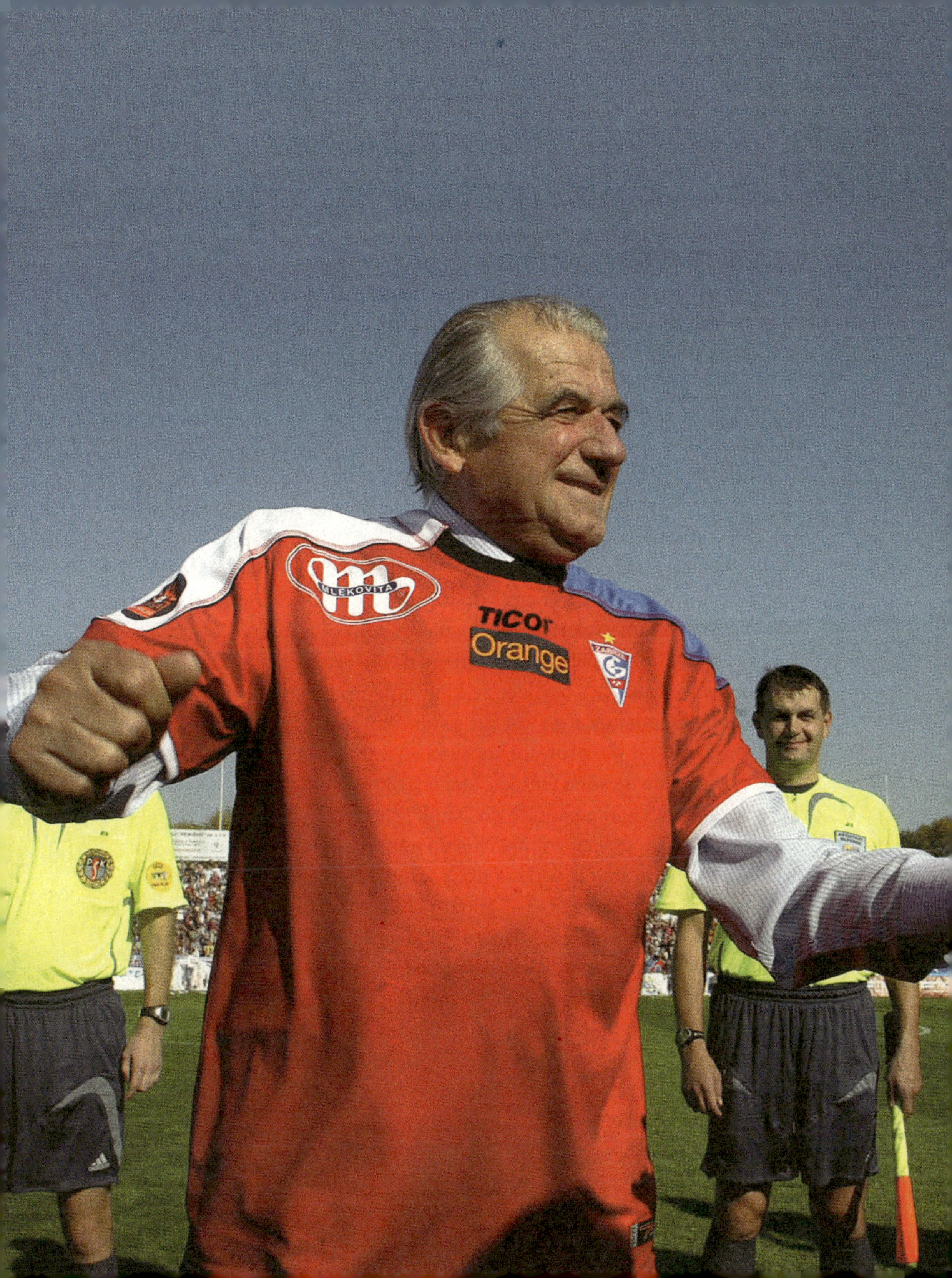
MLEKOVITA
Orange

rzecznik klubu, nie przestraszył się kolejki. Przedarł się przez tłum i wszedł do sekretariatu. – Skarbeńku, mówi do sekretarki, my tylko na chwileńkę do profesora.

– Nie ma go, panie Bolku – odpowiedziała. – Czmychnął przed wszystkimi. Znajdziecie go w Gościńcu Zabrzańskim.

Pojechaliśmy do knajpy, tam kameralnie, kilkanaście osób, uroczysty obiad. Przepraszamy za wtargnięcie, ale Religa wstał, przywitał się, zaprosił do stołu. Koszulkę założył na garnitur i dokończył w niej obiad.

Ale byliśmy dumni!

Na przyjęciu opowiadają o rybach, bo kocha łowić ryby. Jest w tym coś z hazardu. W 1976 roku Religowie kupują działkę nad Bugiem – w czasie wakacji profesor przesiaduje z wędką nad rzeką. Z Bambą u nogi.

Jan Sarna: – Kochał tego psa tak bardzo, że nie dał go nikomu leczyć. Kiedy zachorował, nigdy nie szedł do weterynarza. Nie dałby go nikomu tknąć. Leczył go sam – jak trzeba było, nawet sam operował.

Mojego kota Magi, pięknego czarnego dachowca z białym kołnierzykiem, też uwielbiał. Tak bardzo, że kiedyś napisał mu uroczysty adres z informacją, że mianował go właśnie swoim asystentem.

Na początku lat 90. profesor zaczyna wyjeżdżać na ryby do Szwecji, Norwegii. Zabiera ze sobą wnuka. Maciek ma cztery lata, gdy pierwszy raz jedzie z dziadkiem na dorsze do Danii. Koledzy profesora przerażeni. Co ty wyprawiasz, przecież malec nie da nam żyć, mówią. Pierwsze dni kwietnia, temperatura nie wyższa niż 4 stopnie Celsjusza, a chłopak siedzi z facetami w łodzi przez 10-12 godzin i łowi ryby. Dziadek dumny jak paw. Z wnuka rośnie superwędkarz. Odtąd zawsze razem, a dziadek się chwali: – Wybraliśmy się we dwóch nad Biebrzę, musieliśmy wstać o drugiej w nocy, jechaliśmy trzy godziny. Potem prosto na łódź i łowiliśmy do siódmej wieczorem. Maciek złowił trzy szczupaki.

Odkrywają Wyspy Zielonego Przylądka, łowią w Południowej Afryce, na Mauritiusie. Ale i tak najlepiej czują się w Polsce. Mają ulubione miejsca na Pojezierzu Zachodnim, niedaleko poligonu drawskiego, biorą udział w zawodach wędkarskich lekarzy i aktorów, bo zawsze zapraszają.

Sarna: – Do ryb miał stosunek emocjonalny. To znaczy miał je gdzieś, gdy chodzi o jedzenie. Liczyła się zdobycz. Uwielbiał takie, które walczą, dlatego wielką frajdę sprawiało mu łowienie karpi. Na Wyspach Zielonego Przylądka złowił rekina, ale co z tego, że to był rekin, skoro szybko się poddał? Ryby piły bardziej walczyły niż ten rekin. Tuńczyki też. Złowił 38-kilogramowego. To już było coś!

Jak wyłowił rybę, zaraz ją wrzucał z powrotem do wody. Chyba że miała rozharatany pysk. Wtedy rozdawał znajomym. Sam ich nie jadł. Niespecjalnie ryby lubił.

O Tomankowej i Richterowej

Uwielbia śląskie wice, koniecznie opowiadane gwarą. Sarna: – Jestem z Nikisza, więc mam wprawę w godce. Jeden z ulubionych był o Tomankowej i Richterowej.

– Richterowo, kupcie se nowe gardiny, bo przez te stare, jak sie ze swoim chopem łonaczycie, to wszystko widać – godo Tomankowo. A Richterowo na to: – A wy se kupcie Tomankowo nowe bryle, bo to nie je mój chop, ino wasz.

Stanisław Sołtysik twierdzi, że najgłośniej profesor śmiał się z innego dowcipu: Na moście Poniatowskiego Religa spotyka swojego pacjenta. Jest 9 rano, a facet już lekko zawiany. Profesor się złości: – Panie Kowalski, co ja panu powiedziałem po operacji zastawek?

– Powiedział pan, że mogę wypić kieliszek koniaku dziennie.

– No i co pan wyprawia?

– A pan profesor myśli, że ja się tylko u pana leczę?

Religa sam lubi robić kawały. W Afryce zwiedzają z Sarną most graniczny na rzece Zambezi. Most jest tak wysoki, że można z niego skakać na bungee. Religa wykupuje dla Sarny skok. – Przestraszyłem się, nie chciałem, a oni zaczęli mnie ścigać, żebym skoczył. Bali się, że jak

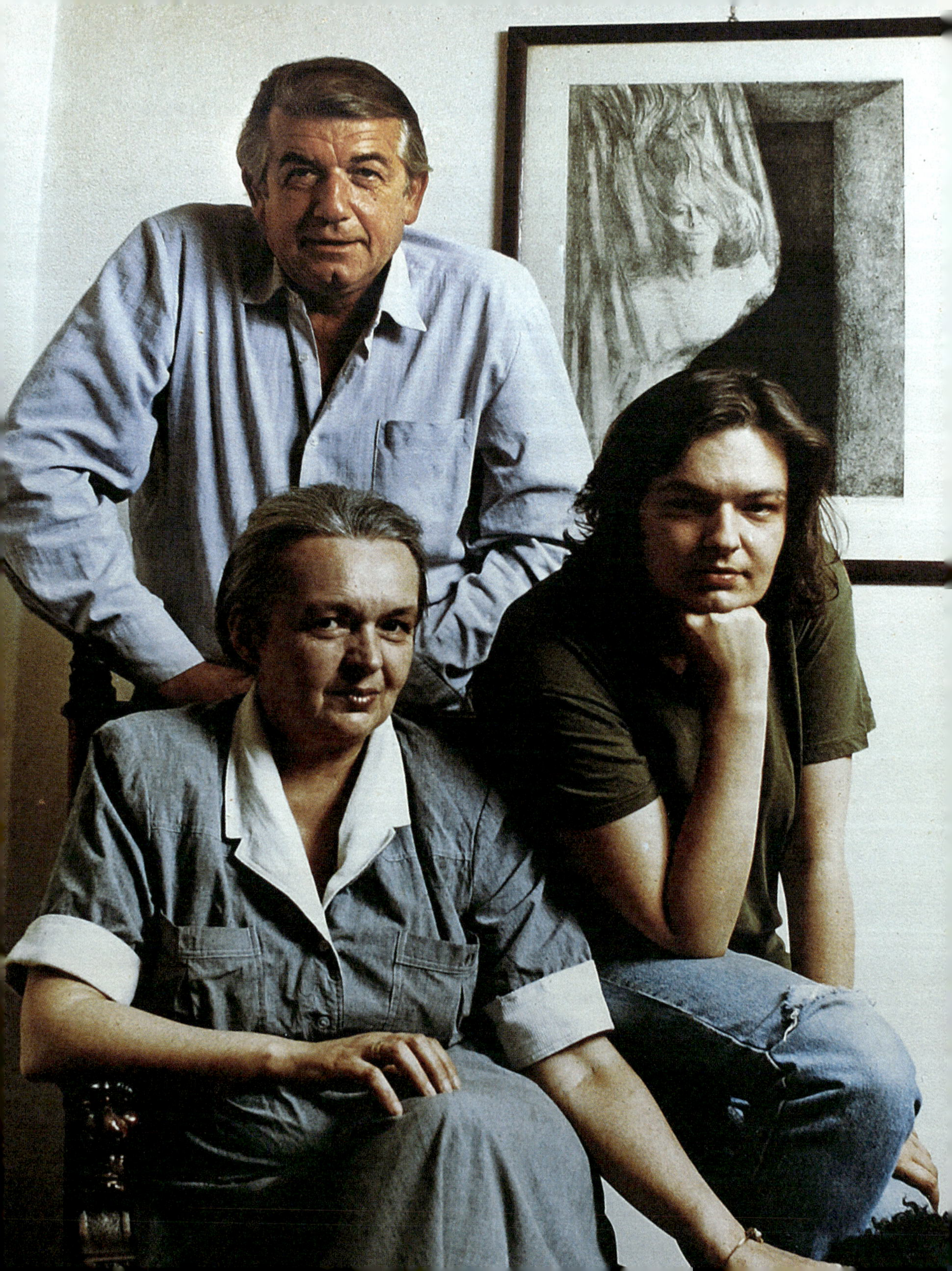

odmówię, stracą pieniądze. Nie zauważyłem, kiedy znalazłem się po drugiej stronie mostu, czyli za granicą, w Zambii. Niestety, bez paszportu i bez wizy. Zbyszek wyciągał mnie stamtąd przez kilka godzin. Ale wyciągnął, bo miał w sobie magnetyczny urok, niezwykły dar zjednywania sobie ludzi.

Miał charyzmę. Przykład z Gruzji. – Na początku działania fundacji lecieliśmy tam, by rozpocząć operacje kardiochirurgiczne – wspomina Sarna. – Pierwsze zabiegi miał wykonać Religa z zespołem. Lecieliśmy wojskowym samolotem w ósemkę, z czego sześciu facetów. Z lotniska wiozą nas wprost do szpitala, żebyśmy mogli zobaczyć chorych, których Gruzini wybrali do operacji. Wchodzimy do szpitala, a tam tłum. Radio i telewizja podały, że przyjedzie znany kardiochirurg. Nigdy przedtem nie widzieli Religi, a jednak od razu wyczuli, który to z nas. Patrzyli z takim pragnieniem nadziei w oczach, jakby przybył do nich ktoś z nieba.

Cichoń: – Nigdy nie chciał nikogo zawieść. A miał coraz mniej czasu dla siebie, zaczął się gubić w terminach. Pewnego dnia sekretarka odbiera telefon. Dzwoni kobieta z Nowego Jorku i pyta, o której odebrać go z lotniska. Okazało się, że na drugi dzień wieczorem jest uroczysty obiad wydawany co roku przez Polonię amerykańską, tym razem na jego cześć. Szef uparł się, że musi jechać. Wizę miał, ekspresowo załatwił bilet i wylądował następnego dnia w Nowym Jorku. Był na tej kolacji, zjadł, co trzeba, i jeszcze tej samej nocy wsiadł do powrotnego samolotu, bo w Polsce miał napięty plan. Czy ktoś inny latałby do Ameryki, żeby zjeść zupę?!

Religowie dają dzieciom dużą swobodę. Nie sprzeciwiają się, kiedy ich córka Małgorzata chce studiować sinologię

Lata 90. Stanisław Sołtysik nie jest już reporterem Radia Katowice, tylko redaktorem naczelnym prywatnego i bardzo popularnego na Śląsku radia Flash. Do prowadzenia audycji zaprasza znane głosy: Piotra Kaczkowskiego i Marka Niedźwieckiego z radiowej Trójki, Tadeusza Sznuka z Jedynki i... Zbigniewa Religę.

Pacjent zawsze ważniejszy, więc audycja nie ma stałej godziny. Raz w poniedziałek, raz we wtorek, raz trwa 20 minut, a raz godzinę. Religa mówi o praktycznych sprawach: żeby się nie objadać, gotować chudsze potrawy, uprawiać sport, biegać albo pływać, bo to dobre dla serca. Z czasem zaczyna udzielać porad na antenie. Jest jedynym lekarzem, który się tego nie boi. Zawsze zastrzega: „W moim głębokim przekonaniu, to może być pan chory na...".

Pacjentom to nie przeszkadza. Dzwonią po poradę. Zwykle jest tak:

– Panie profesorze, strasznie się męczę, czasem nie mogę nawet podnieść ręki.

Religa: – W moim głębokim przekonaniu jest to typowy objaw chorej zastawki, proszę iść do kardiologa.

– Ale, panie profesorze, ja już pół roku czekam w kolejce.

– W takim razie proszę przyjść do mnie jutro, w sekretariacie powiedzieć: „Pacjent z radia".

Sołtysik: – W ciągu jednej audycji potrafiło się do niego wkręcić nawet trzech słuchaczy. Ludzie dzwonili wcześniej i upewniali się, że profesor będzie. Kończył się program, a on wciąż odbierał telefony. Nigdy nikogo nie odesłał z kwitkiem. Ludzie go za to szanowali.

Sarna: – Ale sam na tym cierpiał, nie miał już czasu na nic innego. Łaził czasem w jednej nieświeżej koszuli. Zresztą koszule to jeden z powodów, dla których wrócił do Warszawy. „Janek – mówił – już mi się kurwa rzygać chce. No ile można wozić brudne koszule do Warszawy i przywozić kanapki?". Bo miał kanapki, które robiła mu żona. Trzy dni je jadł, bo nie miał kiedy gotować. Ile razy prosiłem Ewę, jego sekretarkę, że ma nikogo z nim nie łączyć, jak dostanie szpitalną zupę. Czasem specjalnie jeździłem do szpitala, zamykałem go w gabinecie i pilnowałem, żeby mógł zjeść coś ciepłego. Szlag mnie trafiał, gdy mówił, że zamiast tej zupy mógłby skonsultować pacjenta.

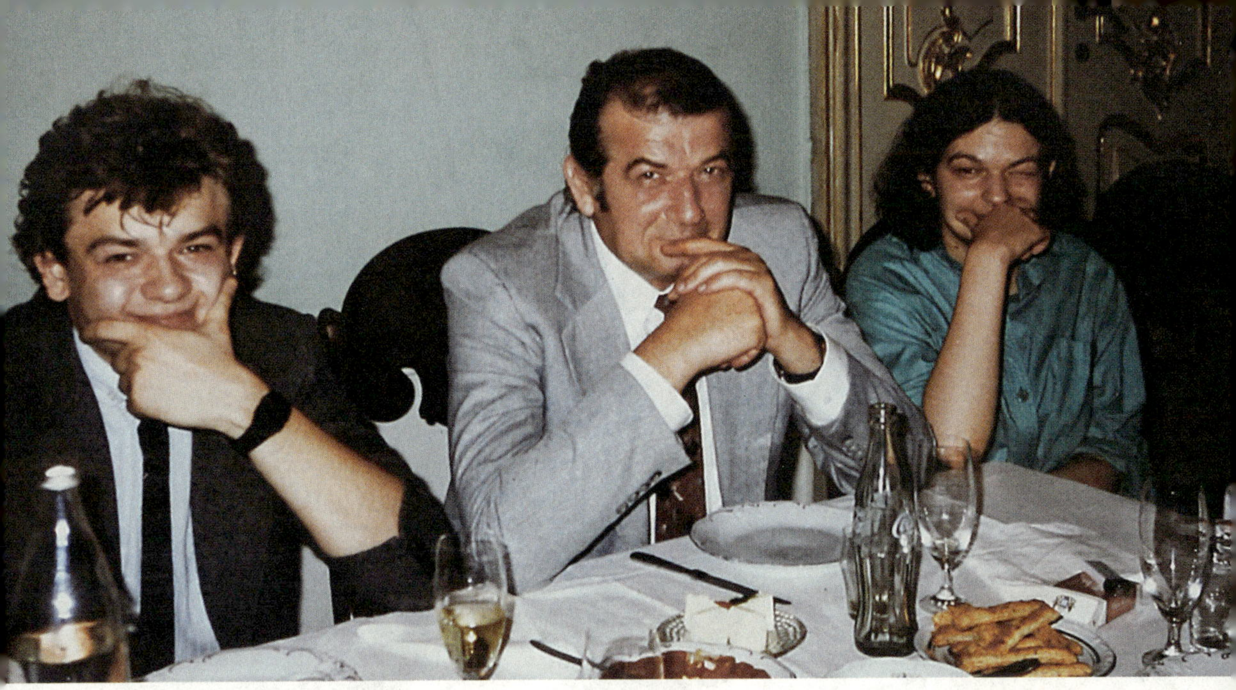

Grzegorz Religa (na zdjęciu z lewej) nie dostaje się za pierwszym razem na medycynę. Anna prosi męża, żeby zadzwonił do rektora. Religa odmawia i syn przez rok pracuje w szpitalu jako salowy

Dokumenty, sprawozdania, listy, procedury. Nie ma do tego serca. Ewa Maksymowicz, sekretarka profesora: – Robiłam wszystko, żeby mu oszczędzić zaglądania w dokumenty i jak najmniej dawałam do czytania. Najczęściej tylko w skrócie mówiłam, co w tych pismach jest. Czasami się nie dało. Najgorzej było z odpowiedziami. Musiał je przynajmniej podpisać, a często tak harował na bloku, że nawet na to nie miał czasu. Nieraz cały dzień czekałam z papierami, a on wciąż przy chorych albo na bloku. Kończyło się tym, że dzwoniłam do ludzi, którzy czekali, i przepraszałam, że pisma będą później, bo Religa nieuchwytny.

W końcu jak już znalazł chwilę, to chciał mieć tę robotę jak najszybciej za sobą, więc podpisywał wszystko w ekspresowym tempie. Podpis buch, pieczątka buch i koniec. Wszystko w rozgardiaszu.

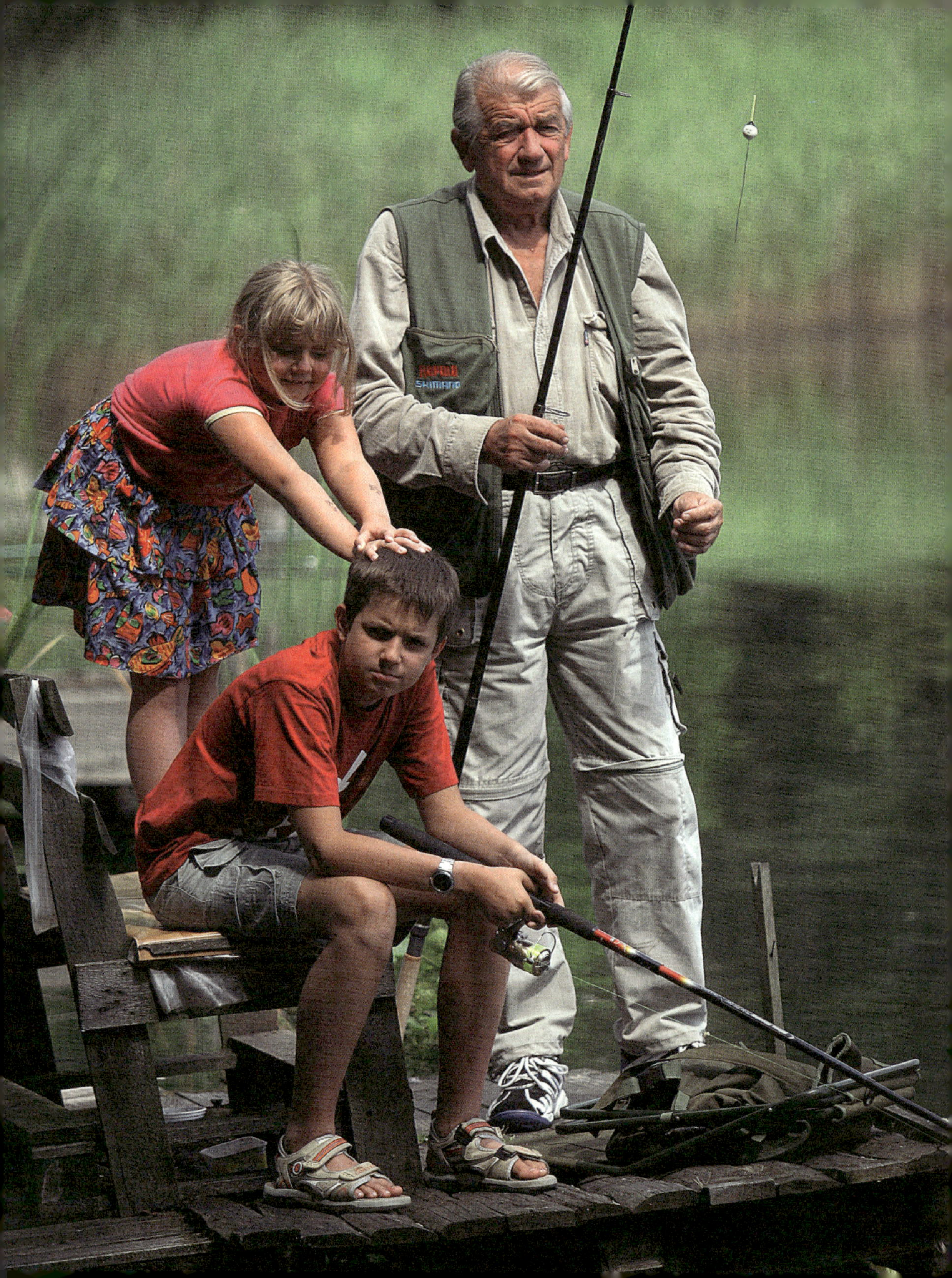
SHIMANO

Profesor Poloński: – Nie lubił pisać, wiele przez to stracił. Gdyby więcej publikował, a miał przecież dość materiałów i doświadczeń, byłby jeszcze bardziej rozpoznawalny na świecie. Nie wykorzystał tego. Wiem, jak były przygotowywane dokumenty na jego kolejne awanse naukowe. Wołał kogoś i prosił: „Zróbże mi tam wniosek". Najkrótsze CV na stopień profesora w historii polskiej medycyny to było CV Religi. Urodziłem się, żyję, zoperowałem, cześć. W dziekanacie długo zastanawiali się, co z tym zrobić.

Pamiętam obrzydliwe listy

Anna Religa po jednym z naszych spotkań: – Pewnie odnieśliście wrażenie, że byliśmy strasznie zimną rodziną, która się sobą nie zajmuje? Na pewno nie wyznawaliśmy sobie bez przerwy uczuć, nie mówiliśmy co chwilę: kocham cię, ale byliśmy szczęśliwi. Często wyjeżdżaliśmy z dziećmi na długie objazdy po Europie albo na kilka dni do Budapesztu. Mąż potrafił im wtedy przez całą drogę opowiadać bajki. Sam je wymyślał, na przykład o rudym kocie. Nikt nie zna go z tej strony, bo ja i dzieci staraliśmy się zawsze trzymać z boku, nikomu nie opowiadaliśmy o naszym życiu.

Umówili się na to zaraz po sukcesie pierwszego przeszczepu, gdy zaczęli dostawać listy. Jedne z gratulacjami, inne z pogróżkami. Ich autorzy rzucają klątwy, złorzeczą. Nie chcą Relidze darować, że dotknął serca, które jest przecież święte, jest siedliskiem duszy. Inni chcą wiedzieć, skąd Religa wie, że dawca serca na pewno umarł, albo pytają, jak można żerować na cudzym nieszczęściu. I że się będzie za to smażył w smole.

Nie chcieli być rozpoznawalni. I udało się. – Nasza córka kończyła wtedy sinologię i chyba tylko jedna osoba w jej instytucie wiedziała, kim jest jej ojciec – mówi Anna Religa. – Mieliśmy święty spokój.

Łowienie ryb to jedna z największych namiętności profesora. Uczy tej sztuki swoje wnuki: Maćka i Marysię

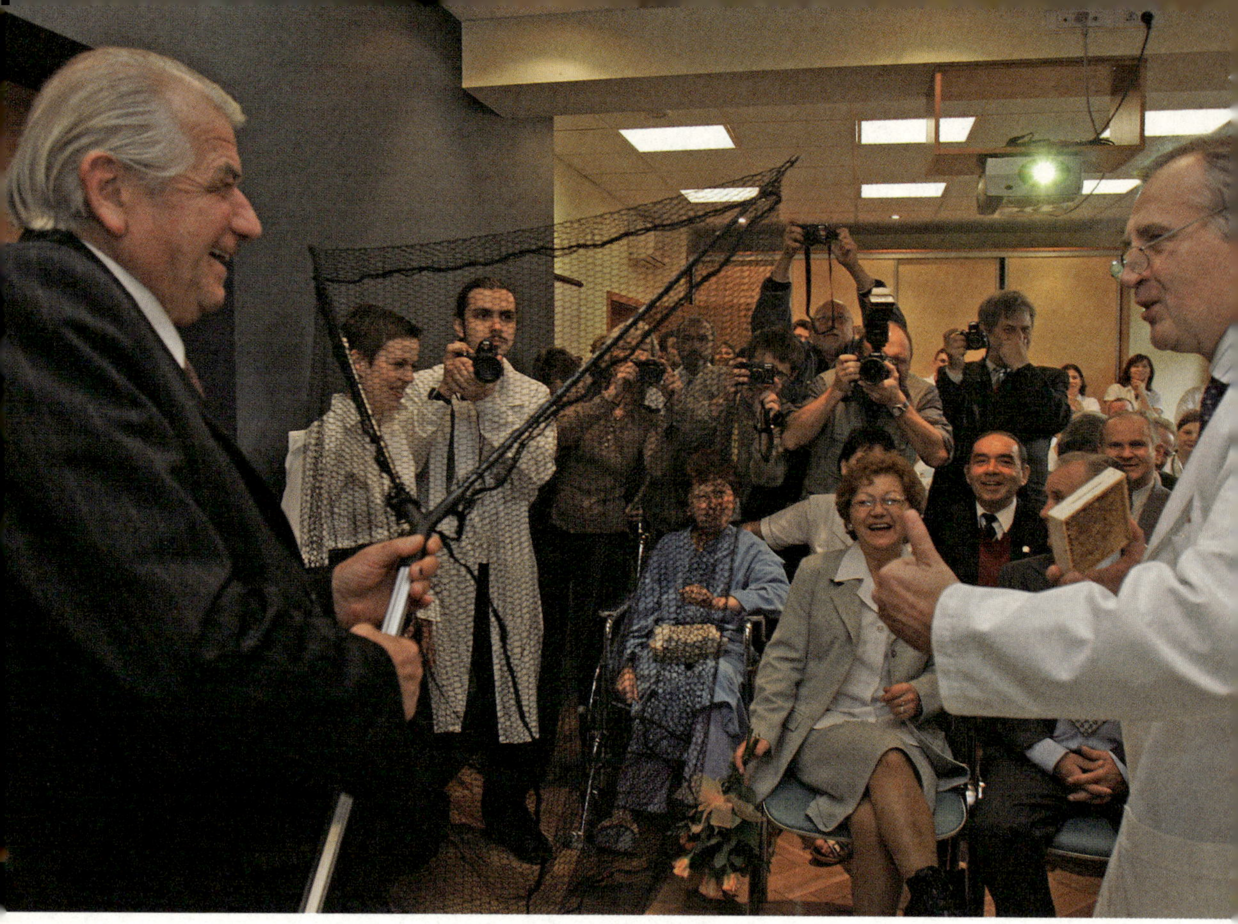

Jaki prezent najbardziej ucieszy profesora Religę? Z okazji dwudziestolecia pierwszego przeszczepu serca współpracownicy dają mu... sprzęt wędkarski. W swoim mieszkaniu ma dużą kolekcję wędek

Grzegorz Religa: – Ja też pamiętam te obrzydliwe listy, ale byłem wtedy nastolatkiem tuż przed maturą. Miałem tysiące ciekawszych rzeczy do roboty niż zastanawianie się nad wagą dokonań ojca. Kilku kolegów przez dwa dni pytało mnie o ten przeszczep, a potem wszyscy wrócili do swoich spraw. Nie czułem wtedy, żeby to było coś specjalnego. Ojciec powiedział, że przeszczepi serce, i zrobił to. Zawsze taki był, dla mnie nic się nie zmieniło.

Guzik mnie to obchodziło. Bardziej byłem zainteresowany tym, że w piątek będzie kolejny koncert Xenny. Była to fantastyczna kapela punkrockowa. Niedawno się zresztą reaktywowała. Zespoły: Dezerter, Xenna, Deuter, co tydzień grały w klubie Remont. Chodziłem tam na koncerty. To było moje życie, a nie jakieś przeszczepy.

– Nie był ideałem, nikt nie jest – mówi o mężu Anna Religa. – Gdy się pobraliśmy, bardzo mnie denerwowało, że nigdy nie mogliśmy się z nikim umówić, bo zabieg, dyżur, konsultacja. Pacjent był zawsze ważniejszy. Kiedyś poszłam nawet ze skargą do jego szefa profesora Sitkowskiego. Powiedział mi, że jeśli mąż chce być dobrym chirurgiem, to nie może liczyć swojego czasu i wybił mi z głowy, że to się zmieni. Przywykłam. Jak się jest w związku przez 50 lat, do wszystkiego można się przyzwyczaić. Mogłam się tylko martwić, że przez dwie doby nie jadł, że pije za dużo kawy, pali, nie ma czasu odpocząć.

Każdemu dawał kredyt zaufania, był bezpośredni, szczery, prostolinijny. Ale jeśli ktoś go zawiódł, nie mógł się już nigdy spodziewać z jego strony przyjaźni i sympatii. Nie wybaczał niepunktualności, zaniedbania, niedopatrzenia czegoś, niesprawdzenia – od tego zależało ludzkie życie. Nie było możliwe, żeby lekarz dyżurny nie wiedział wszystkiego o pacjentach, których zostawił pod jego opieką. Nie znosił kłamstwa, zwalania winy na kogoś innego, cwaniactwa.

Miał swoje rytuały. Wstawał wcześnie, o 6 rano, robił sobie śniadanie, brał prysznic, golił się, nastawiał radio. Rano chciał być sam, nie lubił, jak ktoś rano chciał z nim rozmawiać. Żadnych spraw o tej porze dnia nigdy nie omawialiśmy.

Był szczęśliwy, gdy mógł zapalić i posłuchać Louisa Armstronga, Elli Fitzgerald, Elvisa Presleya, Beatlesów. Albo poczytać. Miał całą bibliotekę książek o filozofii, ekonomii, polityce, wędkarstwie. I coraz mniej na to czasu.

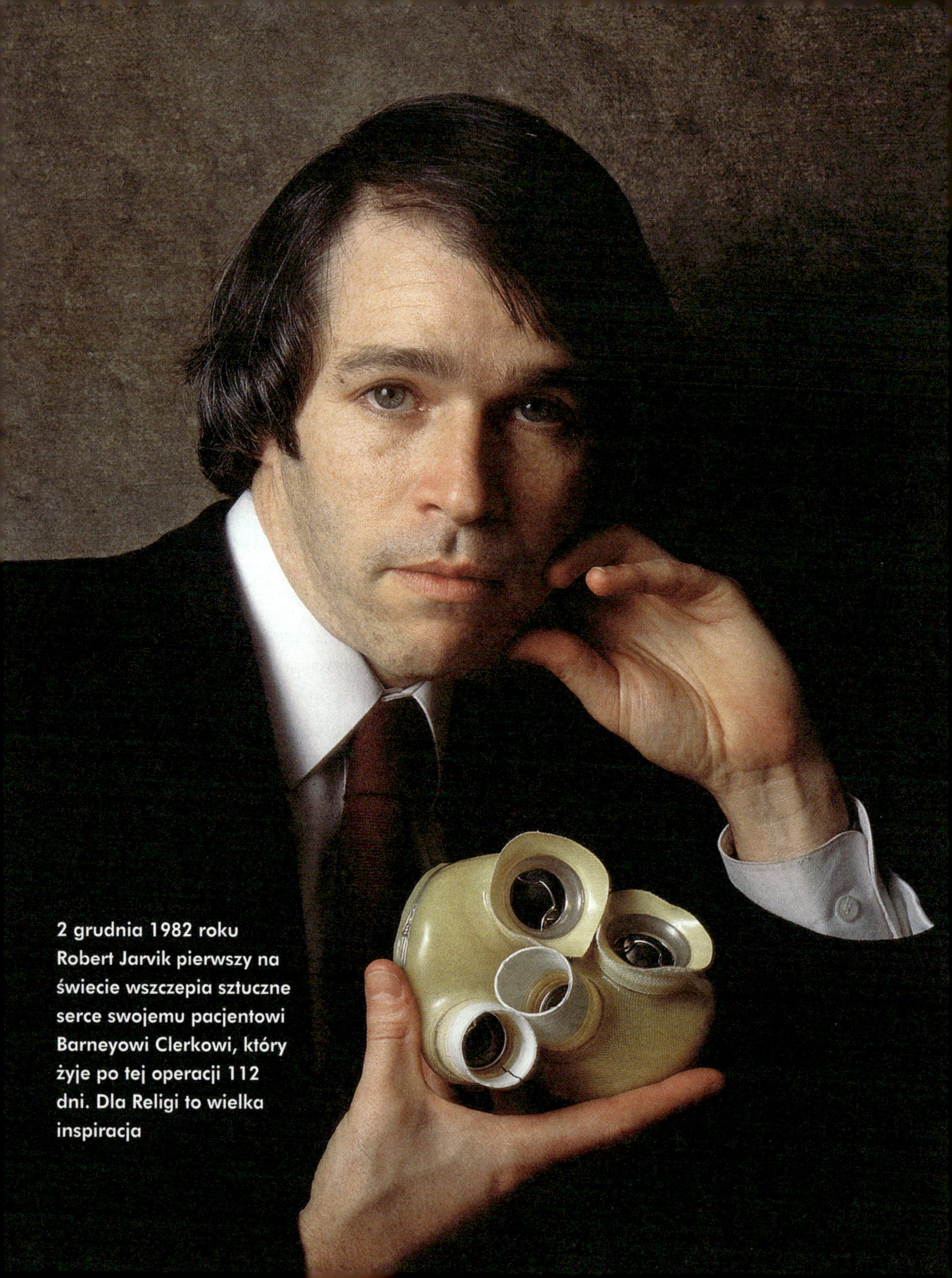

2 grudnia 1982 roku Robert Jarvik pierwszy na świecie wszczepia sztuczne serce swojemu pacjentowi Barneyowi Clerkowi, który żyje po tej operacji 112 dni. Dla Religi to wielka inspiracja

KONSTRUKTOR

Religa mobilizuje naukowców z fundacji: – Każdego dnia w Polsce umiera dziewięć osób, które czekają na przeszczep serca. Ile z nich można by uratować, gdyby istniało polskie sztuczne serce? Teoretycznie każdą.

Radziecki naukowiec Władimir Demichow w 1937 roku próbuje zastąpić serca różnych zwierząt pompami z metalu napędzanymi silniczkami elektrycznymi. Żadne nie przeżyło. W roku 1960 Michael DeBakey ze szpitala uniwersyteckiego w Houston tworzy zespół, który ma się zająć skonstruowaniem sztucznego serca. Reporterowi telewizji ABC wyjaśnia: – Istnieje niewielu młodych ludzi, którzy umierają ze zdrowym, normalnym sercem. Ta okoliczność redukuje liczbę serc nadających się do przeszczepu. Serce jest pompą i to jedyna czynność, jaką wykonuje. Jest ona jednak cudowna, nadzwyczaj sprawna i musimy znaleźć sposób, jak ją naśladować. Sztuczne serce miałoby niezwykłą wartość. Mogłoby być użyte wszędzie tam, gdzie potrzebne jest nowe serce. Zagadnienie procesu odrzuceniowego przestałoby być problemem. Według mnie przyszłość powinna iść w tym kierunku.

DeBakey stawia swoim naukowcom zadanie: zbudować pompy, które nie muszą zastępować całego serca. Wystarczy, że przejmą czynność lewej komory i odciążą naturalne serce, żeby mogło przez jakiś czas odpocząć.

Trzy lata później prototyp sztucznej komory jest gotowy. Wszywają pompę zwierzętom – jeden koniec do lewego przedsionka, a drugi – do aorty. Pompa zasysa świeżą, nasyconą tlenem krew z przedsionka, pomija lewą komorę i tłoczy ją bezpośrednio do tętnicy głównej. Aparat działa, po stu próbach na zwierzętach DeBakey chce wypróbować jego działanie na człowieku. Latem 1963 roku do szpitala przywożą czarnoskórego mężczyznę ze zniszczoną zastawką aortalną. Serce pacjenta reaguje dobrze, lewa komora zmniejsza objętość, elektrokardiogram jest dobry, ale nerki odmawiają posłuszeństwa. DeBakey jest bezsilny. Sekcja zwłok wykazuje, że sztuczne materiały użyte w pompie powodują gwałtowny rozpad czerwonych krwinek. Zespół naukowców musi poszukać lepszych materiałów. Trzy lata później mają pompę wyściełaną delikatną plecionką z syntetycznego dakronu.

W kwietniu 1966 roku DeBakey wszczepia sztuczną pompę Marcelowi De Rudderowi, górnikowi z miasteczka w stanie Illinois. Od lat żył ze zniszczoną zastawką dwudzielną. Lewa komora jego serca jest niewydolna. Nawet jeśli ktoś podjąłby się ryzyka wymiany zastawki, zmęczone serce z pewnością nie przetrwałoby tej operacji. Co innego, gdyby sztuczna pompa dała mu chwilę wytchnienia.

Operacja przebiega według planu, ale szybko pojawiają się komplikacje. Lewa komora serca De Ruddera dzięki wspomaganiu może odpocząć, ale prawa, nieprzyzwyczajona do normalnej pracy, nie potrafi opanować nagłego dopływu krwi. Lekarze podłączają pacjenta do sztucznego krążenia, ale mężczyzna nie odzyskuje przytomności. De Rudder umiera kilka dni później. Pompa nieprzerwanie od dnia operacji tłoczyła do jego ciała krew.

DeBakey nie rezygnuje. W sierpniu wszczepia pompę Meksykance – Esperanzie del Valle Vasquez. Lekarze z Houston nie potrafią utrzymać tajemnicy. Nagłówki amerykańskich gazet krzyczą o pierwszym na świecie udanym zabiegu wszczepienia sztucznego serca. Kilka tygodni później zregenerowane serce kobiety podejmuje pracę, a Michael DeBakey może ogłosić światu: „Zastosowanie przez nas pompy wspomagającej lewą komorę serca udowodniło, że możliwe jest tłoczenie krwi dniami i tygodniami, co odejmuje sercu połowę pracy. Jeśli sztuczna pompa może pracować dniami i tygodniami, musimy ją tak udoskonalić, aby jej żywot praktycznie nie miał granic".

Na początku 1993 roku inżynierowie z zabrzańskiej fundacji pokazują prototyp – sztuczne komory wspomagania serca, wyprowadzane na zewnątrz ciała, połączone z głównymi naczyniami krwionośnymi kaniulami, które wchodzą do klatki piersiowej i pompują krew. Obok ciężka szafa z napędem i sterownikami. Ciężka, chory będzie musiał leżeć w łóżku, jakby przykuty do tej szafy.

W marcu 1993 roku Religa podłącza urządzenie pacjentowi. Mężczyzna, lat 58, stan krytyczny, nie może dłużej czekać na nowe serce. Urządzenie zaczyna pompować krew, pacjent czuje się dobrze. Ale wkrótce dramat – zaburzenia krzepnięcia, pacjent nie reaguje na leki, traci więcej krwi, niż dostaje, nic się nie da zrobić. – To sukces techniki i porażka lekarzy – mówi profesor. – Komory przez cały czas pracowały idealnie. Kiedy chory zmarł, odczepiliśmy je i sprawdziliśmy. Miały idealne wnętrze.

Relidze zależy na dobrej prasie. Mówi, że do tej pory szpitale kupowały sztuczne komory w Niemczech po 80 tys. zł. Każdą można było wszczepić tylko jeden raz. Polskie komory produkuje prywatna firma z Żywca. Tworzywo sztuczne, z którego są wykonane, to dzieło warszawskiego Instytutu Bioinżynierii i Biocybernetyki. Musiało być obojętne dla organizmu człowieka. Naukowcy musieli sami je wytworzyć, bo Amerykanie, którzy mają technologię, wprowadzili embargo na dostawy.

Polskie sztuczne komory kosztują 8 tys. zł – i tylko dlatego, że trzeba w nich instalować zachodnie zastawki. W zabrzańskiej klinice stale czeka na przeszczep od 50 do 70 osób. Połowa nie ma szans doczekać się na dawcę. Profesor prosi dziennikarzy o wsparcie i życzliwość. – Przy pierwszych przeszczepach serca też musieliśmy walczyć z najrozmaitszymi problemami. Również z brakiem doświadczenia – mówi.

Wiotka zastawka wycięta z serca

W fundacji pracuje się jednak nie tylko nad sztucznym sercem. Wre także praca nad biologicznymi zastawkami.

Zastawka jest jak drzwi, przez które można przejść tylko w jedną stronę. Wiele od niej zależy. Serce ściska się i rozpręża, pompując krew. Może być w całkiem dobrej formie, ale kiedy się psuje zastawka, zaczyna się psuć i serce. Drzwi otwierają się zbyt szeroko – zastawka jest nieszczelna. Krew, która miała być wtłoczona do aorty, wraca do komory. A kiedy w aorcie jest jej za mało, za mało jest jej wszędzie. Wątroba, płuca, mózg. Wszystko zaczyna gorzej pracować.

Drzwi mogą się też nie do końca otwierać i nie wpuszczają całej krwi z przedsionka do komory. Przedsionek zaczyna pękać w szwach, a w komorze wciąż brakuje krwi. Jeśli to trwa dłużej, organizm sam próbuje sobie poradzić. Mięsień serca zaczyna się rozrastać, żeby mieć więcej sił do pompowania krwi. Rozrośnięte serce będzie się nadawać tylko do transplantacji.

Lekarze od lat marzyli, żeby chore zastawki zastępować zdrowymi. Ale skąd je brać? Dwie drogi: zrobić sztuczną zastawkę w laboratorium albo wyjąć ją z serca zwierzęcia, albo ludzkich zwłok i wszczepić choremu. Na początku lat 60. Amerykanie ogłaszają wielki sukces. Wszczepiają sztuczną zastawkę człowiekowi. Ale szybko zauważają, że na jej powierzchni tworzą się skrzepy. Udoskonalają technologię, próbują coraz nowszych materiałów, ale delikatne czerwone krwinki po zetknięciu ze sztucznym materiałem wciąż obumierają. Pacjenci muszą do końca życia przyjmować leki przeciwzakrzepowe. Zastawek mechanicznych nie można więc proponować np. młodym kobietom, które zamierzają urodzić dziecko, czy osobom w podeszłym wieku.

Może więc druga droga? Organizm człowieka powinien lepiej tolerować zwierzęcą zastawkę. Próby podejmuje się w latach 70. i 80., ale jest poważna przeszkoda – na jej powierzchni najpierw odkładają się złogi tłuszczu, a do nich przyczepiają się cząsteczki związków wapnia. Zastawka wapnieje, staje się nienaturalnie sztywna, zaczyna się nie domykać i trzeba znów wymieniać ją na nową.

Idealnej zastawki wciąż nie ma. Naukowcy na całym świecie pracują nad udoskonalaniem obydwu wersji – szukają lepszego materiału do zastawki mechanicznej i pracują nad przedłużeniem trwałości zastawek biologicznych. Naukowcy z Fundacji Rozwoju Kardiochirurgii w Zabrzu stawiają na biologię.

Drugie piętro w siedzibie fundacji. Trzeba zakładać strój ochronny. Do Pracowni Biologicznej Zastawki Serca i dalej, do banku tkanek, nie wolno wchodzić obcym. Jest sterylnie jak na sali operacyjnej. Nie wolno otwierać okien. Nad pracownią jest wielkie pomieszczenie, w którym huczą pracujące w kółko filtry.

W banku tkanek rządzi Jolanta Wszołek. Kiedy nie było fundacji, szyła dla prof. Religi zastawki w swoim pokoju w hotelu dla pielęgniarek, potem w banku tkanek przy Wojewódzkiej Stacji Krwiodawstwa w Katowicach. Wreszcie przeniosła się do fundacji i wszystko zorganizowała. Jest pielęgniarką, jak większość dziewczyn w jej zespole. – Nie ma potrzeby, żeby zastawki szył lekarz. Szkoda by było jego wiedzy – mówi.

Dziewczyny dyżurują przez 24 godziny na dobę, bo w każdej chwili może się okazać, że potrzebna jest zastawka, która może uratować komuś życie. Zastawki pobierane są z serc, które w całości nie nadają się już do przeszczepu. W każdej chwili można się też spodziewać, że takie serce dotrze do pracowni. Kiedy już jest, dziewczyny się spieszą, bo w pobranej zastawce muszą pozostać żywe komórki. Dzięki temu, kiedy zastawka zostanie wszyta w czyjeś serce, będzie działać dłużej.

– Wycięta z serca zastawka jest bardzo wiotka – tłumaczy Wszołek. – Niektóre z nich zakłada się więc w stent, czyli plastikowy pierścień obszyty tkaniną. Trzeba powiększających okularów, nici, maleńkich igieł i cierpliwości.

Wszołek kieruje też założonym w fundacji Bankiem Tkanek. Doświadczone w „szyciu" pielęgniarki preparują w nim już nie tylko zastawki pobrane od zmarłych i wszczepiane później dzieciom i dorosłym z wadami serca. Przygotowują też materiał biologiczny potrzebny do przeszczepów rogówki oka, skóry, a także ścięgien, więzadeł i łękotki.

Rok 1997. Ślusarz z Warszawy-Pragi, lat 49, po dwóch zawałach, może się nie doczekać na nowe serce. Religa wszczepia mu sztuczne komory. Stan chorego zadowalający, po kilku dniach wychodzi na krótki spacer po szpitalnym korytarzu. Za nim technicy pchają szafę z mechanizmem i sterownikami.

Bez komór przeżyłby dwa-trzy dni. Z komorami może czekać na dawcę. Do tej pory pacjenci z komorami czekali najwyżej 24 dni. Ślusarz z Pragi dostał serce po 40 dniach. To rekord.

Niestety, półtorej godziny po przeszczepie ostra niewydolność krążenia. Pacjent umiera. Lekarze są pewni, że przyczyną zgonu na pewno nie były sztuczne komory, raczej serce dawcy było niewydolne.

Kolejny pacjent, Mirosław ze Szczecina, lat 20. Urodził się z wadą zastawki aortalnej. Choroba prowadzi do niewydolności serca – lewa komora nie daje już rady pompować krwi. Trzeba wymienić zastawkę, ale jest niemal pewne, że zniszczone serce nie podejmie pracy. Lekarze wzywają Religę.

Profesor proponuje: – Podłączymy pacjenta na kilka dni do sztucznych komór, w tym czasie jego serce będzie mogło odpocząć. Szanse przeżycia zabiegu wymiany zastawki u Mirosława rosną do 95 proc.

Dawaj mi tu wszystkich kelnerów

Na sztuczne serca i zastawki potrzeba pieniędzy. Religa szuka poparcia polityków, zaprasza ich do Zabrza i przekonuje: – Polska nie zbuduje rakiety, ale sztuczne serce jest w naszym zasięgu.

Lech Wałęsa jest pod wrażeniem, Leszek Miller żartuje. Przypomina, jak w 1992 r. przyjechał do fundacji z minister Barbarą Blidą: – Brama była zamknięta. Pomogłem Baśce przeskoczyć przez płot. Do dzisiaj wspominam te kształty.

Jest miło, Miller obiecuje pomoc. W 1995 roku Komitet Badań Naukowych przyznaje fundacji grant – 745 tys. zł na trzy lata.

To wciąż mało. Sarna ma pomysł. Trzeba zaprosić do fundacji najsłynniejszych kardiochirurgów na świecie, zorganizować sympozjum o sztucznym sercu. Szum w mediach, politycy będą mieli szansę się ogrzać, może pomogą fundacji.

Religa prosi o pomoc Kantrowitza. W 1996 roku największe sławy światowej kardiochirurgii przyjeżdżają do Zabrza: profesor Peer M. Portner. Jego sztuczne serce jest teraz najczęściej stosowane na świecie. Obok niego siada Yukihiko Nose, profesor chirurgii z Baylor College of Medicine z Houston, twórca najlepszego ośrodka badań nad protezami serca w USA. Profesor Adrian Kantrowitz z Detroit (w różowej koszuli, brązowym garniturze i skory do żartów), który przeprowadził pierwszą transplantację serca w USA, prof. Kou Imachi z Uniwersytetu Tokijskiego, Helmut Reul i Klaus Affeld z Niemiec oraz Heinrich Schima z Austrii.

Wszyscy podkreślają, jaką wagę mają badania nad sztucznym sercem. – Ono uratuje życie tysiącom chorych – mówi prof. Kantrowitz.

Prof. Shin-Ichi Nitta doda, że badania nad sztucznym sercem są niezwykle ważne dla Japończyków: – W naszym kraju transplantacje żywych organów są zabronione. Proteza serca to dla nich jedyna szansa.

Profesorowie są zgodni: – Ośrodek prof. Religi jest jednym z najlepszych na świecie.

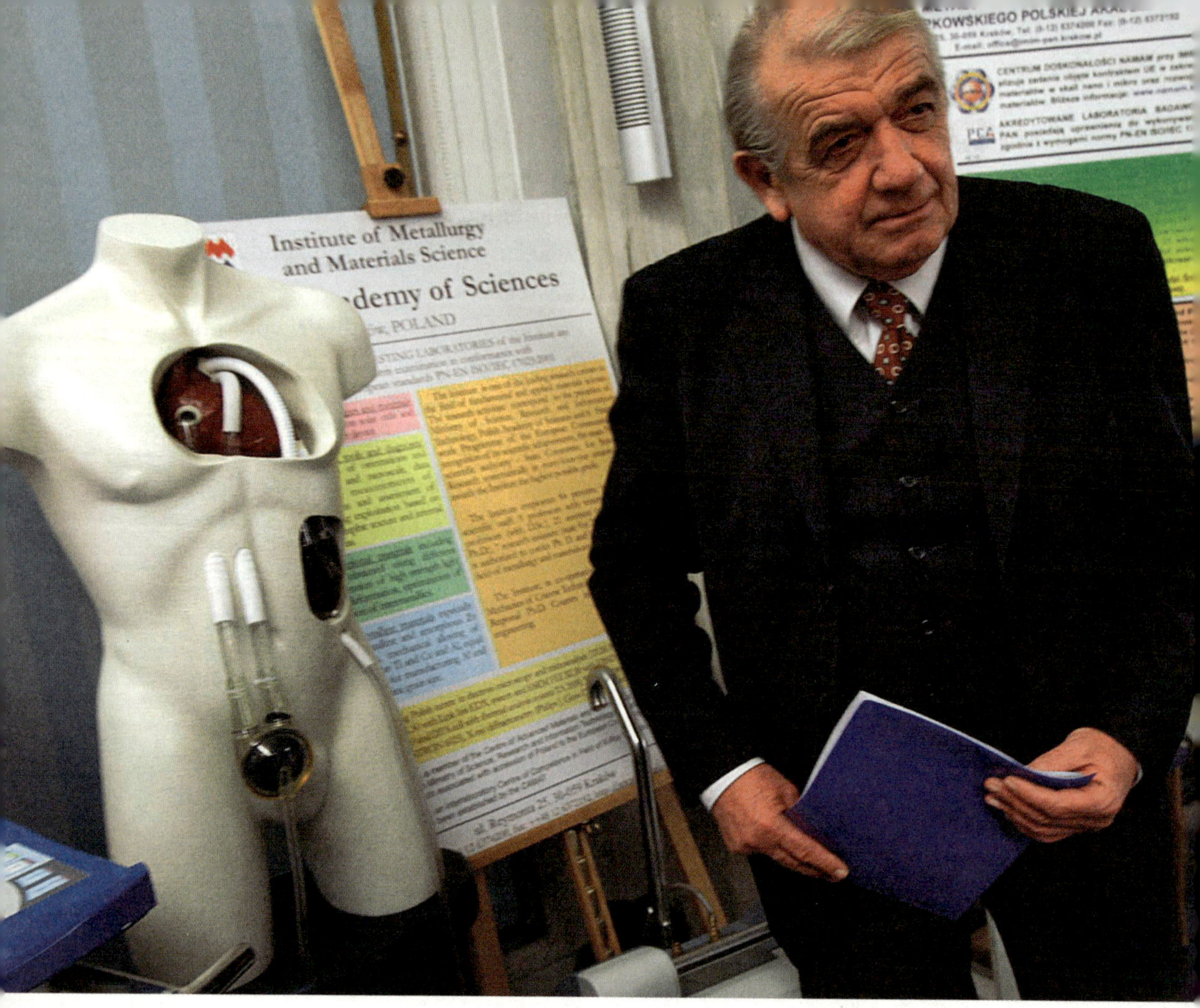

Religa: – Każdego dnia w Polsce umiera dziewięć osób, które czekają na przeszczep serca. Ile z nich można by uratować, gdyby istniało polskie sztuczne serce? Teoretycznie każdą

– No, może drugi po moim – żartuje prof. Kantrowitz.

Yukihiko Nose poważnie: – Jestem zdumiony tym, jak pracują w Zabrzu. Fenomenalną zaletą tego ośrodka są młodzi, zdolni ludzie. Najbardziej zaimponował mi sposób, w jaki konsekwentnie rozwiązują problemy.

Profesor Kantrowitz przypomina, że w wielu krajach prace nad sztucznym sercem wspomaga państwo. – Żaden prywatny inwestor nie dałby nam pieniędzy na coś, co nie gwarantuje pewnych zysków. A w Zabrzu badania finansuje prywatna fundacja. Powinniście dostać pieniądze z budżetu państwa – mówi.

Cel spełniony.

Goście spędzają w Zabrzu cztery dni, trzeba ich dobrze karmić. Fundacja wydała krocie na uroczysty bankiet na Wawelu, na więcej nie ma. Plan jest taki: księgowa pożycza od koleżanki drogą zastawę stołową, kuchnia jest na miejscu, w budynku fundacji, kelnerów daje zabrzańska restauracja Pod Kasztanami. Posiłki będą podawane w sali konferencyjnej.

Goście zachwyceni. Księgowa osobiście dogląda, jak kelnerzy ubierają stół, drży o pożyczoną zastawę, ale jest zadowolona z efektu. Japończycy też – wyciągają aparaty fotograficzne, żeby sfotografować stół. Potem impreza.

Sarna: – Z Japończykami pić niełatwo. Od stołu odeszli o 4 rano. Ja wykończony, ledwo widzę na oczy. Proponuję Relidze, żeby wypić jeszcze po kielichu, zwolnić kelnerów i zamykać kramik.

Religa macha ręką: – Nie! Najpierw dawaj mi tu wszystkich kelnerów.

Sarna wychodzi na zaplecze: – Panowie, profesor chce was widzieć.

Ustawili się w szeregu, każdemu wręczył pusty kieliszek, odkręcił butelkę wódki. Najstarszy kelner: – Panie profesorze, może ja naleję?

Religa: – Nie, teraz ja was obsłużę. Panowie, bardzo dziękuję wam za to, że dzięki wam mogłem przyjąć swoich gości na tak wysokim poziomie.

Z każdym się stuknął, uścisnął dłoń i przepili.

Kelnerzy z restauracji Pod Kasztanami pamiętają o tym do dziś.

Jak przyspieszyć prace nad sztucznym sercem? Znowu Sarna: – Mieliśmy pacjenta z wioski pod Piłą. Jego żona zadzwoniła do Religi. Panie profesorze, od dwóch lat nie wstaje z łóżka, niech go pan ratuje. Profesor podłączył go do sztucznych komór, wymienił zastawkę, serce uratował. Gdy pacjent doszedł do siebie, zaprosiliśmy go do fundacji.

Religa oprowadza gościa po budynku, przedstawia pracownikom. – To jest pacjent, któremu uratowaliście życie – mówi. Mężczyzna dziękuje ze łzami w oczach.

Sarna: – A ludzie w fundacji po raz pierwszy zobaczyli, że ich praca ma sens. Mogli dotknąć tego pacjenta. Poczuli, jak ważne jest to, co robią. Wtedy stworzyliśmy zespół.

Na stanowisku z podniesionym czołem

Na przełomie XX i XXI wieku komory, które wystają z brzucha i trzymają chorych w szpitalu, już nikomu nie wystarczają. Naukowcy pracują nad takimi, które można wszczepić w ludzkie ciało. Amerykanie już takie mają i robią próby na pacjentach, na razie poza USA. Taka pompa mieści się w specjalnej kieszeni pod przeponą, bo ma rozmiar pudełka zbliżonego wielkością do kostki masła. Z ciała wystają przewody, bo baterie, które zasilają pompę, nosi się przy pasku od spodni. Z takim urządzeniem można żyć w domu.

Ale amerykańska pompa nie jest dla każdego. Operacja i urządzenie kosztują kilkadziesiąt tysięcy dolarów. – Chcemy, żeby na naszą pompę stać było Polaków – mówi Roman Kustosz.

Model polskiej implantowalnej pompy jest już gotowy. Chirurdzy będą ją wszczepiali do klatki piersiowej. W ciele znajdzie się mały akumulator. Będzie też bateria noszona na zewnątrz przy pasku. Prace muszą się zakończyć za trzy lata.

Kustosz opowiada o kanadyjskiej fundacji, która na badania nad pompą dostała kilkadziesiąt milionów dolarów. – Chyba nas wyprzedzą, ale my nadal pracujemy. Dlaczego? Bo ich pompa, jak amerykańska, będzie droga. Na naszą każdego będzie stać. I to nie z powodu materiałów (te są tej samej jakości). U nas tańsza jest praca – wyjaśnia Kustosz.

W Zabrzu śledzą, co wymyśla świat. Ostatnio konstruktorzy pokazali pompy wirowe – tak małe, że można je zamknąć w dłoni. W fundacji też myślą o mikropompie i zastanawiają się, ile będzie mogła wytrzymać. Na razie jej pracę oblicza się na kilka lat. Dla niektórych chorych to wystarczająco długo, żeby ich serce odzyskało siły.

Jest rok 2006, a prototypu implantowalnej pompy wspomagania serca wciąż nie ma. Miał być gotowy już sześć lat temu. – Zabrakło pieniędzy – wyjaśnia Jan Sarna, dyrektor fundacji.

Tym razem Religa obiecuje, że protezę serca będzie mógł pokazać w 2007 roku. Warunek: fundacja potrzebuje na badania 25 mln zł. Do tej pory uzbierała 700 tys. zł.

Religa dla sztucznego serca oddaje swoje nazwisko. Sponsorom obiecuje, że na swoich produktach będą mogli umieszczać logo fundacji i korzystać z jego rekomendacji. Na opakowaniach margaryny i śmietany można wkrótce przeczytać, że to produkty zdrowe, służące sercu i polecane przez prof. Religę.

Bolesław Piecha, wiceminister zdrowia: – Pojechałem kiedyś z Religą do Zabrza na spotkanie z darczyńcami. Restauracja Pod Kasztanami. Osłupiałem, bo kiedyś był high life, Placido Domingo, José Carreras, prezesi banków i spółek giełdowych. Teraz dziwni biznesmeni, sygnety na palcach. Wójt jakiejś gminy, szef masarni i piekarz, który sprzedawał chleb Religi. Złotówka z każdego bochenka na konto fundacji. Oniemiałem, chciałem wiać.

Religa stara się, żeby pieniądze na sztuczne serce zapewnił rząd. Ma powstać finansowany z budżetu program „Polskie sztuczne serce". Założenia opracowane w zabrzańskiej fundacji popiera Ministerstwo Nauki („pozytywna opinia"), Rządowe Centrum Studiów Strategicznych („zgodność z Narodowym Programem Rozwoju") oraz kancelaria premiera („nie zgłasza uwag"). Minister finansów też się zgodzi, o ile tylko wszyscy inni ministrowie złożą się na program z własnych pieniędzy i on z budżetu nic nie będzie musiał dorzucać.

Religa jest pewien, że rząd Kaczyńskiego przyjmie program w ciągu kilku tygodni. Wtedy z Ministerstwa Zdrowia na budowę sztucznego serca pójdzie aż 10,5 mln zł, a resztę – 19,5 mln – da Ministerstwo Nauki. „Gazeta Wyborcza" zastanawia się, czy zdobywając pieniądze dla fundacji, Religa nie wykorzystuje stanowiska?

Odpowiada: – Pewnie, że tak! I co z tego?! Robię to z czystym sumieniem i podniesionym czołem. Rozmawiałem o sztucznym sercu z premierami Buzkiem i Millerem. Nie wypaliło. Teraz jestem blisko. Gdybym tych pieniędzy nie zdobył, sam bym siebie potępił.

Podkreśla, że nie robi tego dla siebie, bo nie on będzie wszczepiać sztuczne serca. Kiedy został ministrem zdrowia, zawiesił działalność w fundacji.

– Dalej jestem twarzą fundacji, bo ona beze mnie nie istnieje. Ale ja już tam nie wrócę. To nie będzie serce dla Religi, tylko dla Polski – zapewnia.

Relidze można wierzyć, ale ministrowi zdrowia trzeba patrzeć na ręce. „Wyborcza" drąży. Na podobne projekty bogate kraje Zachodu wydają po kilkaset milionów euro, a Relidze wystarczy 30 mln zł? Na pewno? Przegląda sprawozdania fundacji. Wynika z nich, że znaczną część pieniędzy od sponsorów wydaje na pensje. W 2000 roku zebrała 3 mln zł, a na cele badawcze wydała 43 proc., w 2001 roku tylko 40 proc. z przeszło 4 mln zł, w 2005 roku udało się lepiej – z około 5 mln zł ponad połowa poszła na naukę. Na 57 zatrudnionych osób jest aż pięciu dyrektorów. W 2004 roku zarabiali średnio po 8 tys. zł brutto na miesiąc.

Gorzej zarabiają pracownicy naukowi, kilku nawet odeszło.

Religa poirytowany: – Dyrektorzy przynoszą do fundacji pieniądze, przecież nie będą tego robić za darmo! Bez dużych pieniędzy nie uda się dzisiaj niczego osiągnąć. Kiedyś było łatwiej osiągnąć sukces.

Teraz łatwiej o porażkę. Fundacja stara się o grant z Komitetu Badań Naukowych. W latach 1999-2000 dostaje milion złotych na budowę robota kardiochirurgicznego. Jednego z nich o imieniu Ezop w 2000 roku testują kardiochirurdzy w klinice w Ochojcu. Robota nowej generacji można zobaczyć najbliżej w Lipsku, w klinice Friedricha Mohra. Najtańszy kosztuje milion dolarów. Zawrotna suma.

Fundacja Rozwoju Kardiochirurgii też chce konstruować robota. Zamieszcza ogłoszenie: zgłaszać się mogą wszyscy. Lekarze, inżynierowie, biolodzy. W Instytucie Protez Serca mogą pisać swoje prace magisterskie, doktoraty. Każdy ma szansę w tym uczestniczyć.

– Minirączka na długim patyku – mówi o robocie prof. Andrzej Bochenek, kardiochirurg, który jako pierwszy w Polsce operował z użyciem robota. Z pomocą minirączki można bez rozcinania klatki piersiowej i piłowania mostka wymienić w sercu jedną zastawkę i zrobić jeden by-pass. Chirurg siedzi z dala od stołu operacyjnego, wydaje ustne polecenia i porusza końcówkami ramion robota. Jego normalny ruch przekłada się na maleńki ruch narzędzia. Robot zapewnia większą precyzję.

– To dopiero początek. Tak jak z samochodami. Pierwsze też jeździły. Ale jakie miały osiągi? – zapowiada Nawrat.

Czy możliwe, że kiedyś operatorem robota będzie człowiek, który w życiu nie miał w ręku skalpela? Przecież do sprawnego przeprowadzenia operacji wystarczy mu joystick. Chirurg stanie się niepotrzebny?

– Niewykluczone – odpowiada sam sobie Religa. – Na szczęście nie czeka to ani mnie, ani mojego syna, ani nawet wnuka.

Stworzenie amerykańskiego robota kosztowało 160 milionów dolarów. Fundacja na budowę swojego ma na razie milion złotych. Ale wszystko jest możliwe. Tego nauczyli się od Religi.

– Przy nim rosną nam skrzydła – mówią.

Efektów brak. Nie ma robota, pompy wszczepianej w ciało chorego ani nawet aparatu do wykrywania odrzutów u pacjentów po przeszczepach (KBN dał na ten cel 328 tys. zł). Eksperci z Fundacji Batorego działającej na rzecz demokracji i przejrzystości w życiu publicznym różnią się w opiniach o postępowaniu ministra Religi.

Jedni: – Kierowanie publicznych pieniędzy do fundacji, z którą jest się związanym, może budzić wątpliwości. Fundację należałoby prześwietlić, ale nie wylewać dziecka z kąpielą. W Polsce jest tak mało innowacyjnych projektów, że warto inwestować w ludzi, którzy mają własne pomysły. A nuż im się uda.

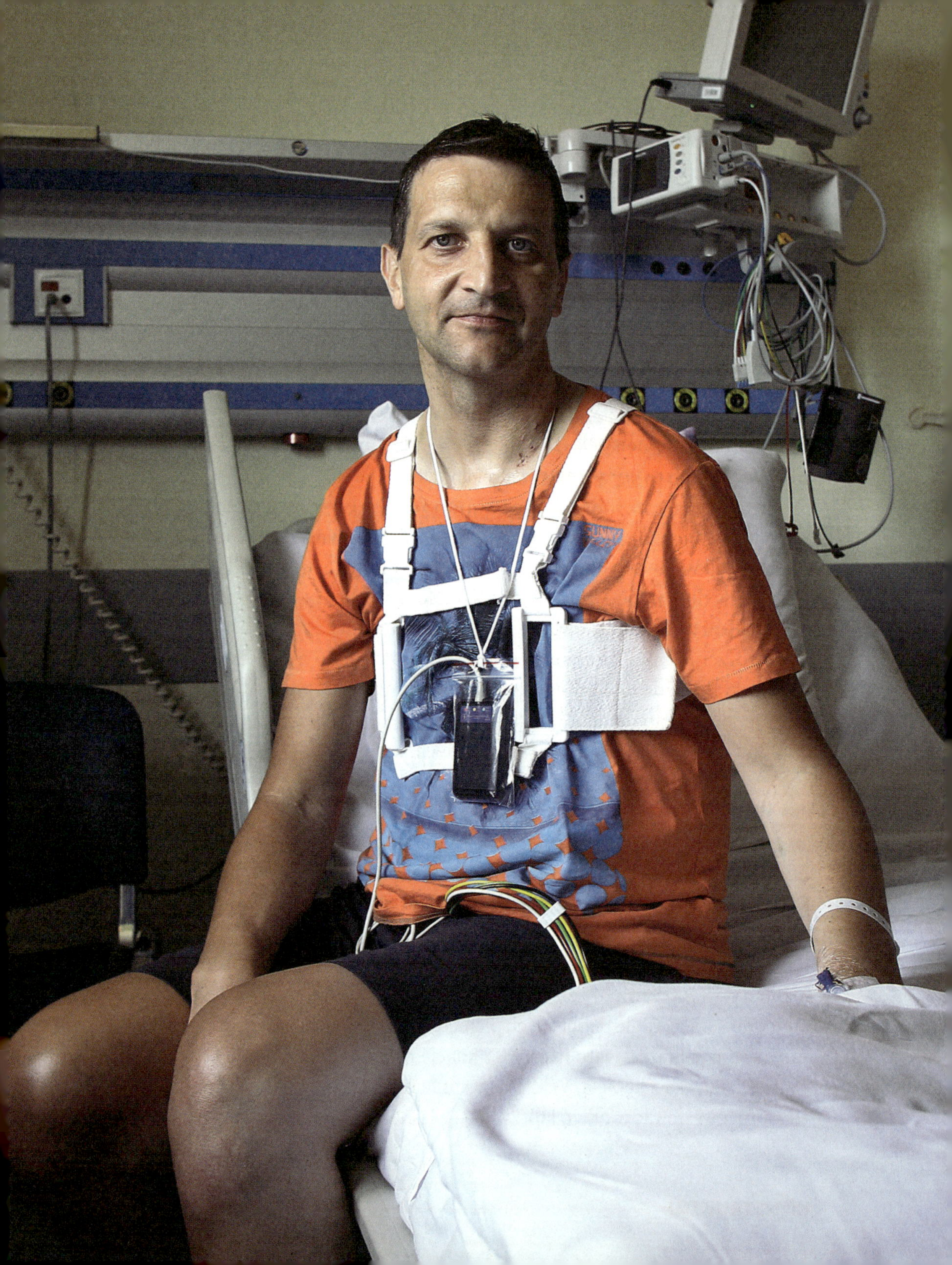

Drudzy: – To śliska sprawa. Jeśli rząd chce finansować budowę sztucznego serca, niech rozpisze konkurs. Jeśli fundacja go wygra – zgoda, ale kierowanie znacznych pieniędzy bez przetargu wprost do nich budzi wątpliwości.

Religa: – Premier już się zgodził na ten program, i to bez mojej interwencji. Teraz trzeba tylko, by rząd to klepnął. Jedyne moje zmartwienie to to, czy rząd się wcześniej nie rozleci.

Pytany pod koniec życia o swój największy zawodowy sukces Religa powie: – Dwie rzeczy. Pierwsza to rozpoczęcie transplantacji serca w warunkach, w których to się w ogóle nie powinno udać. Druga to polskie sztuczne serce. Powtarzam: polskie, zrobione przez polskich inżynierów i stosowane w polskich klinikach. Przeszczep serca, który zrobiliśmy 1985 roku, ktoś inny pewnie by zrobił w 1988 czy 1989 roku. Ale sztucznych komór nie chciał robić nikt oprócz mnie. Uratowały życie kilkuset ludziom. To mi daje przeświadczenie, że coś dobrego zrobiłem.

W 2007 ministrowie nauki i zdrowia rozpisują konkurs. Fundacja Rozwoju Kardiochirurgii zostaje koordynatorem rządowego programu wieloletniego „Polskie sztuczne serce". Z 30 milionów sama dostanie niecałe siedem, większość już po śmierci Religi. Resztę pieniędzy podzielono między szpitale w Zabrzu i Aninie, które testowały nowe protezy serca, oraz inżynierów z kilku politechnik, którzy nad nimi pracowali.

Rafał Jaracz czekał na przeszczep. Po 520 dniach z wszczepioną pompą jego serce się zregenerowało i transplantacja nie była już potrzebna

Polskie komory (wszczepiono je już trzystu pacjentom) udaje się poprawić. Korzystają kolejni chorzy, jak 17-letni Paweł spod Gorzowa Wielkopolskiego. Cierpiał na kardiomiopatię rozstrzeniową – paskudną chorobę, która sprawia, że między włóknami mięśnia sercowego, które normalnie biegną jedno obok drugiego, pojawiają szczeliny, przez które zaczyna przepływać krew. Serce staje się jak gąbka, potrzebne jest nowe.

Paweł jest dobrym uczniem, zbiera same szóstki, ale nie może chodzić do szkoły. Leży w zabrzańskim szpitalu, czeka na dawcę serca. Skleja modele samolotów i statków, od „Titanica" po dawne żaglowce. Największy z nich nazwie „Jerzy Pacholewicz" na cześć kardiochirurga, który wszczepił mu pompę zbudowaną w fundacji Religi. Bez niej chłopak nie przeżyłby 358 dni – tyle musiał czekać na nowe serce.

Rafał Jaracz to rekordzista. Potężny, wysoki, lubił sport, jeździł po górach na rowerze. Gra w piłkę, na boisku dostaje zadyszki, musi zejść. Nie przypuszcza, że to serce. A jednak. Jest powiększone, jak flak. Jaracz przyjeżdża do Zabrza. Lekarze wszczepiają mu polską pompę. Po operacji przybiera dziesięć kilogramów. Teraz waży już sto. Profesor Marian Zembala nie pozostawia mu złudzeń – od roku nie zgłoszono ani jednego dawcy powyżej 90 kg z jego grupą krwi. Rafał, podpięty do pompy, zaczyna ćwiczyć na bieżni i rowerze. – Czy ktoś uwierzy, że przejechałem w szpitalu 3300 km!? – pyta. Po 520 dniach na pompie – to najdłużej na świecie – jego serce regeneruje się samo. Rafał nie potrzebuje już przeszczepu. Wraca do Jeleniej Góry.

Pomp z Zabrza, które można wszczepiać do ciała, wciąż nie ma. Za to za pieniądze z rządowego programu udaje się kupić cztery aparaty HeartWare. Skonstruowali je Australijczycy, teraz produkują Amerykanie. Przypominają grzybek. Jego trzonek wyposażony w wirnik znajduje się wewnątrz serca. Kapelusz z silniczkiem poruszającym wirnik na ścianie zewnętrznej mięśnia sercowego. Silniczek jest zasilany przez akumulator, który pacjent nosi na ramieniu lub pasku. Zagląda do szpitala tylko na kontrolę.

W warszawskim Instytucie Kardiologii nowe protezy wszczepił doktor Grzegorz Religa, a w Śląskim Centrum Chorób Serca w Zabrzu – docent Jerzy Pacholewicz. Sprawdziły się i dziś pompy HeartWare nosi w sercu już kilkudziesięciu Polaków.

Potrzebujących będzie coraz więcej, bo serc do przeszczepu jest coraz mniej. Lekarze potrafią uratować coraz więcej chorych z udarem mózgu czy urazem głowy i coraz mniej ludzi ginie w wypadkach.

Fundacja Rozwoju Kardiochirurgii nie spoczywa na laurach. Stara się o pieniądze z Unii Europejskiej i za dwa miliony buduje linię do produkcji całkiem nowej pompy zewnętrznej. Nazwali ją Religa Heart. – Technologia poszła do przodu. Dysponujemy nowymi materiałami i większym doświadczeniem. Najwyższy czas, by wykorzystać to do budowy nowych protez – mówił na otwarciu Roman Kustosz.

Religa Heart to pompa pneumatyczna, jak jej poprzedniczki. Ma jednak zmieniony kształt, nowe membrany i zastawkę pokrytą mikroskopijnej grubości warstwą węgla nazywanego diamentowym. Jednostka napędowa to już nie potężna szafa na kółkach, ale mała walizka.

Pierwszą pompę typu Religa Heart Grzegorz Religa wszczepia w Aninie w 2013 roku: – Na drogą zagraniczną pompę trzeba czekać, bo jest za droga i nie można jej zamawiać na wszelki wypadek. Religa Heart jest tania i może leżeć na półce. W każdej chwili mogę po nią sięgnąć.

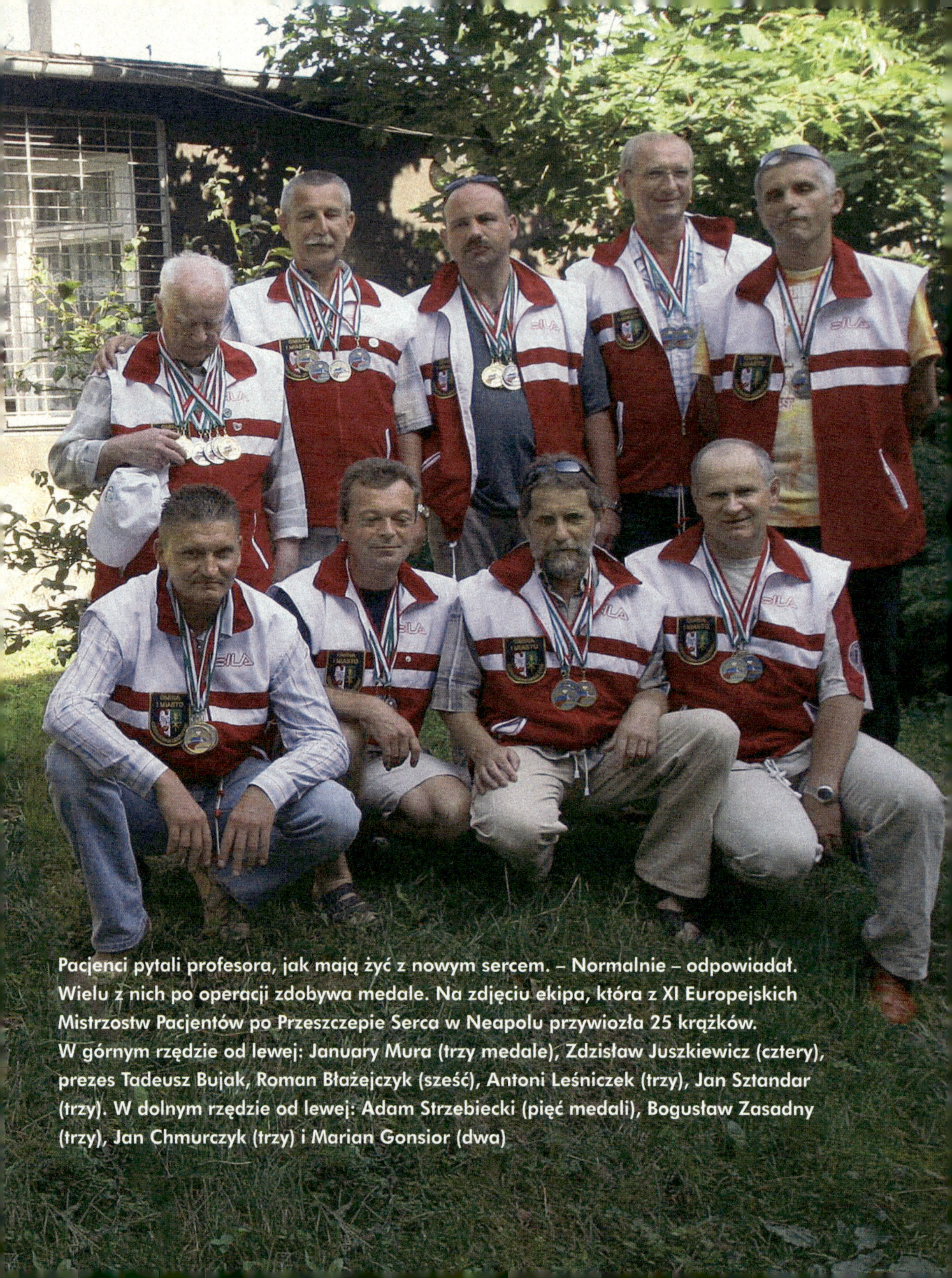

Pacjenci pytali profesora, jak mają żyć z nowym sercem. – Normalnie – odpowiadał. Wielu z nich po operacji zdobywa medale. Na zdjęciu ekipa, która z XI Europejskich Mistrzostw Pacjentów po Przeszczepie Serca w Neapolu przywiozła 25 krążków. W górnym rzędzie od lewej: January Mura (trzy medale), Zdzisław Juszkiewicz (cztery), prezes Tadeusz Bujak, Roman Błażejczyk (sześć), Antoni Leśniczek (trzy), Jan Sztandar (trzy). W dolnym rzędzie od lewej: Adam Strzebiecki (pięć medali), Bogusław Zasadny (trzy), Jan Chmurczyk (trzy) i Marian Gonsior (dwa)

BÓG

Jest 1.30 w nocy. Lekarze zaczynają się myć do operacji. Ktoś woła: Serce! I wszystko przyspiesza. Pacjent podłączony do sztucznego krążenia (maszyna zastąpi serce i będzie wpychać do jego ciała 4,6 litra krwi na minutę), piła przecina mu mostek, chirurdzy rozchylają żebra metalową ramą.

Chirurg ostrożnie wycina stare serce i wkłada je do miski. Człowiek bez serca, z pustą klatką piersiową, zawsze robi niesamowite wrażenie, nawet po latach, kiedy transplantacja jest już zabiegiem rutynowym.

Operacja nie jest skomplikowana. Cztery zespolenia: serce dawcy należy połączyć z aortą i tętnicą płucną oraz żyłą główną i płucną biorcy. Sprawny chirurg zrobi to w pół godziny.

Moment prawdy – lekarze popuszczają klemy i pozwalają krwi płynąć do nowego serca. Czasem trzeba mu pomóc, ale zwykle samo podejmuje pracę. Wystarczy sprawdzić, czy połączenia są szczelne, i można zamykać klatkę piersiową. Trzy godziny i po zabiegu.

Chodnik zasłany świeżo zerwanymi różami

Tadeusz Bujak, inżynier górniczy, nowe serce dostaje w 1997 roku. Stare nagle odmawia mu posłuszeństwa. Jeszcze latem Bujak chodzi po Beskidach, jesienią jakaś grypa. Lekceważy ją, nie leczył się, potem ciągłe infekcje górnych dróg oddechowych: gardło, oskrzela, płuca. Czuje się coraz gorzej, słabnie. Kardiolodzy rozkładają ręce: grypa zniszczyła serce.

Zapisują go na tzw. zimną listę oczekujących. Mówią, że lepsze najgorsze własne serce niż najlepsze cudze. Musi czekać. W grudniu 1996 roku po kolejnej grypie traci przytomność w drodze do łazienki, droga do sklepu pod blokiem zabiera mu godzinę. Nie może się podnieść z łóżka. Jest już pacjentem „gorącym". Boi się, że nie doczeka operacji. Czuje, że umiera.

Kiedy dzwonią z kliniki, nie odczuwa ani radości, ani strachu. Myśli tylko o tym, czy zgolić brodę. Hodował ją latami, a jeśli nie odrośnie?

Karetka zabiera go do szpitala, na badaniu pomiaru oporów płucnych traci przytomność.

Kiedy się budzi, jest już po operacji.

Zapisuje potem w pamiętniku: „Serce, którego bicie czuję, nie jest moje. W ustach mam rurę prowadzącą do płuc, wymuszającą oddech, ale jednocześnie uniemożliwiającą mówienie. Muszę się poddać narzuconemu rytmowi oddechu, bo zacznę się dusić. Jest to chyba najszczęśliwsza chwila mojego życia, pomimo że jestem podłączony do różnych aparatów, na szyi przecięto mi żyłę i wprowadzono tzw. głębokie wkłucie, przez które podawane są leki, z brzucha wychodzą mi dwie rury odprowadzające wydzieliny, a nieco wyżej wychodzą z ciała dwa przewody elektryczne – elektrody wychodzące z serca. W żyłach na rękach mam wkłute wenflony, przez które otrzymuję kroplówki. Natomiast szokująco małe jest cięcie pooperacyjne, zasłonięte niewielkim opatrunkiem przyklejonym plastrami".

Jest pechowcem. Zaraz po transplantacji ma nietypowy odrzut serca – lekarze ratują go po raz drugi.

W pamiętniku: „Drżą mi ręce, wypadają włosy i pogorszył mi się wzrok – czytałem bez okularów, a teraz je muszę wkładać nawet do pisania – ale będę żył".

Lekarze każą mu się zdrowo odżywiać, nie jeść słodyczy, unikać grejpfrutów, bo w niekontrolowany sposób podnoszą poziom cyklosporyny w organizmie. Nie chce być bezczynny. W szpitalu poznaje innych pacjentów. Jedni przed przeszczepem, inni po nim – wszyscy tak samo przestraszeni.

Zapisuje się do Stowarzyszenia Transplantacji Serca, które działa od 1988 roku. Wkrótce Bujak zostaje prezesem. Opisuje własne doświadczenia, zbiera relacje pacjentów, wyciska wiedzę z lekarzy i pielęgniarek.

W poradnikach radzi:

„– Budzisz się po operacji. Nie bój się, pielęgniarka kontroluje wszystkie twoje funkcje życiowe na monitorze; uspokój się i oswój z otoczeniem.

– Usunięto ci rurkę intubacyjną, odczujesz kolosalną ulgę, ale męczy cię pragnienie. Ale nie możesz pić, bo zaszkodzisz nerkom, które i tak są obciążone. Musi ci wystarczyć zwilżenie ust.

– Dbaj o czystość jamy ustnej, myj zęby po każdym posiłku i płucz nystatyną przynajmniej sześć razy dziennie, bo grzybica jamy ustnej to efekt uboczny działania leków immunosupresyjnych.

– Może się pojawić drżenie rąk, nadmierny porost włosów, przerost dziąseł, zmiany na skórze – to skutki uboczne działania cyklosporyny.

– Utrzymuj ciało w idealnej czystości, kąp się dwa razy dziennie!

– Nie zamykaj się w sobie – nie mów, że wszystko jest w porządku, jeśli czujesz inaczej.

– Seks po wyjściu ze szpitala? Tak, ale do zagojenia się mostka tylko bierny.

A generalnie to życie po przeszczepie serca »jest jak chodnik zasłany świeżo zerwanymi różami, po których trzeba przejść bosymi stopami. Wygląda pięknie, ale kolce bardzo ranią i nieraz trzeba zacisnąć zęby z bólu«".

Tadeusz Bujak przeżył z nowym sercem 12 lat.

O cierniach sporo wie Roman Wewiór z Gdańska, z sercem 17-letniego chłopaka, ofiary wypadku samochodowego. Po przeszczepie wrócił do pracy – prowadził wagon Wars w pociągach dalekobieżnych, ale lekarze wykryli u niego chłoniaka. Jedna chemioterapia za drugą, wreszcie trzecia. Pokonał raka, ale wysiadły nerki – działanie uboczne leków zapobiegających odrzuceniu obcego narządu. Przeszczep nerki, kilka lat spokoju i znowu rak. Chemia. – Schudłem 13 kilo, twarz zapuchnięta, ani włosów na głowie, ani brwi. Nie mogę na siebie patrzeć – mówił.

Roman Wewiór po transplantacji żył 20 lat.

Są też inne opowieści.

Tadeusz Żytkiewicz, dziewiętnasty pacjent profesora Religi. Dwa lata do dziewięćdziesiątych urodzin, a wciąż szczupły i wyprostowany. Inspektor oświatowy z warszawskiego Grochowa, zawsze w ruchu, sportowiec, a mimo to zawał. Ma wtedy 44 lata. Medycyna w 1970 roku zna jedyny sposób leczenia – leżeć, aż się serce samo zabliźni. Trzy miesiące w łóżku, niemal bez ruchu, ale wraca do pełnej aktywności. Przez dwanaście lat serce się nie odzywa, ale w 1982 roku kolejny zawał, dwa lata później – trzeci.

Żytkiewicz nie ma sił pracować, idzie na emeryturę. Jeśli spacer, to najwyżej wokół domu, wejście na drugie piętro – ogromny wysiłek. Lekarze nie dają mu szans, ale on nie chce się pogodzić z losem.

Polska mówi o pierwszym udanym przeszczepie serca, a w pana Tadeusza wstępuje nadzieja. Lekarze nie chcą mu dać skierowania do Zabrza, nie wierzą w skuteczność zabiegu, więc pisze do Religi krótki list, ledwie trzy zdania: „Jestem nauczycielem. Choruję na serce. Proszę mi pomóc".

Religa odpisuje, zaprasza do Zabrza. Żytkiewicza bada najpierw profesor Pasyk i gasi nadzieję: – Jest pan za stary, ma już ponad 60 lat, a takim serca się nie przeszczepia.

Ale Żytkiewicz uparty, czeka pod gabinetem Religi. Profesor długo się zastanawia, rozważa by-passy, ale w końcu mówi: – Nie ma żadnej bariery wieku. Jeśli nerki i płuca są zdrowe, będziemy przeszczepiać.

4 sierpnia 1987 roku o godz. 10 żona pana Tadeusza odbiera telefon z Zabrza.

– O północy zaczęła się operacja – wspomina. – Obudziłem się w południe. To było cudowne. Nowe serce biło we mnie mocno. Wiedziałem, że jestem na ziemi, że żyję. Po dwóch dniach wstawałem z łóżka. Przyjechała rodzina. Wtedy poczułem, jak to dobrze, że na operację pojechałem sam, bo przy nich się rozkleiłem.

Po tygodniu kryzys. – Męczyłem się strasznie – mówi. – Jeszcze przed operacją bardziej niż śmierci bałem się niepełnosprawności, skazania na pomoc innych w najprostszych czynnościach i wtedy, w tym momencie kryzysu, ogarnęły mnie wątpliwości, czy było warto... aż napiąłem mięśnie i przez sączki założone do klatki piersiowej zaczęła wychodzić ze mnie cała ropa, która tam była. Od tego momentu zacząłem dochodzić do siebie.

W ośrodku rehabilitacyjnym w Reptach Żytkiewicz zaprzyjaźnia się z dwoma „przeszczepieńcami" z Zabrza: Januszem Badurskim i Romanem Wiewiórem. – Mieli operację mniej więcej w tym czasie co ja. Cieszyliśmy się z życia jak nigdy. Tryskaliśmy humorem. Chodziliśmy do sklepu i podrywaliśmy ekspedientki.

Do domu wraca w swoje imieniny, 28 października. Witają go jak zmartwychwstałego, zwłaszcza lekarze, którym nie powiedział, że wybiera się na przeszczep do Zabrza.

Po zabiegu dostaje książeczkę inwalidzką, może na nią kupić „malucha" bez kolejki. Wykorzystuje szansę, w wieku 62 lat robi prawo jazdy i kupuje auto. Pyta profesora, czy może wrócić do pracy w szkole. Lekarze radzą ostrożność, bo leki przeciw odrzutowi bardzo obniżają odporność, ale profesor macha ręką: – Jak będzie grypa, zrobisz sobie przerwę.

Żytkiewicz uczy historii i wiedzy o Polsce i świecie w liceum medycznym na Pradze. W 2000 roku idzie na emeryturę. Wysiadają mu nerki, na przeszczep czeka pół roku. Znów jest sprawny, nie przestaje działać społecznie. Działa w Stowarzyszeniu Transplantacji Serca, jeździ na wschód, zwiedza kościoły greckokatolickie.

Ma serce taksówkarza, 40-latka z Krakowa. Mężczyzna powiedział swojej żonie: „Jakby mi coś się stało, oddaj moje serce Relidze". Niedługo potem miał wypadek. Kobieta opowiedziała o tym Żytkiewiczom przez telefon, sama ich odszukała. Chciała się umówić, ale odmówili. Nie mieli odwagi się spotkać.

Tadeusz Żytkiewicz z nowym sercem żyje 27 lat, najdłużej w Polsce.

Mąż chyba nie chce powiedzieć wszystkiego

W lipcu 1987 roku, niecały miesiąc przed Żytkiewiczem, do kliniki w Zabrzu przywożą Jerzego Badurskiego. – Miałem małe szanse na dalsze życie. Leżałem i patrzyłem w sufit. Nie mogłem nawet mieszkać w swoim mieszkaniu, bo wejście na trzecie piętro było dla mnie niewykonalne – opowiada. – Profesor Andrzej Bochenek kwalifikował mnie do przeszczepu. Nie od razu chciałem się zgodzić – do takiej decyzji bardzo trudno dojrzeć.

– Mąż chyba nie chce powiedzieć wszystkiego – wtrąca Anna Badurska. Siedzi obok niego w fotelu i pilnuje, żeby wszystko mówił dokładnie. – Mąż nie chciał się zgodzić na przeszczep, bo nie wierzył, że będzie żył dłużej niż pół roku. Zresztą wszyscy to sobie wyobrażali tak: „przeszczepieniec" chodzący o lasce, spędzający życie za szybą i jego żona, wieczna pielęgniarka. Niechętny przeszczepom był też Kościół, a wielu ludzi uważało je za coś niemoralnego. Pamiętam dobrze moment, w którym zaczęliśmy nabierać nadziei. Włączyłam telewizor, leciał właśnie program z Piotrem Macurą, przewodnikiem górskim, który już rok żył z nowym sercem. Niesamowite! Chciałam natychmiast do niego jechać, zapytać o wszystko. Mąż jeszcze nie wierzył, wyłączył telewizor. Resztę naszych wątpliwości rozwiał profesor Leszek Giec z Ochojca – to on nas przekonywał, że człowiek po przeszczepie nie jest kaleką.

W lipcu 1987 roku u Badurskich zadzwonił telefon. Jest serce – młode, 22-letnie. Zgadza się grupa krwi. – Pamiętam moment, w którym się obudziłem – wspomina. – Stali nade mną lekarze. Kazali mi się cieszyć, bo wszystko poszło dobrze. A ja nie miałem siły, czułem ogromny ból głowy. Nic mnie wtedy tak nie śmieszyło, jak ich zapewnienia, że za cztery dni będę chodził.

Kiedy Jerzemu Badurskiemu wszczepiono nowe serce, miał 47 lat. Po operacji wrócił do domu. Żona dostała w klinice kasetę z instrukcją, jak ma przygotować dom na przyjęcie męża. – Całe mieszkanie wywróciłam do góry nogami – przypomina sobie. – Żadnych zarazków, żadnego kurzu. Sterylna czystość. Nie wolno było mieć nawet psa, ale za żadne skarby nie chciałam się go pozbyć. Mąż postanowił zaryzykować i pies został.

– Na początku próbowałem jakoś organizować sobie czas. Spacerowałem z psem, pracowałem w ogrodzie. Ale szybko mi się to znudziło.

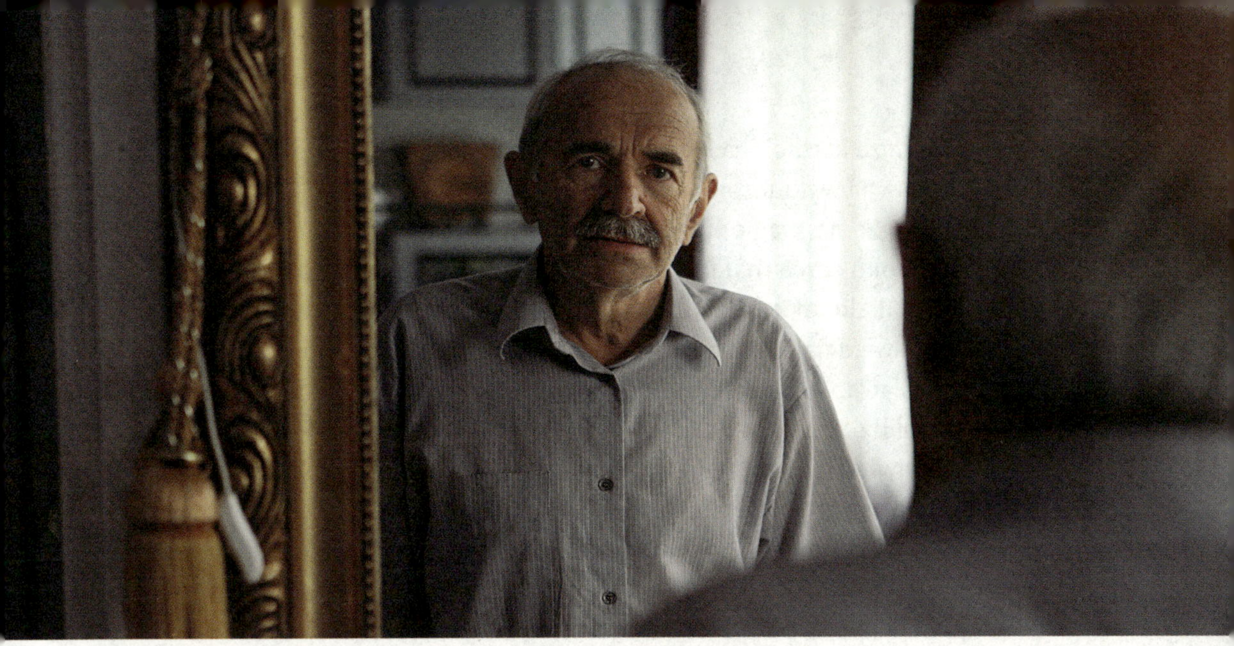

Jerzy Badurski był dziesiątym pacjentem z przeszczepionym sercem. Kiedy obudził się po operacji, stali nad nim lekarze. – Kazali mi się cieszyć, bo wszystko poszło dobrze. A ja nie miałem siły, czułem ogromny ból głowy. Nic mnie wtedy tak nie śmieszyło, jak ich zapewnienia, że za cztery dni będę chodził – wspominał

Zacząłem szukać pracy – opowiadał. – Nikt nie chciał mnie przyjąć, uważano mnie za kalekę. Wtedy profesor Religa dał mi taki żelazny list – zagwarantował w nim, że jestem zdrowym człowiekiem. Przyjęła mnie Huta Bankowa w Dąbrowie Górniczej.

Każdego roku wyjeżdża z żoną w góry. Dwa lata temu zdobyli sześć schronisk w Tatrach. Pani Anna wyciąga album ze zdjęciami: – O, tu mój mąż ze mną nad Czarnym Stawem...

Badurski umiera w 2010 roku, 23 lata po przeszczepie.

Pod koniec lat 70. życie Stanisławy Skwarlińskiej z Koszalina zmieniło się w piekło. Lekarz podczas rutynowych badań okresowych stwierdził wadę serca. Diagnoza kardiologa była jak wyrok: niedomykalność i zwężenie zastawek, operacja wykluczona – zbyt duże ryzyko. A w domu dwoje małych dzieci. I zmęczenie, ciągłe zmęczenie, nawet podczas schodzenia z górki.

W 1985 roku serce malarki ozdób choinkowych zaczęło „skakać i bić na opak". Skakało tak przez kilka lat. Schudła, w płucach pojawił się płyn. – Lekarka powiedziała, żebym spokojnie czekała w domu na śmierć – wspomina Stanisława. – Akurat urodził się wnuczek. Wniósł tyle życia, a ja na wózku inwalidzkim, postanowiłam przeżyć dla wnuka.

W telewizji usłyszała, że jest na Śląsku klinika, w której robią operacje na otwartym sercu. Błagała lekarzy, żeby ją tam wysłali. Odmawiali. Znajomi z Bielska zdobyli dla niej adres kliniki. Stanisława napisała do Religi list i włożyła do koperty wyniki ostatnich badań.

Odpisał. Koperta od profesora była cienka – oznaczało to, że nie odsyła dokumentów. Prosił o przyjazd do Zabrza. Był czerwiec 1987 roku. Pojechała. Ważyła 40 kg, była żółta, bo przestała pracować wątroba, traciła apetyt. Niecały rok później stała się pierwszą Polką z przeszczepionym sercem.

Sprząta, pierze, robi zakupy. Gdy po powrocie ze szpitala wsiadła na rower, znajomi wytrzeszczyli oczy: – Staśka, czyś ty zmysły postradała, z cudzym sercem na rowerze jeździsz!?

Stanisława Skwarlińska od 26 lat żyje z przeszczepionym sercem.

W 1993 roku Zenonowi Frydrychowiczowi z Rybnika serce 19-latka wszczepił doktor Cichoń. Była to 105. transplantacja wykonana w Zabrzu.

– Krzyżyk postawiono na mnie już na kardiologii – opowiadał nam. – Miałem serce zniszczone czterema zawałami. Profesor Bochenek próbował założyć mi by-passy, ale jak zobaczył moje serce, zrezygnował. To on przekonał mnie, że powinienem się zgodzić na przeszczep. Bałem się.

Ostatni zawał w lutym 1992 roku, na serce czekał półtora roku. – Wtedy wydawało mi się, że to strasznie długo. Denerwowała mnie niska wydolność fizyczna organizmu – nie mogłem nawet równocześnie iść i mówić. Na szczęście byłem w dobrej formie psychicznej, ale był coraz większy strach, że mogę nie zdążyć.

Pamięta dzień, kiedy zadzwonił telefon z Zabrza. 11 czerwca 1993 roku w piątek, wpół do siódmej wieczorem. Padał deszcz. – Pomyślałem, że nadszedł mój czas. Żona pojechała ze mną do Zabrza. Kiedy leżałem na sali, ona czekała na portierni. Widziała wnoszony w biegu pojemnik z moim nowym sercem – opowiadał. – Profesor Religa był na sali operacyjnej, ale już wówczas stosował zasadę, że włączał się do operacji tylko wtedy, gdy następowały jakieś groźne komplikacje. U mnie wszystko szło jak po maśle. Obudziłem się w sobotę. W niedzielę mogłem już rozmawiać, w poniedziałek chodziłem.

Z nowym sercem przeżył 20 lat.

Oddaj serce, bandyto!

O przeszczepach krążą legendy. Ludzie chcą wiedzieć, czy to prawda, że po operacji biorca przejmuje cechy dawcy.

– Bzdura – złości się Religa.

Ale historia Tomka utwierdza plotkę. To ten chłopak, dla którego Religa wysyła wojskowy samolot na Tempelhof po sztuczne serce. Chłopak wspomagany przez maszynę przez 12 dni czeka na dawcę. Przeszczep się udaje, Tomek wraca do rodzinnego miasteczka. Rzuca szkołę, bo „ma takie zaległości, że nie warto", zaczyna się włóczyć z kolegami. Piją, palą. Sensacja: Tomek napada na staruszkę, zabiera jej portmonetkę. Przed policją ucieka z taką zwinnością, że nie mogą go dogonić.

Wielka afera, chłopak na czołówkach gazet. Ludzie szepczą, że być może dostał organ od jakiegoś bandyty i zmienił mu się charakter. Ale nie współczują. Na ulicy wołają: „Oddaj serce, bandyto!".

Rodziny dawców proszą lekarzy, żeby narządy nie trafiły do jakiegoś przestępcy albo człowieka, który ich nie uszanuje.

17-letni syn Marii spod Myszkowa ginie w wypadku samochodowym. Matka zgadza się na pobranie serca, wątroby, nerek i rogówek. Ale na kartce pisze zastrzeżenie: „Dla uczciwych ludzi". Lekarz obiecuje, że podepnie wiadomość do przesyłki.

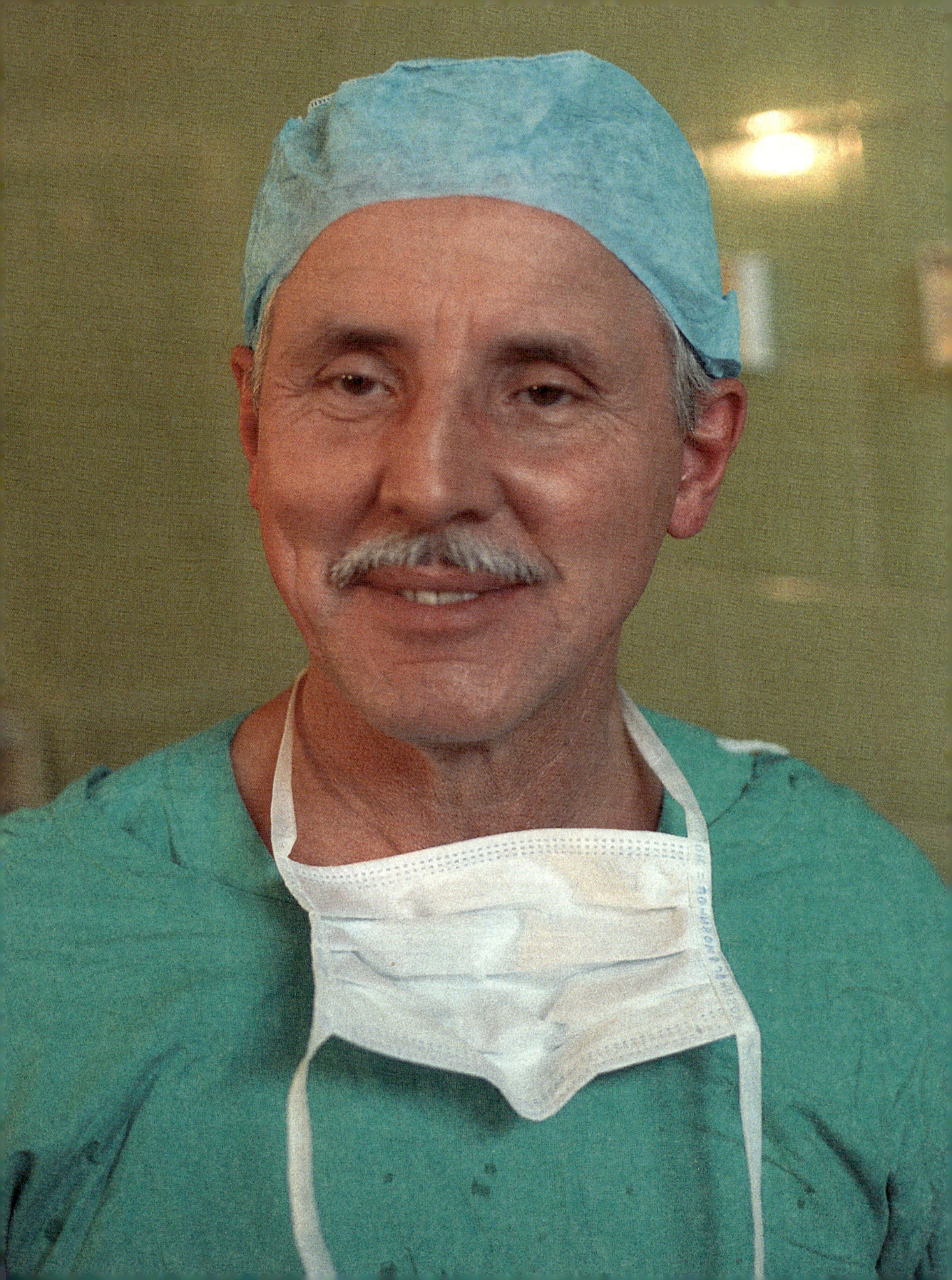

Maria sprawdza. Dowiaduje się, że serce dostał młody mężczyzna z Poznania. Podobno założył rodzinę i cieszy się życiem. Nerki zostały przeszczepione dwóm kobietom w klinice w Katowicach. O wątrobie żadnych wiadomości nie ma.

Kto jest godny dostać serce?

Profesor Antoni Dziatkowiak, szef II Kliniki Kardiochirurgii Uniwersytetu Jagiellońskiego, mówi wprost: – Palacz papierosów serca u mnie nie dostanie.

Osobiście kwalifikuje pacjentów do przeszczepu. Z listy wybiera najciężej chorego, ale nie takiego, który ma chorą wątrobę albo nerkę. Szkoda serca. Następny na liście ma 30 lat i serce jak kalosz, ale w domu trójka dzieci. Kogo wybiera profesor? Młodego. A jak ma pijaka, z dołów społecznych i człowieka wykształconego, to zawsze wybierze wykształconego. Bo on to nowe serce uszanuje. – Trzeba być wobec siebie uczciwym – mówi. – Lepiej dać serce człowiekowi myślącemu, bo on będzie brał leki i przeżyje.

Religa inaczej. Nie pyta, kto jest kim, co zrobił ani skąd pochodzi. Nie ocenia przydatności społecznej, inteligencji ani wyglądu. Serce daje pacjentom, którzy umierają.

Ma tylko jedną zasadę. – Czasami patrzę w oczy pacjentowi i wiem, że on umrze. Nie umiem powiedzieć dlaczego, ale potrafię to wyczytać. Znam jego los i niestety to się sprawdza. Oczywiście jako lekarz kieruję się wskazaniami i przeciwwskazaniami. Jeżeli są wskazania, zwłaszcza życiowe, to ja się podejmuję operacji, ale proszę mi wierzyć, gdy widzę w ich oczach śmierć, zawsze umierają.

Opowieść o Henryku Brzozowskim, jednym z pierwszych pacjentów Religi. Długo czekał na serce, wreszcie znalazł się dla niego dawca. Ale Religa

Profesor Antoni Dziatkowiak mówi, że palacz papierosów serca u niego nie dostanie. Osobiście kwalifikuje pacjentów do przeszczepu. Z listy wybiera najciężej chorego, ale nie takiego, który ma chorą wątrobę albo nerkę. Szkoda serca. Religa inaczej – daje szansę każdemu

wyczuł, że w Brzozowskim nie ma woli walki. Nie zgodził się na przeszczep, nie chciał marnować tego serca. Powiedział mu tylko: – Weź się, chłopie, w garść. I mężczyzna się pozbierał, przeszczep miał później. Przeżył.

Dwa lata po aferze z napadem Tomek ma odrzut. Znów leży w zabrzańskiej klinice. Religa walczy. Nie liczy się nic prócz serca dla Tomka. Przeszczepia mu je raz jeszcze, ale chłopak umiera.

Dla profesora to wstrząs. Swoim pacjentom mówi: – Żyjcie tak, jak chcecie. Pełną piersią, na maksa. Niech wam służą te serca. I pamiętajcie, one nie są czyjeś. One są teraz wasze.

Rok 2000. W pensjonacie Sosna w Wiśle trwa jedenasty zjazd pacjentów po przeszczepie serca. Przyjechało ponad 200 osób. Trwa „Serdeczna biesiada". Siedzą w oparach papierosowego dymu, piwo leje się strumieniami.

– Piwo już mnie nie szokuje, ale papierosy tak – mówi profesor Zembala.

Zdzisław, 45 lat, mechanik samochodowy z Warszawy, dwa lata po przeszczepie: – Nie potrafię rzucić, ale zszedłem do paczki dziennie. Przed operacją paliłem pięć.

„Dziś prawdziwych lekarzy już nie maaa..." – śpiewają członkowie z zabrzańskiego koła stowarzyszenia. Sala podchwytuje, bo piosenka bardzo się podoba. Ktoś zasypia z papierosem w fotelu.

– Niektórzy chcą intensywnie przeżyć to, co im jeszcze zostało – tłumaczą ci, co nie piją.

Iwonę, pielęgniarkę z poradni transplantacyjnej, denerwuje to palenie i picie na biesiadzie: – Nie szanują nowych serc. To karygodne!

Pytamy wtedy Religę: – Co pan na to?

Oburza się. Zapala papierosa i zaczyna nam wyrzucać: – Czego się czepiacie? Nie lubicie ludzi!

Sołtysik, radiowiec, jeden z bliskich znajomych profesora: – Taki był Zbigniew Religa. Nie rozliczał swoich pacjentów z ich grzeszków, bo sam je miał. Kiedyś opowiedział mi szokującą historię. Obchód w szpitalu, Religa podchodzi do łóżka pacjenta. Mężczyzna blady, słaby.

– Jak się pan czuje? – pyta profesor.

– Dobrze – odpowiada pacjent.

– Miałby pan na coś ochotę?

– Marzę, żeby sobie zakurzyć.

Religa odsyła lekarzy, wyciąga z kieszeni fartucha ulubione carmeny i zabiera pacjenta do gabinetu.

– Dałem mu się sztachnąć – mówi Sołtysikowi.

– Jak mogłeś? – obruszył się dziennikarz.

Religa: – Wiedziałem, że nie przeżyje, ale zapewniłem mu przynajmniej drobną przyjemność.

Złapał serce, od razu zaskoczyło

Pacjenci wiedzą, że profesor będzie o nich walczył do końca, że nigdy się nie poddaje. Jak lata temu w Warszawie. Właśnie wychodzi ze szpitala, gdy karetka przywozi mężczyznę. Rana kłuta w okolicy serca, może być przebite. – Brak pulsu, stracimy go – mówią sanitariusze.

Religa nie wytrzymuje. Palcem zatyka dziurę.

Cichoń: – Miał coś w dłoniach. Operowaliśmy pacjenta, umierał nam na stole, serce nie chciało zaskoczyć. Zadzwoniliśmy po profesora z informacją, że straciliśmy człowieka. Wściekł się, zażądał, żebyśmy walczyli. Masujemy mu serce, ale bez efektu, a stary pędząc na salę, wrzeszczy: kontynuujcie! Jezus Maria, zaraz nas ktoś oskarży o profanację zwłok, ale robiliśmy, co kazał. Nie wychodziło. W końcu profesor wszedł na salę, założył rękawiczkę, złapał serce pacjenta i od razu zaskoczyło.

Ewa Maksymowicz, sekretarka Religi: – Na profesora nigdy nie było skarg, nikt się nie awanturował. Dawał nadzieję, ale zawsze mówił ludziom prawdę w oczy i oni przyjmowali jego wyroki. Zresztą krewni zwykle czekali pod blokiem operacyjnym. Jak profesor wychodził, widzieli człowieka, który na pewno dał z siebie wszystko.

Bochenek: – Dla pacjentów to był bóg. Miał z nimi idealny kontakt, był dla nich miły, taki dobry tatuś, który zawsze znajdzie czas i wszystko dokładnie wytłumaczy. Potrafił się wczuć w ich położenie, ale emanował pewnością siebie. Jak Religa coś powiedział, to dla chorych było święte.

Każdą śmierć traktował jak osobistą porażkę. – Walczył o każdego tak, że czasem tracił racjonalny osąd – mówi Bochenek. – Akceptował werdykty komisji orzekającej śmierć mózgową w innych szpitalach, ale nie potrafił zaakceptować śmierci swojego pacjenta.

Ile było takich sytuacji, gdy nie pozwalał przerywać reanimacji? Bochenek przypomina potężną awanturę. Wszyscy wiedzą, że tym razem operacja się nie udała. Pacjent leży na stole, monitor wydaje jednostajny dźwięk, pokazuje cienką prostą linię.

Bochenek: – Trzeba wypisać akt zgonu.

Religa: – Oszalałeś!? Przecież ten człowiek żyje, oddycha.

Bochenek zdumiony: – To nie on, to aparat.

– Nie ma mowy! Trzeba go ratować, wszyscy powariowaliście!

Pacjenci opowiadają sobie o takich sytuacjach, bezgranicznie mu ufają. Dla wielu jest ważniejszy niż ksiądz.

Religa sam opowiada: – Kiedyś operowałem księdza. Zapytał, czy może zatrzymać swoje stare serce. Daliśmy mu je w słoju wypełnionym formaliną. Podobno pokazywał je wiernym podczas swoich kazań.

Rodziny dawców pytają Religę, czy ciało bez serca będzie mogło zmartwychwstać. On, agnostyk, wyjaśnia, że to będzie inne ciało, przemienione. Przypomina, że Kościół nie jest przeciwny transplantacjom, że Jan Paweł II napisał o przeszczepie jako „najwyższej formie miłości bliźniego".

Niektórzy modlą się o serce i mają wyrzuty sumienia. Czy czekanie na czyjąś śmierć jest grzechem? Czy grzech jest mniejszy, kiedy się widzi, jak umierali ci, którzy nie doczekali dawcy?

Księża, którzy przychodzą do kliniki, mają na te rozterki podobną odpowiedź: – Bóg doświadcza i jest łaskawy.

A Religa opowiada, jak jest w Ameryce. Tam się cieszą. Wiadomość o dawcy jest dla nich radosna. Oznacza nadzieję. Życie.

W tej klinice się nie bierze

Po cichu chorzy zastanawiają się, dlaczego profesor na tej swojej sławie i niezwykłych zdolnościach nie zrobił pieniędzy?

Anna Religa: – Nigdy nie miał prywatnego gabinetu, nigdy nie chciał zarabiać na pacjentach. W latach 90., gdy niemal wszyscy zaczęli otwierać prywatne praktyki, Jan Sarna namówił męża na dyżury w spółdzielni, gdzie przyjmowali profesorowie medycyny. Miał tam przyjmować raz w tygodniu, ale na ten dyżur poszedł tylko raz. Stwierdził, że nie będzie przyjmował pacjentów za pieniądze, skoro mogą przyjść za darmo do kliniki.

Anna Badurska po operacji męża chciała dać lekarzom choć parę groszy. – Nie chcieli wziąć koperty, w tej klinice to było nie do pomyślenia.

Zembala: – Zasada była jasna. Nie wolno brać pieniędzy od pacjentów. Koniec.

Ewa Maksymowicz, sekretarka: – Pacjenci zostawiali profesorowi bombonierkę, kwiaty, książkę. Szef zawsze takie prezenty przeglądał i jeśli znajdował kopertę, wpadał w gniew. Musiałam w szpilkach na nogach gonić ludzi, czasami już na skrzyżowaniu byli, a ja za nimi zasuwałam. Lekarzom też powtarzał, że w tej klinice się nie bierze, ale nie wszyscy słuchali. Kiedyś dostał donos, że jeden z chirurgów wziął łapówkę. Wszczął postępowanie dyscyplinarne, zebrał wszystkich pracowników kliniki i wzburzony mówił, że to się nie może nigdy więcej zdarzyć. Ale nie wiedział, że niektórzy doktorzy przychodzili do pacjentów z oczekiwaniem. Kiedyś pacjent powiedział, że już dał innemu doktorowi i lekarze się między sobą pokłócili.

Zembala: – Jeden chyba za to wyleciał, a drugi ocalał, bo szef uznał, że to była jego chwilowa słabość.

Bochenek: – Dałbym się pokroić za to, że szef nigdy nie wziął od nikogo grosza. Mógł wziąć flaszkę albo kiełbasę. Ale pieniędzy – nigdy.

Bujak: – Religa nigdy nie miał pieniędzy, to był biedny lekarz. Gdy inni mieli już zachodnie samochody, on jeździł rzęchami: hondą, fiatem, wartburgiem. Poprawiło mu się dopiero, gdy został rektorem i senatorem.

Jest ich coraz więcej – teraz ponad 2 tysiące. Mówią o sobie „składaki". Zabrzańskie Centrum Chorób Serca jest dla nich szczególne. O szpitalu mówią: „nasza klinika".

Nikt tu nie wybiera pacjentów – taką zasadę wprowadził profesor.

O Relidze nie dadzą powiedzieć złego słowa. „Święty człowiek" – mówią. Niepodobny do innych profesorów, bo zawsze dostępny. Złamał hierarchię feudalnego porządku w środowisku lekarzy – w innych szpitalach to nie do pomyślenia, żeby pacjent mógł ot tak, zagadać do profesora. Nawet jak został rektorem, przynajmniej raz w tygodniu przychodził do kliniki i obchodził sale.

Anna Badurska, żona pacjenta: – Zanim przyjechałam z mężem do Zabrza, Religa wydawał mi się nieosiągalny. Myślałam sobie: gdzież taki wielki Religa będzie z tobą rozmawiał? Dopiero w klinice otworzyły mi się oczy – widziałam, jak zwykli ludzie, tacy jak ja, zaczepiali go na korytarzu. A on zawsze przystawał, pytał, skąd przyjechali, prosił, żeby przywieźli dokumenty. Gdybym wiedziała, że on jest taki ludzki, wcześniej bym męża zawiozła do Zabrza. Najbardziej zdumiewające było to, że on poznawał wszystkie żony, które przychodziły do swoich mężów. Zatrzymywał się, rozmawiał, pytał: No i jak pani dzisiaj go widzi? Po raz pierwszy w życiu spotkałam się z takim podejściem lekarza do pacjenta i jego rodziny. Nigdy tego nie zapomnę.

Ludzie po przeszczepach serca wiedzą wszystko o chorobach krążenia, odrzutach, unerwieniu organów wewnętrznych. Znają swój organizm na wylot. Co roku spotykają się na zjazdach Towarzystwa Transplantacji Serca. Zbigniew Religa to honorowy członek.

Na jednym z pierwszych zjazdów ktoś zażartował: – Profesorze, ci ludzie tutaj to pańskie dzieci. To pan ich wszystkich zrobił. Rozejrzał się po sali i łzy mu stanęły w oczach, kiedy zobaczył, ilu ich jest. – Rzeczywiście, ale ich narobiłem – odparł.

Albo jak w 2006 roku jako minister odwiedza poparzonych górników z kopalni Halemba. Jedzie do wszystkich szpitali, gdzie leżą, każdemu podaje rękę, pociesza. Niejednego zapewnia: – Będzie pan żył.

Górnik: – Jak mi Religa tak powiedział, to tak będzie.

Dlaczego jest taki? Skąd ta empatia?

Jedni mówią, że to wpływ matki. Zofia Religa zmarła na początku lat 80. Miała raka, syn nie powiedział jej prawdy. Mówił, że to zapalenie wątroby. Bardzo przeżył jej śmierć, był z nią do końca. Eugeniusz Religa zostawił wpis w pamiętniku: „Zbyszek robił wszystko, by ulżyć cierpieniom Mamy. Był lekarzem i pielęgniarzem, a przede wszystkim był synem. Był troskliwym, kochającym synem. Przywoził lekarstwa. Gdy Mama nie wstawała z łóżka, gdy straciła siły, pełnił obok niej wszystkie czynności – mył, czesał, odwracał z boku na bok, zmieniał bieliznę osobistą i pościelową kilka razy na dobę. Wziął urlop, siedział przy Matce dniami i nocami. Był wyczerpany nerwowo i fizycznie, nic nie mówił, mało jadł, ale czuwał przy Matce, był przy niej. Nigdy nie mówił o swej miłości do Mamy, do nas – rodziców, ale w ostatnich godzinach życia Matki dał dowód swego synowskiego przywiązania".

Anna Religa: – Mój mąż był bardzo wrażliwy, choć tego nie okazywał. Wiele lat temu leczył chłopca, dwunastolatka. Miał ciężką wadę serca, mąż walczył o niego z całych sił. Przegrał. Bardzo to przeżył, długo nosił w sobie tę śmierć. Niedawno znalazłam w jego papierach rysunek auta. Obrazek był prezentem od tego chłopca. Obiecał mężowi, że jak przeżyje operację, będzie to ich wspólny samochód. Nie wiedziałam, że mąż wciąż przechowywał ten rysunek.

Religa ma dwa serca

Luty 2000 roku. W Teatrze Rozrywki w Chorzowie wielka gala. Ogłoszenie wyników plebiscytu „Gazety Wyborczej" na najwybitniejszego Ślązaka i Zagłębiaka XX wieku. Głosują mieszkańcy regionu, prawie sto tysięcy ludzi. Czy mieszkańcy Śląska docenią Religę. Na pewno jest wśród laureatów, ale który na liście? W drugiej pięćdziesiątce? Na końcu stawki? Nie może być inaczej, nawet nie jest Ślązakiem.

Pierwsze miejsce: Wojciech Korfanty, dyktator trzeciego powstania śląskiego, potem legendarny wojewoda katowicki generał Jerzy Ziętek, reżyser Kazimierz Kutz, śpiewak Jan Kiepura, biskup August Hlond, twórca zespołu Śląsk Stanisław Hadyna, przedwojenny wojewoda śląski Michał Grażyński. Zbigniew Religa.

Profesor nie może uwierzyć. Jest ósmy! Zostawia za sobą takich gigantów, jak: Edward Gierek, Gustaw Morcinek, Stanisław Ligoń, Gerard Cieślik...

Profesor Andrzej Bochenek wygłasza laudację: „Panie profesorze, to mnie jako jednemu z pana uczniów przyszło powiedzieć, dlaczego Ślązacy i Zagłębiacy uznali pana za wybitną osobowość ostatniego wieku. Dla nas pan był zawsze wielki. Ale myślę, że inaczej wygląda to z pozycji ucznia, a inaczej z pozycji przeciętnego obywatela Śląska. Przede wszystkim był pan wizjonerem, a to było nam wtedy wszystkim bardzo potrzebne. W 1984 roku, kiedy został pan kierownikiem Kliniki Kardiochirurgii, nie byliśmy najnowocześniejsi w tej dziedzinie na Śląsku. Czekaliśmy na kogoś, kto pozwoli nam zobaczyć nową wizję kardiochirurgii.

Stworzył pan największą szkołę kardiochirurgii. Dzięki panu na Śląsku mamy najwięcej specjalistów w tej dziedzinie medycyny. Na Śląsku jest najlepsza dostępność do leczenia chirurgicznego. Nie wystarczała panu tylko jedna klinika, bo wiedział pan, że to nie załatwi wszystkich potrzeb Śląska. Stworzył pan dwie kolejne kliniki w Katowicach Ochojcu. Dzięki temu właśnie Śląska Akademia Medyczna może się szczycić tym, że w jej klinikach wykonuje się najwięcej operacji serca w kraju.

Panie profesorze, nie jest pan Ślązakiem, ale to pan stworzył inną wizję Śląska. Stworzył pan wizję Śląska, z którego ciepło płynie nie tylko z węgla, ale także z nadziei chorych leczonych na serce".

Gdy Bochenek przemawia, Religa ukradkiem ociera łzy. W kuluarach przyzna, że nie odniósłby sukcesu, gdyby nie przyjechał na Śląsk. – Gdy klinika miała kłopoty, odwiedzałem dyrektorów kopalń, hut i fabryk. W Warszawie mogłem sobie do takich ludzi chodzić, w ich oczach czytałem, że mają mnie w nosie. A tutaj, na Śląsku, ludzie słuchali. I starali

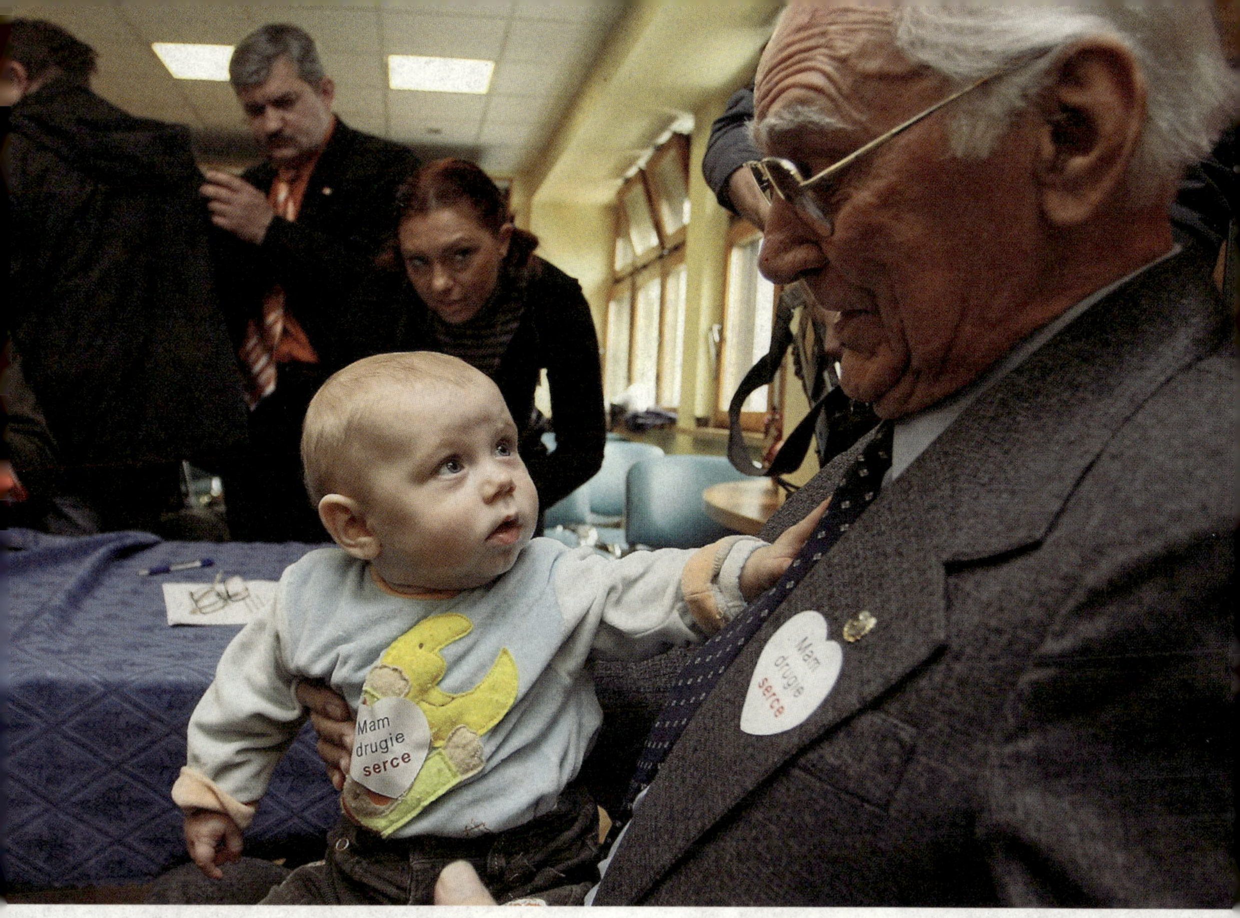

Listopad 2010 roku, Śląskie Centrum Chorób Serca w Zabrzu. Najstarszym pacjentem po przeszczepie serca w Polsce jest Tadeusz Żytkiewicz, emerytowany nauczyciel z Warszawy. Najmłodszym – sześciomiesięczny Alan Rybaniec

się pomóc. Ludzie szanują tutaj podstawowe wartości, szanują pracę, a nie pieniądze. Kocham Zabrze, to dla mnie najpiękniejsze miasto świata. Ale nie ze względu na krajobrazy, tylko z powodu fantastycznych ludzi. A także z powodu Górnika Zabrze.

Kazimierz Kutz żartuje: – Religa jest między nami jedynym współczesnym świętym. Gdyby otworzyć jego klatkę piersiową, byłyby tam dwa serca.

Rok 1999. Religa zostaje wybrany na rektora Śląskiej Akademii Medycznej. Wyznacza sobie cel – dokończyć budowę potężnego szpitala na granicy Zabrza i Gliwic

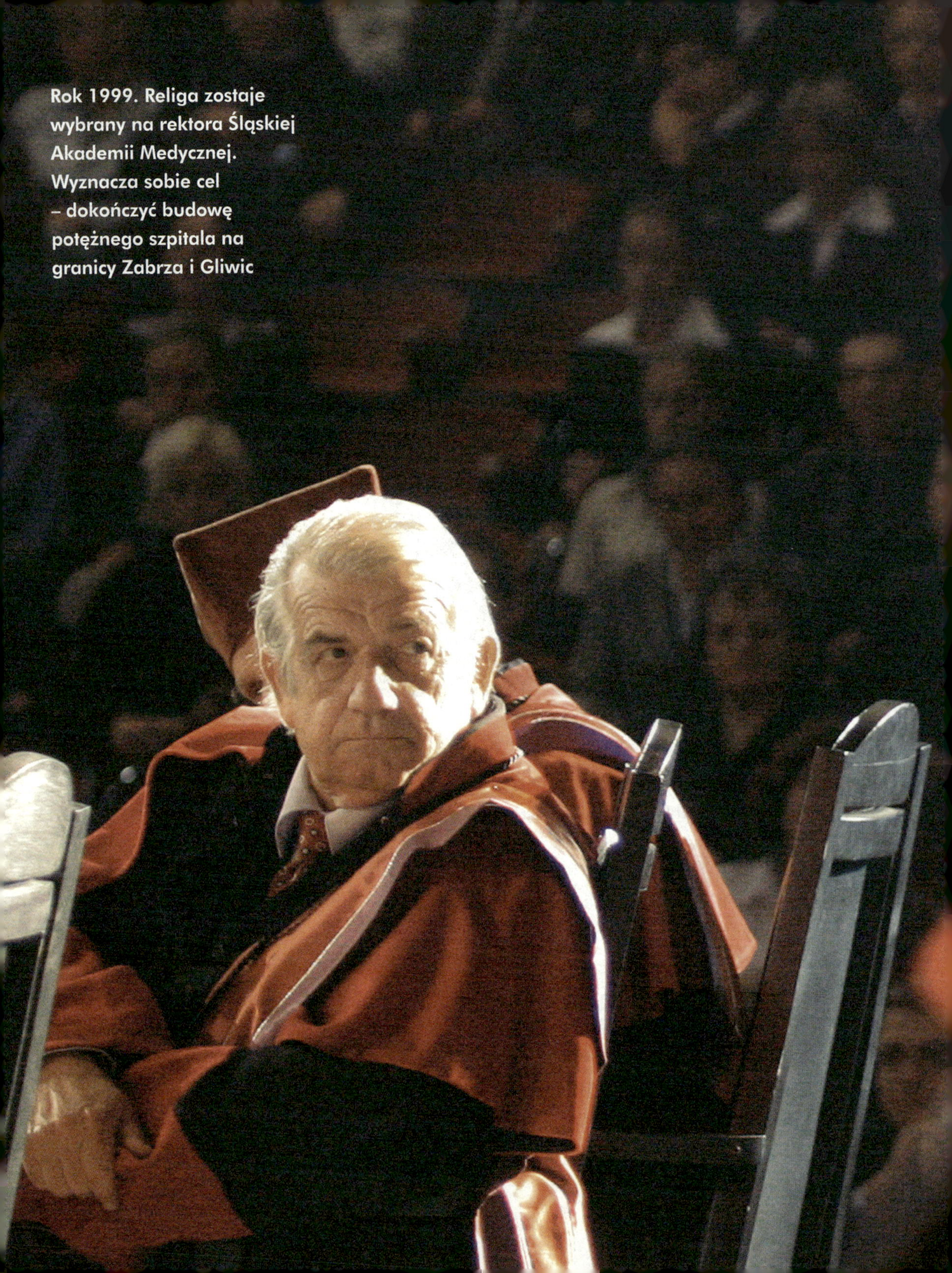

REKTOR

Najpierw przeraźliwie zawyją syreny, a potem potężny huk. Kamery i aparaty zadrżą w rękach, a kolos rozpadnie się na pół. W mgnieniu oka runie na ziemię, a wtedy wysoko w górę wzbije się wielka chmura pyłu. Zanim wszyscy poczują go w ustach, matki z małymi dziećmi w wózkach zaczną z wrażenia bić brawo. Młodzi chłopcy wykrzykną: – Fajne, fajne, co?!

Szpital Zabrze-Gliwice, który w marzeniach Zbigniewa Religi miał się stać wielkim ośrodkiem medycyny i nauki, promieniującym na całą Europę, zostanie wiosną 2014 roku zrównany z ziemią.

Na razie mamy początek lat 90. Lekarz wojewódzki Andrzej Sośnierz zastanawia się, co z tym fantem zrobić. Jak wszystko w PRL-u, tak i ten szpital zaprojektowano z rozmachem: cztery jedenastokondygnacyjne skrzydła miały pomieścić 1,4 tys. łóżek, niemal wszystkie specjalności. Do tego 28 sąsiadujących obiektów: warsztaty, kuchnia, stołówka, pralnia. Prawie wszystkie inne szpitale w Zabrzu i Gliwicach miały zostać zamknięte. Lokalizacja: na pograniczu obu miast tuż przy ruchliwej czteropasmówce wybudowanej jeszcze za Hitlera. Na Śląsku mówi się na nią „autostrada", żadnych innych nie ma.

Kiedy w latach 70. rozpoczynano budowę, jej koszt szacowano na 1,7 mld zł. Fortuna, ale przecież Polska miała rosnąć w siłę, a ludzie żyć dostatniej. W czasach propagandy sukcesu na zdrowiu obywateli nikt nie oszczędzał, przynajmniej na papierze. Ale kilka lat później kończą się rządy Edwarda Gierka i dotacje na budowę. Wznowiono ją dopiero w połowie lat 80., żeby po kilku latach znów wstrzymać. I tak będzie w kółko.

Podłożyć ładunki i... bum!

– Szpital niszczał. Uznałem, że nie warto ciągnąć budowy. Rozpuściłem wici, że jest na sprzedaż – mówi Sośnierz. Budowlańcy szacują, że w gmach władowano już bilion złotych (mamy czasy wielkiej inflacji). Wartość rynkowa jest jednak zerowa, bo nikt szpitala kupić nie chce. Sośnierz zleca specjalistom, żeby zbadali, jaką metodą szpital najtaniej zburzyć: rozebrać, a może wysadzić w powietrze.

Wysadzić! Rozebrać! Jak to!? Ludzie w szoku. To się nie mieści w głowie. Miał być wielki szpital, a wszyscy wiedzą, że wielkie szpitale są dobre dla chorych. No i szkoda włożonych pieniędzy.

Najbardziej zszokowani są ci, którzy w budowie mieli udział: ludzie z Rejonowej Dyrekcji Inwestycji i Gliwickiego Przedsiębiorstwa Budownictwa Przemysłowego. Postanawiają szpital ratować. Ale jak? Idą do Jana Sarny, dyrektora założonej przez Zbigniewa Religę Fundacji Rozwoju Kardiochirurgii. A do Sośnierza mówią: – Trzeba coś zrobić, bo to się zmarnuje.

Sarna jest za tym, żeby szpitala nie burzyć. Przekonuje Religę.

Rok 1993. Religa nie wierzy, że ktoś da pieniądze na zwykły miejski szpital, choćby nie wiem jak wielki. Ale jakby wybudować coś naprawdę wielkiego, czego jeszcze nigdy w Polsce nie było? Czy nie robił już rzeczy, na które nikt przed nim się nie odważył?

Przedstawia swój pomysł: dokończyć szpital i stworzyć w nim Międzynarodowe Centrum Medycyny z wszelkimi możliwymi klinikami, ośrodkiem edukacyjnym dla przyszłych lekarzy, kampusem i zakładami badawczymi, centrum kongresowym, do którego zjeżdżaliby na wykłady najlepsi specjaliści z Zachodu, by uczyć młodych ze Wschodu. – To miał być ośrodek, który będzie promieniował. I to nie była utopia, bo już byliśmy dogadani z profesorem Kantrowitzem z Ameryki i wieloma sławami, że przyjadą i będą nauczać. Tam była praca dla ponad 2 tys. ludzi. Mieliśmy policzone, ile dla nich trzeba bułek dziennie – mówi Sarna.

Może nie powinniśmy skakać?

Aplauz powszechny. Fundacja chce dostać na własność niedokończony szpital. Wojewoda katowicki Eugeniusz Ciszak stawia warunek: niech fundacja najpierw udowodni, że ma za co skończyć budowę. Sam pieniędzy dać nie chce. Obrywa w telewizji, na plac budowy przyjeżdża z kamerą Elżbieta Jaworowicz, każe się wojewodzie tłumaczyć w „Sprawie dla reportera".

Polacy oburzeni. Profesor Religa jest sławny, wszyscy wiedzą, jak walczy o chorych. Nie może być tak, że mu się odmawia. Kilka dni po programie wojewoda legnicki oferuje profesorowi miejsce na szpital u siebie – w budynku pozostawionym przez Armię Radziecką. Tylko po co komu wielki szpital na odludziu? To w Zabrzu są kliniki i tutaj przeszczepia się serca. Religa daru nie przyjmuje, szuka pieniędzy. – Koszt przedsięwzięcia to 250 milionów dolarów. W kraju po prostu nie ma takich pieniędzy – przyznaje i jedzie do Francji.

Jan Sarna: – Przylatujemy do Paryża, a tu wita nas sekretarz prezydenta Republiki. Francuski prezydent posyła przez niego butelkę szampana z życzeniami powodzenia w interesach. Przy takim wsparciu święcie wierzyliśmy w sukces.

Pieniądze chce dać Jean-Claude Boucher, szef paryskiej firmy Européenne de Conseils aux Etats. Często jeździ do Polski, szuka we wschodniej Europie dobrej inwestycji.

Boucher o Relidze: – To wizjoner, który mnie urzekł.

Poznają się jesienią 1993 roku. Pod koniec roku Religa jest gotowy podpisać umowę. Kredyt dla Fundacji Rozwoju Kardiochirurgii wyniesie aż 250 mln zł, a trzeba będzie spłacać tylko odsetki.

Boucher czeka w Bristolu. Tuż przed wejściem Sarna ma wątpliwości: – Zbyszek, ja tam nie jestem pewien, czy w tym basenie jest woda. Może nie powinniśmy skakać?

Religa: – Na coś się trzeba w życiu decydować. Ja skaczę.

Sarna jest z nim na dobre i złe. Jak Religa skacze, on też.

„Gazeta Wyborcza" sprawdza, dlaczego Boucher jest taki hojny. Nie chce zwrotu kapitału? W marcu 1994 roku publikuje artykuł o jego firmie i wybucha skandal.

Robert Sołtyk, paryski korespondent „Wyborczej", opowiada, z jakim trudem w ogóle odnalazł ECE. Firmy nie ma w książce telefonicznej ani w branżowych informatorach. W kancelarii paryskiego sądu handlowego dowiaduje się, że ECE została wpisana do rejestru sądowego w 1990 roku. Kapitał zakładowy to zaledwie 500 tys. franków, czyli mniej niż 100 tys. dolarów. Na dodatek firma zatrudnia tylko jedną osobę.

W dokumentach rejestrowych jest adres siedziby ECE przy avenue de Messine 19 oraz jej biura w XVI dzielnicy Paryża. Ale we wskazanym miejscu na avenue de Messine stoi centrum handlowe, a na fasadzie kamienicy w XVI dzielnicy nie ma nawet tabliczki. Tylko na domofonie małymi literkami nazwisko Boucher.

Szef ECE niechętnie rozmawia: – Nie lubię dziennikarzy, w mojej pracy liczy się dyskrecja. Życzą jej sobie także moi klienci.

Potem tłumaczy, że zajmuje się doradztwem finansowym w Kongu, Gabonie i na Madagaskarze. Ktoś żądał od niego, by szukał pieniędzy na różne przedsięwzięcia, a on po prostu to robił. Za procent.

Mimo to umowa między ECE a fundacją zostaje pod koniec grudnia podpisana. Kredyt nie jest przez nikogo gwarantowany. – Jedyną gwarancją jest niekwestionowany autorytet pana profesora – wyjaśnia Boucher.

Przedsięwzięcie ma wyglądać tak: ECE pożyczy fundacji 250 milionów dolarów. Część pieniędzy pójdzie na szpital i wszystko, co ma powstać dookoła niego, a resztę zainwestuje, żeby spłacić kredyt. Źródło pochodzenia pieniędzy pozostaje tajne, a fundacja przez 10 lat nie będzie się dowiadywać, skąd się wzięły. Wszyscy są zadowoleni.

Ministerstwo Finansów prosi ekspertów o opinię na temat kredytu. Jest jednoznaczna: warunki dla fundacji są świetne, ale skoro nie wiadomo, skąd ECE weźmie pieniądze, należy zachować „daleko posuniętą ostrożność", czyli mówiąc wprost – trzymać się od tego z daleka.

Religa interpretuje opinię po swojemu. Twierdzi, że na temat firmy Bouchera „nie znaleziono nic złego".

– Moim zdaniem to może być próba prania brudnych pieniędzy – mówi „Wyborczej" wprost Andrzej Chmiel z Ministerstwa Finansów. Jean-Claude Boucher kategorycznie zaprzecza.

Nie obchodzi mnie, skąd są pieniądze

Pierwsze pieniądze ECE ma przelać na konto fundacji w czerwcu 1994 roku. W planach jest też koncert Phila Collinsa na stadionie Górnika, z którego dochód zostanie przeznaczony na dokończenie szpitala. Fundacja już szuka firm, które wejdą na budowę.

Religa powtarza, że nie obchodzi go, skąd są pieniądze. – Mnie obchodzi, żeby stworzyć coś dobrego, co będzie służyło ludziom na Śląsku. A te pieniądze i tak gdzieś fizycznie na świecie istnieją. Nawet jeśli ktoś chce, załóżmy, je wyprać, to co mi do tego?

A obawy Ministerstwa Finansów?

– Ich sprawa, niech oni się martwią. Ja wiem jedno: postawię najlepsze centrum medyczne w środkowej i wschodniej Europie, w dodatku będzie promocja polskości, bo oni się tu będą uczyć. Więc ja rozmawiam z kimś, kto mi daje kredyt. Nie pytam, skąd pieniądze pochodzą. Właściwie dlaczego ma mnie to obchodzić? To nie mój interes – mówi profesor. – Teoria brudnych pieniędzy to tylko podejrzenie. Nie ma dowodów. W Polsce wielu ludzi umiera na serce. Nie mamy pieniędzy na leczenie, nie mamy pieniędzy na wprowadzenie nowoczesnych technologii. I dla mnie ten ciężar przeważa. Dla mnie jest to ważniejsze. Moje obowiązki jako lekarza są takie: muszę robić wszystko, żeby ratować chorych. Ja nie jestem odpowiedzialny za to, skąd są te pieniądze. Ja nie czuję żadnej wewnętrznej potrzeby, żeby dowiadywać się, skąd są te pieniądze.

Ale ma pewność, że nie pochodzą z narkotyków albo handlu bronią. Skąd? Nie wiadomo. – Tego bym nie mógł zaakceptować – mówi.

Ale i tak szaleje z gniewu na „Wyborczą", że wszystko to napisała.

Na kredyt z zagranicy Religa musi mieć aprobatę Narodowego Banku Polskiego. Wszyscy się spodziewają, że to formalność, bo NBP nie zajmuje się sprawdzaniem źródeł kapitału. Chodzi tylko o to, że kraj tonie w zagranicznych długach i trzeba pilnować bilansu płatniczego.

Ale NBP zgody nie daje. Tłumaczy, że wniosek fundacji odbiegał od standardów. Umowa kredytowa na 250 mln dol. była spisana na jednej kartce z nieczytelnym podpisem przedstawiciela firmy, która pośredniczy w uzyskaniu kredytu. Sarna zaprzecza: zawiózł do NBP siedem kompletów dokumentów w osobnych teczkach.

Tak czy inaczej z kredytu nici. Sarna tłumaczy, że po pierwszym artykule o ECE zaczęli jednak sprawdzać tę firmę. – Nie udało się potwierdzić, że firma zamieszana jest w przemyt czy narkotyki. Nie udało się również udowodnić, że są niewinni – mówi. Jean-Claude Boucher ostatecznie się wycofuje, a Phil Collins nigdy nie wystąpi na stadionie Górnika.

Chlebek z salcesonem

O burzeniu szpitala nie ma już jednak mowy. Szukanie inwestora zaczyna się od nowa. Tym razem Sarna za nic nie chce zdradzić dziennikarzom wśród jakich firm. Rzuca tylko zagadkowo, że „reprezentują je osoby z pierwszych stron gazet w swoich krajach". W lutym 1995 roku znów panuje optymizm. Fundacja donosi, że lada tydzień podpisze umowę na dokończenie budowy i wyposażenie Międzynarodowego Centrum Medycyny z firmą z Anglii. Kredyt na 200 milionów dolarów, prace na budowie zaczną się w czerwcu. – Za cztery lata szpital będzie gotowy – cieszy się Religa.

Kiedy tekst umowy negocjowanej w Londynie dociera do Zabrza, okazuje się, że inwestor stawia Polakom warunki trudne do spełnienia. – Liczyliśmy na św. Mikołaja. Wyszło na to, że go nie ma – przyznaje po latach Sarna.

Nadchodzi 1996 rok i nadzieje znów odżywają. Religa wygrywa wybory na rektora Śląskiej Akademii Medycznej. Głosują na niego przede wszystkim profesorowie z Zabrza i Gliwic. Ich kliniki mieszczą się w starych, często stuletnich szpitalach. Są w rozsypce. Boją się, że wydział lekarski ŚAM w Zabrzu (drugi działa w Katowicach) zostanie zlikwidowany, a oni stracą posady w akademii. Religa to szansa, że wydział nie zniknie, a oni zachowają pracę, na dodatek w nowoczesnym budynku.

U boku rektora Religi staje Adam Sałaniewski.

Religa nienawidzi papierkowej roboty, o administracji nie ma bladego pojęcia. A Sałaniewski ma to w małym palcu. Współrządzi akademią już trzecią dekadę. Zaczynał w latach 70. jako wicedyrektor do spraw administracji. W 1980 roku „Solidarność" odkrywa malwersacje na uczelni. Doszło do nich przy okazji budowy szpitala w Katowicach, a zamieszany w sprawę był ówczesny rektor Józef Jonek, jeden z prorektorów, oraz administracja uczelni. Minister zdrowia odwołuje rektora Jonka, dyrektor traci stanowisko. Jego zastępcy – Adamowi Sałaniewskiemu – włos z głosy

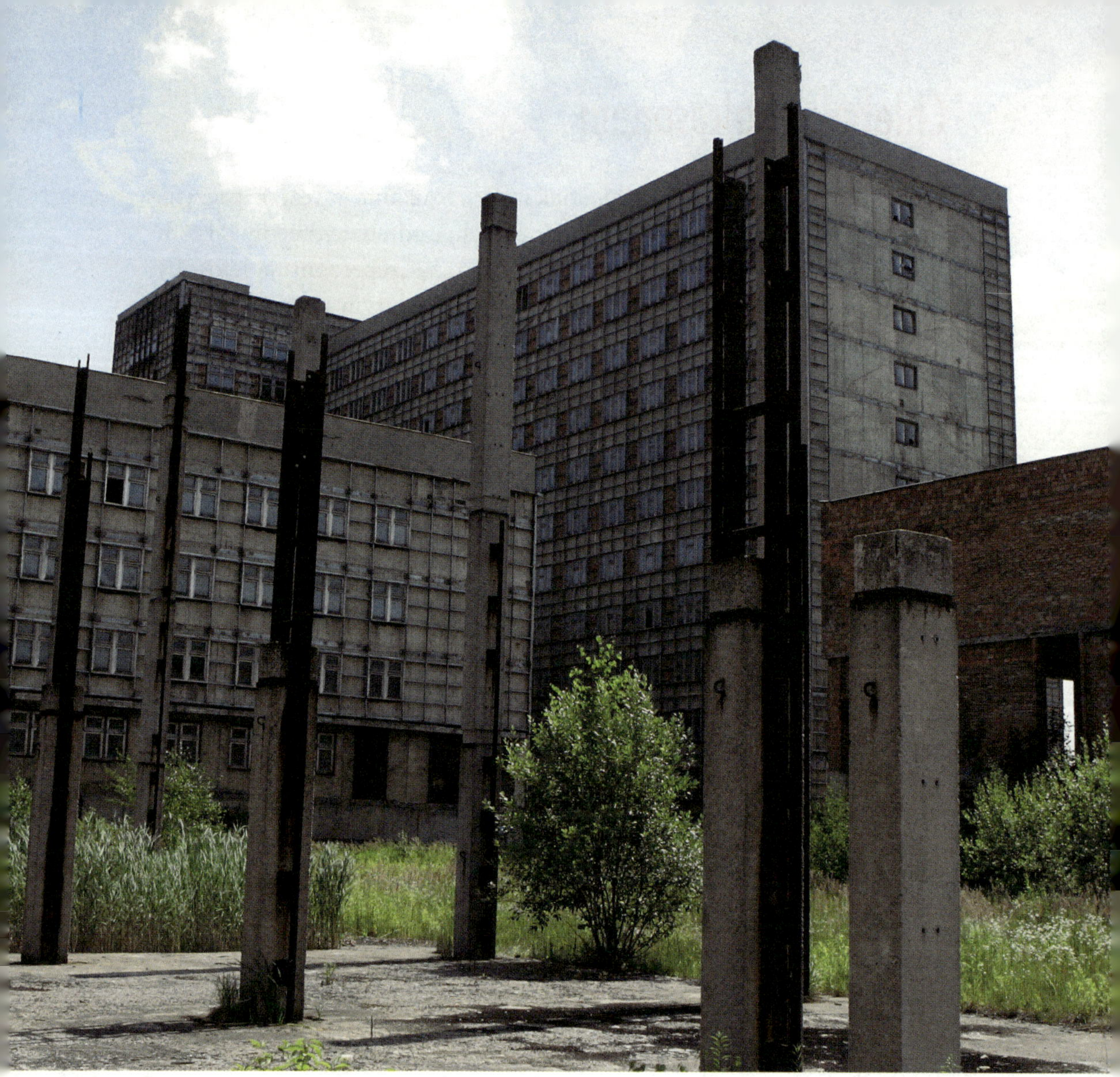

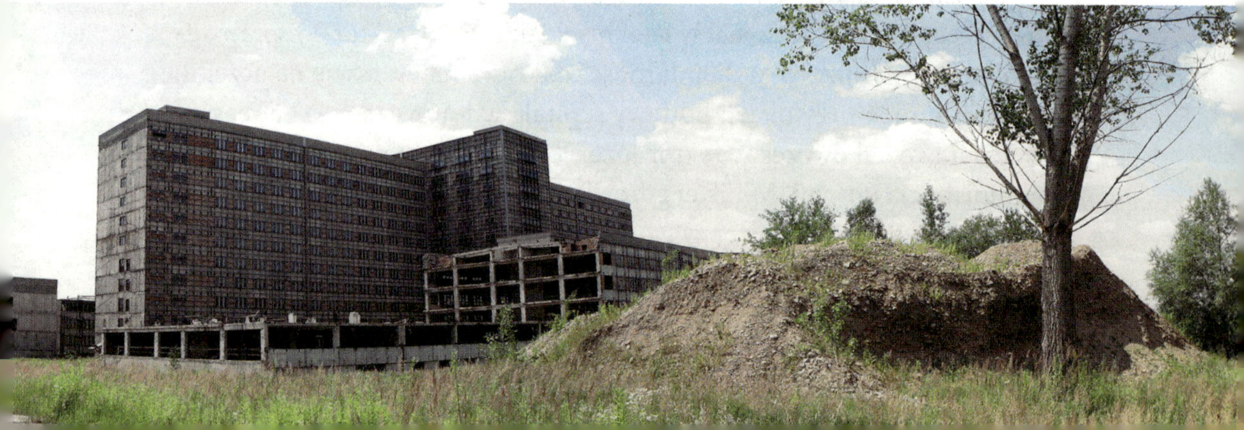

nie spada. W 1981 roku odbywa się konkurs na nowego dyrektora uczelni. Działacze „Solidarności" są oburzeni, bo startuje także Sałaniewski.

Przypominają o raporcie NIK. Sałaniewski był w nim wymieniony jako osoba zamieszana w malwersacje. Ale kiedy sięgają do dokumentu dostępnego w katowickiej delegaturze NIK, okazuje się, że strona o Sałaniewskim z raportu wyparowała. Nie dają za wygraną, po brakującą stronę jadą do Warszawy. Na nic.

Sałaniewski nie ma nawet wyższego wykształcenia, ale i tak zostaje dyrektorem akademii. Profesor Zbigniew Herman, „solidarnościowy" rektor ŚAM, nie wyjaśnia związkowcom powodów tej decyzji.

Dyrektor ma dar przekonywania, jest bardzo miły i uprzejmy, czasami wręcz nadskakujący. Ale i tak nieufność wobec niego rośnie. Na uczelni uchodzi za szarą eminencję, człowieka, który rządzi za plecami kolejnych rektorów. Płyną lata, a to wrażenie tylko się pogłębia.

W 1990 roku odbywają pierwsze po odzyskaniu wolności wybory rektora ŚAM. Wygrywa profesor Władysław Pierzchała. Obiecuje, że natychmiast zwolni Sałaniewskiego. Nie dotrzymuje słowa.

Kiedyś zagadnęliśmy dyrektora: – Mówią, że to pan o wszystkim tu decyduje?

– Eee, przesadzają – odpowiada, ale uśmiech na jego twarzy zdradza zadowolenie.

Pierzchała rządzi Śląską Akademią Medyczną przez dwie kadencje, po nim przychodzi Zbigniew Religa. – Kiedy zostałem rektorem, wielu ludzi namawiało mnie, żebym zwolnił Sałaniewskiego. Nie zrobiłem tego. To najlepszy dyrektor akademii, jakiego znam – mówi w 2004 roku. Sałaniewski jest już wtedy najdłużej urzędującym dyrektorem polskiej uczelni.

Akademickie Centrum Medyczne ma być nie tylko największym w Polsce szpitalem na ponad 1300 łóżek, ale także centrum badawczym, naukowym i kongresowym promieniującym na całą wschodnią Europę

Po latach Sałaniewski przypomina, że pomysł z przejmowaniem wielkiej inwestycji przez uczelnię początkowo wcale mu się nie podobał. Po co brać sobie taki garb na grzbiet? Ale Religa też ma dar przekonywania. Szybko udaje się załatwić formalności i na początku 1997 roku niedokończony szpital staje się własnością Śląskiej Akademii Medycznej.

Andrzej Bochenek zna słynnego profesora Friedricha Mohra, niemieckiego kardiochirurga, który stworzył świetnie prosperujący prywatny szpital Rhön-Klinikum. Może by zainwestował w Zabrzu? Dlaczego nie spróbować? A więc jazda do Niemiec.

Bochenek: – Jechaliśmy autem, a Sałaniewski nawijał: „Zbyszku, to jest do podpisania, a tu jest to, co mówiłeś". Podsuwał mu kolejne papiery, a Religa podpisywał jedno pismo za drugim. „Dobra, dobra" – mruczał. A Sałaniewski dalej: „A tu ci, Zbyszku, przygotowałem chlebek z salcesonem, jak lubisz". Siedziałem obok, a Sałaniewski mi tłumaczył: „Bo profesor bardzo lubi salceson, to ja mu specjalnie przygotowuję kanapeczki".

Mohr nie jest zainteresowany projektem, ale machina poszła w ruch. Religa i Sałaniewski chcą wszystkich olśnić projektem i dopiero szukać pieniędzy. Szpital przyszłości zmienia nazwę na Akademickie Centrum Medyczne. Ma być w nim 1300 łóżek, a reszta jak wyżej: centra badawcze, naukowe, kongresowe. W Paryżu wybierają najlepszych architektów, znanych z projektu Parlamentu Europejskiego w Strasburgu i budowniczych Łuku Triumfalnego w paryskiej dzielnicy La Defense. Koszt projektu – 20 mln zł, a budowa ma pochłonąć kilkaset kolejnych.

Adasiu, co z tym zrobić?

Wiosną 1999 roku projekt jest gotowy, a Sałaniewski organizuje w Domu Muzyki i Tańca w Zabrzu uroczystą galę. Na widowni profesorowie akademii. Wszyscy olśnieni wizją: szkło, stal, świecące budynki w kształcie łuków, a wewnątrz sale chorych jedno- lub dwuosobowe, każda z telefonem i łazienką. Ktoś trzeźwo pyta, skąd na to pieniądze. Patrzą na niego jak na dziwaka.

5 maja na budowę wjeżdża na ciężarówce Zespół Pieśni i Tańca „Śląsk". Artyści śpiewają, a Religa świętuje wznowienie budowy. – To będzie supernowoczesny szpital XXI wieku – zapewnia. Pierwszych chorych ma zacząć przyjmować już w 2002 roku.

Religa liczy, że budżet państwa wyłoży 600 mln zł: – W ciągu ostatnich lat udało mi się przekonać grupę posłów, by wspierali finansowanie tej budowy. Dojrzeli także do tego, że im budowa dłużej trwa, tym jest droższa. Myślę więc, że finansowanie będzie w pełni wystarczające. Gdyby było inaczej, firma, która jest głównym wykonawcą, zapewni płynność prac.

Dodaje: – Akademickie Centrum Medyczne będzie błogosławieństwem dla miasta, w którym są zamykane kopalnie.

Na razie rząd zapisuje w budżecie tylko dwadzieścia milionów. Sałaniewski zapewnia, że wystarczy na rozbiórkę zbędnych budynków. Biskup błogosławi.

Kilka tygodni później plac budowy zamiera. Rozbiórka rozbiórką, ale z czegoś trzeba przecież zapłacić architektom.

Zaraz potem kończy się kadencja Religi na stanowisku rektora. Już wcześniej zdecydował, że wraca na stałe do Warszawy. Sarna: – Ile lat można wozić co tydzień do domu brudne koszule, a potem zwozić zapas kanapek na cały tydzień? Miał już dość tego życia w biegu. Był zmęczony.

Religa mówi, że na Śląsku już nic nowego nie zrobi. A szpital? – Człowiek nie rozstaje się łatwo z tym, na co poświęcił sporo czasu, wysiłku i nerwów. Nie powiem: dobra, chłopaki, reszta na waszej głowie. W Warszawie będę mógł służyć tej budowie nawet lepiej niż tutaj. Będę mógł przekonać więcej osób o potrzebie tej inwestycji – obiecuje.

Po Relidze rektorem Śląskiej Akademii Medycznej zostaje profesor Tadeusz Wilczok. W jego gabinecie i na posiedzeniach senatu uczelni słychać w kółko: „Adasiu, co z tym zrobić? Adasiu, zrób z tym coś!".

Troską „Adasia" są pieniądze. Skąd je wytrzasnąć, bo państwo znów nic nie dało. I wymyśla. W 2000 roku powołuje do życia spółkę akcyjną ACeMed, a jej prezesem mianuje Adama Sałaniewskiego. Łatwiej szukać pieniędzy prezesowi niż dyrektorowi. Tym bardziej że szacowany koszt inwestycji urósł już do miliarda złotych.

Trwają spotkania z ministrami i posłami. Drzwi w gabinecie Sałaniewskiego się nie zamykają. Każdemu pokazuje olśniewającą prezentację, usiłuje przekonać, że szpital jest bardzo ważny dla regionu, w którym mieszka pięć milionów ludzi.

W mediach słychać, że jeśli państwo da pieniądze na Akademickie Centrum Medyczne, to wreszcie spłaci dług wdzięczności wobec wyzyskiwanego przez lata Śląska. Udaje się. Odchodzący rząd Jerzego Buzka w projekcie budżetu na 2002 rok zapisuje 100 mln zł na szpital. Ale nowa ekipa z SLD zaczyna od cięć. Minister zdrowia Mariusz Łapiński bez skrupułów skreśla ACM. Zamiast stu milionów zostawia tylko milion „na stróża".

Sałaniewski jest załamany. Kilka miesięcy wcześniej, licząc na szybki przelew pieniędzy z budżetu oraz w obawie, że wygaśnie pozwolenie na budowę, ŚAM pożycza w Banku Śląskim 35 mln zł. Na plac budowy wracają robotnicy.

W styczniu 2002 roku gorąco zapraszany do Zabrza minister Łapiński odwiedza budowę. Grzęźnie w błocie i niszczy buty. Ale co tam, jego też porywa w końcu opowieść o wielkim szpitalu przyszłości. Czyż sam nie obiecał emerytom, że każdy lek kupią za złotówkę?

Na budowie dociera do Łapińskiego, że skreślając pieniądze na ACM, popełnił wielki błąd. Kaja się teraz przed dziennikarzami: – Informacje, które posiadałem, nie były do końca prawdziwe.

Potem wyraża już tylko swoje bezgraniczne poparcie dla budowy. Wie, że będzie to wymagało pieniędzy, ale zapewnia, że one się znajdą dzięki inżynierii finansowej.

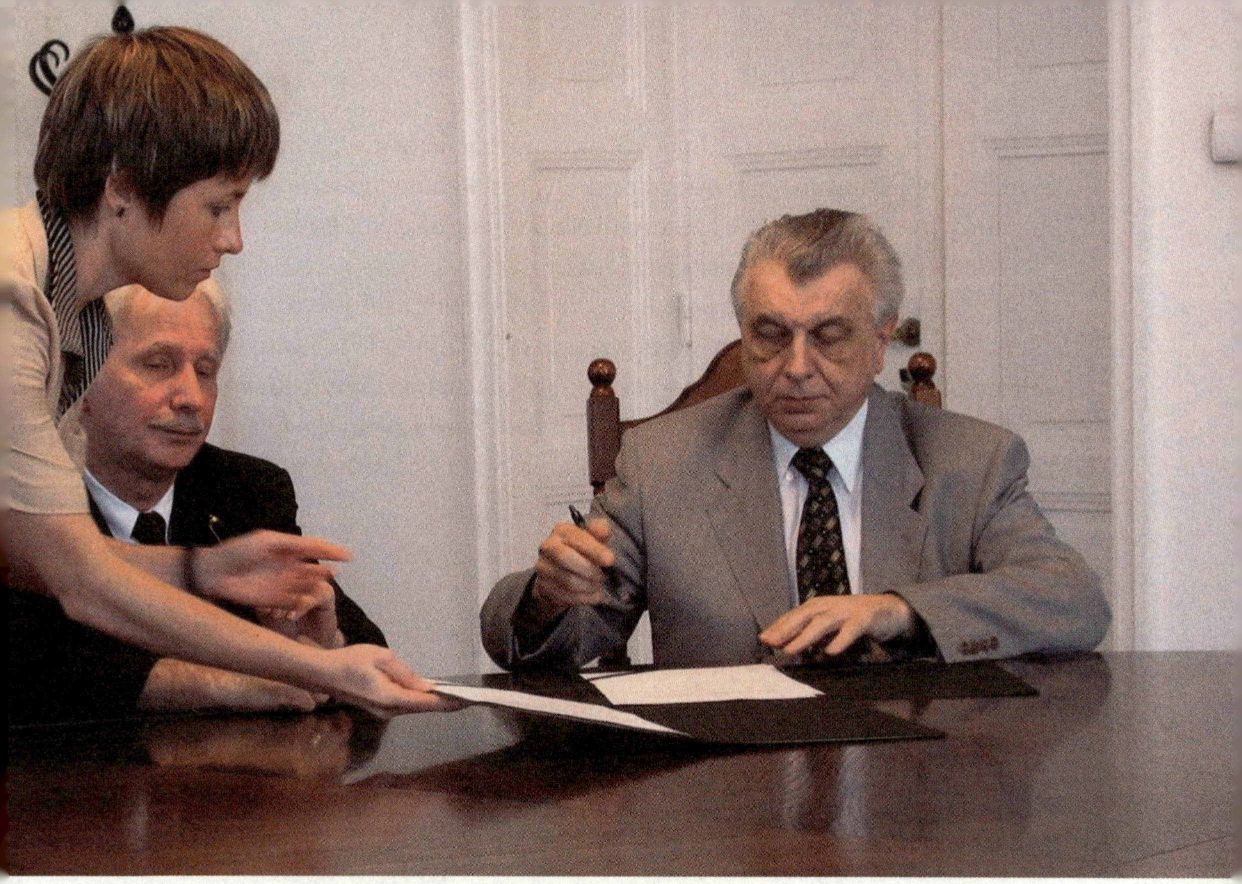

Adam Sałaniewski (w środku), dyrektor Śląskiej Akademii Medycznej, to szara eminencja na uczelni. Po odejściu Religi z nowym rektorem profesorem Tadeuszem Wilczokiem (z prawej) wciąż zabiegają o pieniądze na Akademickie Centrum Medyczne

Sałaniewski spieszy z tłumaczeniem, na czym „inżynieria" ma polegać: – Pożyczamy wszystko w bankach, ale państwo gwarantuje, że po kilku latach większość spłaci.

Niestety, Ministerstwo Finansów nie chce dawać gwarancji pod kredyty akademii. Po żarliwych obietnicach Łapińskiego zostaje tylko kaseta z nagraniem. „Adaś" i rektor puszczają je sobie „na pocieszenie". Nie mają pojęcia, jak spłacić pożyczkę z Banku Śląskiego.

Prezes ACeMedu zleca jednak kolejne prace. Nie płaci wykonawcom. Mami ich obietnicami, że zwróci pieniądze, gdy weźmie nowy kredyt. Ale rozmowy z ewentualnymi inwestorami kończą się niczym. Budowa szpitala na taką skalę wydaje im się nierealna.

ACeMed szybko staje się kolejną spółką akademii z minusem na koncie (są jeszcze dwie i szefuje im także prezes Sałaniewski). Stratę miłosiernie pokrywa zadłużona już wtedy po uszy uczelnia. Tym cudownym sposobem spółka osiąga nawet zysk, a prezes Sałaniewski dostaje za to zasłużoną nagrodę. Zgromadzenie wspólników, czyli ŚAM w osobie rektora, godzi się, by czterokrotnie podnieść mu pensję.

Po co tak upierać się przy projekcie, którego nikt nie chce sfinansować? Religa marzył o wielkim centrum promieniującym na wschód. A Sałaniewski?

Emerytowany profesor ŚAM: – Jest taka anegdota. Stary adwokat złożony chorobą idzie do szpitala. W sądzie zastępuje go syn, też adwokat. Po rozprawie syn uradowany wraca do szpitala i krzyczy: Tato, wygraliśmy! A ojciec załamuje ręce: Synu, coś ty narobił! Myśmy z tej sprawy żyli 20 lat!

Otóż to. Górnośląskie Centrum Zdrowia Dziecka w Katowicach Ligocie budowano prawie 30 lat. Po co było je kończyć? Rząd godził się kilkakrotnie na zwiększenie budżetu inwestycji. Ale akademii wciąż było za mało, więc pisała wnioski o więcej i znów pieniądze dostawała.

Na co zostały wydane? Różnie. Pod koniec lat 90. zamiast na budowę, prawie 30 mln zł uczelnia przeznaczyła na bezużyteczne już wtedy maszyny do pisania, stare telefony i kotłownię, której nawet nie było w planie. Cóż dziwnego w tym, że zabrakło na dokończenie szpitala, łóżeczka dla małych pacjentów, aparaturę itd. Nie zapłacono wykonawcom i jedna z firm budowlanych stanęła na krawędzi bankructwa, a inna zagroziła demontażem instalacji przeciwpożarowej.

Dzieci leczone były w rozrzuconych po całym Śląsku oddziałach, najczęściej obskurnych i na steranym sprzęcie. Skoro miał być nowy szpital, nikt nie inwestował w stare.

Na ciągnącej się w nieskończoność budowie starym profesorom już nawet nie zależało. Ale znalazł się jeden młody, który nie mógł dłużej znieść leczenia dzieci w kurnikach. Profesor Janusz Świetliński, neonatolog, jak został dyrektorem szpitala w budowie, zaczął wydeptywać korytarze w bankach. I dostał kredyt na wyposażenie. Od 2000 roku wreszcie można leczyć dzieci w nowym szpitalu.

Sałaniewskiemu to nie w smak. Inwestycję trzeba teraz zamknąć. Kilka razy rektor Wilczok wysyła jeszcze do ministerstwa pisma z prośbą o zwiększenie budżetu szpitala. Na marne. Ministerstwo odpowiada niezmiennie, że dało już wszystko, co dać miało. Szpital dziecięcy stoi, akademia nie dostanie ani grosza więcej.

Winny jest Świetliński, wkrótce traci stanowisko.

Dla szpitala dziecięcego też nie ma miłosierdzia. Wiadomo, startował z długami, bo akademia szastała pieniędzmi na prawo i lewo. Teraz nie ma z czego zapłacić akademickiej kotłowni. Rachunek za ciepło rośnie do 6 mln zł. Sałaniewski sprzedaje go firmie specjalizującej się w handlu szpitalnymi długami. Komornicy zaczynają nękać szpital, odcinają telefony.

W akademii szok. Słychać pomruki: – Jak można handlować długami własnego szpitala?!

Bunt jest cichy. Na głośne uwagi nikt się nie odważy, bo wszyscy są przekonani, że „Adaś" jest nieusuwalny.

Szwajcarskie miliony

Skoro nie można żyć z jednej budowy, to trzeba spróbować żyć z innej. Wielka wizja Religi, jaką było ACM, zaczyna się obracać w wielkie oszustwo. Akademia za wszelką cenę stara się zatrzymać robotników na budowie. Firmy jednak chcą pieniędzy, a uczelnia zaczyna tonąć w długach. W 2003 roku ma już do spłaty 70 milionów (w tym wciąż niespłacony kredyt w Banku Śląskim). Uczelnia nie kupuje ani jednej książki do swojej biblioteki. Dyrektor Sałaniewski pożycza pieniądze z funduszu socjalnego, nie ma na należne ludziom dodatki, np. na dzieci. Nie ma na wczasy pod gruszą ani na pożyczki. A przecież pracownicy naukowi, poza lekarzami, zarabiają w akademii grosze.

Władze uczelni zmuszają ich do kłamstwa. Ministerstwo przyznaje akademii 10 milionów na badania naukowe. Uczelniana komisja dzieli je między kliniki i zakłady, ale kwestura wypłaca naukowcom tylko część pieniędzy albo nic. Nikt się nie buntuje, a w sprawozdaniach dla ministerstwa wszyscy poświadczają, że przyznane pieniądze w całości dostali.

Sałaniewski w 2003 roku podsuwa rektorowi jeszcze jeden pomysł: pożyczy pieniądze z kont międzyrządowego polsko-szwajcarskiego programu „Matka i dziecko". Program powstał na początku lat 90. z inicjatywy rządu Szwajcarii. Za 15 mln franków został kupiony nowoczesny sprzęt: inkubatory, aparaty do USG, respiratory do ratowania matek i noworodków, bo na Śląsku najwięcej ich wtedy umierało.

W 2003 roku programem zarządza ŚAM, to znaczy powołuje komisję, która decyduje, na co wydać kilka milionów franków. Akademii nie wolno tknąć tych pieniędzy. Mogą być przeznaczane tylko i wyłącznie na sprecyzowany cel.

Ale Sałaniewski przekonuje komisję, żeby zgodziła się dać akademii pożyczkę – 2,2 mln zł na spłatę najpilniejszych zobowiązań wobec firm budujących ACM. Obiecuje, że pieniądze zaraz zwróci.

Nie zwraca, a chce sięgnąć po kolejne, tym razem 5 mln zł. W komisji siedzą profesorowie i doktorzy zatrudnieni na uczelni. Wszyscy boją się szarej eminencji. Ale jeszcze bardziej tego, że sami zostaną oskarżeni o malwersacje. Milczą, ale nie wszyscy. Kiedy o zamiarach dyrektora napisze „Gazeta Wyborcza", Komisja Integracji Europejskiej grozi rektorowi Wilczokowi prokuratorem. Zmusza akademię, by natychmiast oddała to, co wcześniej pożyczyła.

Sałaniewski dobija się do kolejnych banków i jesienią 2004 roku załatwia nowy kredyt: 8,5 mln euro ma pożyczyć akademii francuski potentat budowlany, firma Vinci. Pieniądze pozwolą zapłacić zaległe rachunki, a Vinci sprawdzi, czy opłaca się budować ACM. Jeśli uzna, że nie, więcej pieniędzy nie da, trzeba będzie szybko oddać kredyt Francuzom.

Z czego? Sałaniewski wzrusza ramionami: – Poprosimy o odroczenie i już.

Religa nie ma pojęcia o nielegalnych pożyczkach z kont na ratowanie dzieci, o długach akademii i firmach, które przez nią bankrutują. Nie wie, że studenci ŚAM od października 2004 roku nie dostają stypendiów, a w wielu zakładach pracownicy za własne pieniądze muszą kupować papier toaletowy i materiały biurowe. Upiera się przy swojej wizji: – Kto mówi, że ACM nie da się zbudować i utrzymać, nie zna się na medycynie i nie widział świata. Tam buduje się tylko wielkie szpitale.

W listopadzie 2004 roku ACM zostaje ostatecznie wykreślone z listy inwestycji centralnych. Akademia dostawała co roku milion złotych na pilnowanie budowy. Teraz nie będzie nawet na stróża.

Prezes ACeMed-u najpierw twierdzi, że nic złego się nie dzieje, bo prowadzi rozmowy z Komitetem ds. Humanitarnej Umarzalnej Pożyczki. W rozmowach ma pośredniczyć amerykańska firma finansowa. Jaka? Nie wiadomo. – Nie ma takiej instytucji finansowej. Sama nazwa jest śmieszna. Humanitarna pożyczka, co to niby ma być?! – kpi Jerzy Markowski, wtedy szef senackiej komisji finansów.

Jak nie ma, to nie. W grudniu 2004 roku akademia występuje do skarbu państwa z żądaniem wypłaty 70 milionów złotych odszkodowania za skreślenie z budżetu dotacji na ACM. Kilka miesięcy później uczelnia ogłasza przetarg na „montaż finansowy" – już nie jedna, ale wiele firm naraz ma się teraz zaangażować w dokończenie centrum.

Strzał w kolano

Zbliżają się wybory nowego rektora. Profesor Wilczok skończył już 70 lat i przechodzi na emeryturę. 150 profesorów Śląskiej Akademii Medycznej dopiero wtedy zdobywa się na odwagę i apeluje o zmiany na uczelni, w tym o zaniechanie budowy szpitala giganta. „To zagrożenie dla bytu akademii" – piszą w manifeście.

– Nikt nie może zagwarantować, że ta budowa się kiedyś zakończy. Nawet jeśli by się to udało, długi trzeba będzie spłacać przez kilkadziesiąt lat. Nie będziemy w stanie uczciwie zapłacić specjalistom, więc uciekną nam na Zachód – mówi profesor Lech Poloński, dziekan Wydziału Lekarskiego w Zabrzu.

Od 1997 roku budowa ACM kosztowała ponad 122 mln zł, z czego prawie 70 mln zł poszło na projekty, konsultacje, ekspertyzy i obsługę kredytu w Banku Śląskim.

Już nikt nie wierzy w wielką wizję Religi. We wrześniu 2005 roku stanowisko rektora obejmuje profesor Ewa Małecka-Tendera i z miejsca zwalnia Sałaniewskiego. Dwa miesiące potem profesor Zbigniew Religa zostaje w rządzie Prawa i Sprawiedliwości ministrem zdrowia. Przyznaje: – Jestem odpowiedzialny za to, że budowa tego szpitala stanęła w miejscu. Doprowadziła do tego moja rezygnacja z kierowania akademią. Ale zaraz potem dodaje: – To była mądra idea i trzeba do niej wrócić.

I wraca rok później: – Muszę to jeszcze raz zobaczyć, przejechać się z góry na dół windą w tym wraku i porozmawiać z profesorami. Wtedy zapadnie decyzja.

Profesorowie odpowiadają: – Jesteśmy realistami. Z powodu ACM nasze szpitale latami nie były remontowane. Teraz się sypią. Potrzebny jest też nowy szpital, ale mniejszy. Można by go postawić w Zabrzu Rokitnicy, gdzie mamy piękne tereny.

Relidze pomysł się nie podoba. – Teraz, kiedy mamy likwidować kilkadziesiąt szpitali, nie potrzebujemy budować jeszcze jednego średniaka. Potrzebny jest nowoczesny szpital. Duży.

Daje się jednak przekonać do pomysłu profesorów uczelni, bo ACM mimo utopionych tu milionów to ruina. Ściany trzeba by stawiać od nowa,

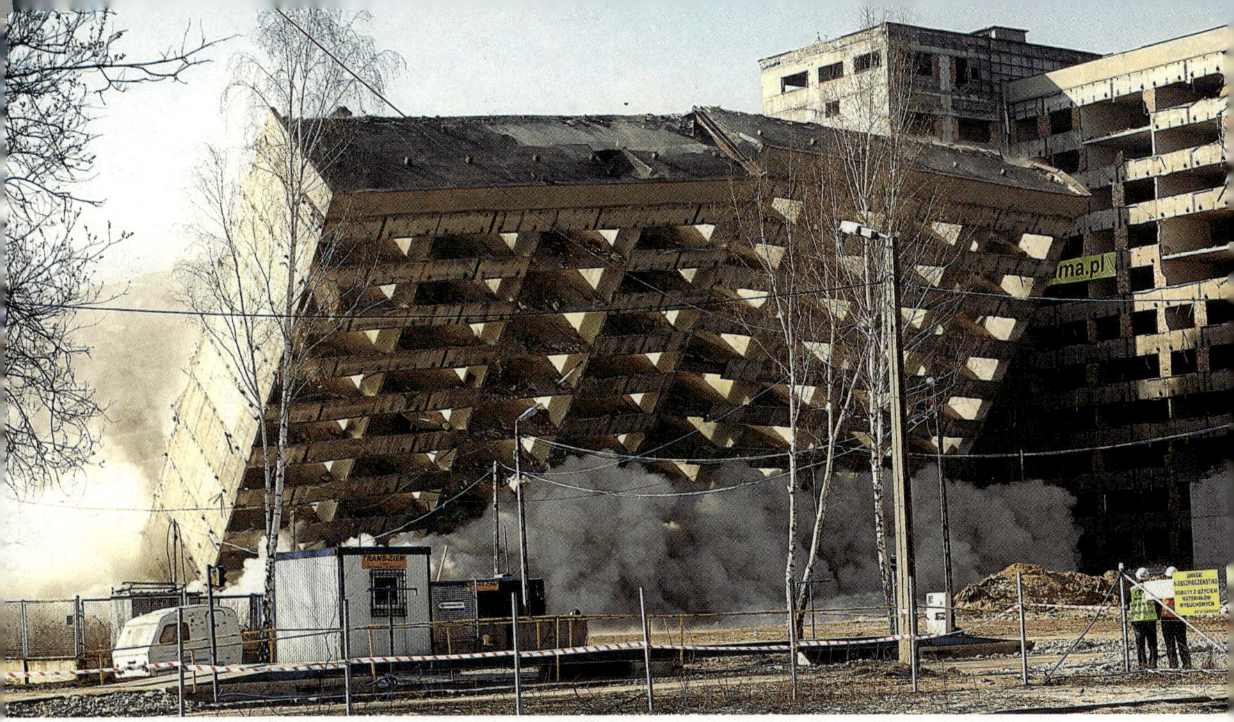

Wiosna 2014. Szpital, który miał być dumą Śląska, po 40 latach od rozpoczęcia budowy został wysadzony w powietrze

izolacja całkiem zniszczona, a zbrojenie przerdzewiałe. Okna i drzwi nadają się do wymiany. Urządzenie tu 400-łóżkowego szpitala dla zabrzańskich klinik byłoby prawie dwukrotnie droższe niż budowanie nowego od zera.

Jesienią 2006 roku za sprawą Religi wydatki na nowy szpital (ma kosztować 470 mln zł) zostają zapisane w projekcie budżetu państwa na następny rok. To nie będzie szpital jego marzeń, raczej mała rekompensata za to, że się nie spełniły.

– Cieszy nas, że minister się zgodził – mówi Bernadeta Kuraszewska, kanclerz ŚAM. Ale kilka miesięcy później zmienia front, a wraz nią rektor Małecka-Tendera. Na posiedzeniu senatu uczelni mówi, że jest przeciwna nowej inwestycji, bo uczelnia już nieraz się zawiodła na rządowych obietnicach. Profesorowie popierają ją niemal jednogłośnie, nawet ci z Zabrza. To już w uczelni taka tradycja. Wilczoka też popierali przy każdym kolejnym kredycie.

Religa jest rozczarowany: – Akademia jest oczywiście niezależna, ale dla mnie to decyzja z gruntu zła.

Bo tak się akurat składa, że gospodarka rośnie i w budżecie jest dużo pieniędzy. Ciągnące się latami budowy szpitali udaje się właśnie kończyć. – To strzał w kolano. Jeśli nawet kiedyś jeszcze akademia zapragnie pieniędzy na szpital, już nikt nie potraktuje jej poważnie – komentuje wiceminister zdrowia Bolesław Piecha.

Pragnień jednak żadnych nie było. Większość zabrzańskich klinik Śląskiego Uniwersytetu Medycznego (w międzyczasie uczelnia zmieniła nazwę) do dziś gnieździ się w starym budynku w centrum miasta. Chorzy są wożeni rozklekotaną towarową windą wyłożoną zdeptanym linoleum pamiętającym czasy PRL-u. Winda nieustannie się psuje i odwiedzający mają zakaz korzystania z niej. Kanclerz Kuraszewska, choć wyciągnęła uczelnię z potężnych długów, a teraz nawet chwali się zyskami, nie dała ani grosza na nową.

Prokuratura przez kilka lat prowadzi śledztwo w sprawie ACM. W 2008 roku oskarża rektora Tadeusza Wilczoka o działanie na szkodę uczelni w wysokości 48 mln zł. W końcu to rektor podpisywał wszystkie dokumenty, a nie Adam Sałaniewski (został oskarżony tylko o przekroczenie uprawnień w związku z nielegalną pożyczką z programu „Matka i dziecko"). Trzecia oskarżona osoba to Stefania Bednarek, kwestor ŚAM, która wypełniała polecenia Wilczoka i Sałaniewskiego.

W 2012 roku Sąd Okręgowy w Katowicach uznaje za winnego tylko rektora Wilczoka i skazuje go na grzywnę oraz rok więzienia w zawieszeniu na dwa lata. Adam Sałaniewski zostaje oczyszczony z zarzutów. Za winnych nielegalnej pożyczki sędzia uznała wystraszonych doktorów, którzy się na nią zgodzili.

Władze Śląskiego Uniwersytetu Medycznego przez pięć lat zastanawiają się, co zrobić z ACM i rozległym terenem wokół. W końcu rzeczoznawcy podpowiadają im, że najlepiej będzie sprzedać teren bez żadnych zabudowań. 26 lutego 2014 roku firma Miazga (od nazwiska jej właściciela) zaprasza dziennikarzy na plac budowy. W oczekiwaniu na eksplozję zajadają się wykwintnymi przekąskami. Potem patrzą, jak szyb windy dosłownie odcina się od reszty budynku. Dynamit był jak skalpel w ręku chirurga.

Czteroskrzydłowego szpitala nie da się wysadzić za jednym zamachem. Trzeba po kolei. Na eksplozje przychodzi coraz więcej gapiów. Są i „zainteresowani". Co czuje Jan Sarna? – Żal za utopią.

Andrzej Sośnierz żałuje utopionych milionów.

Po kolejnych eksplozjach potężne stalowe szczęki kruszą resztki murów. ACM zmienia się w setki tysięcy metrów sześciennych gruzu.

40 hektarów ziemi zostanie podzielonych na mniejsze działki. Władze Śląskiego Uniwersytetu Medycznego liczą, że uda się wszystkie sprzedać za 90 milionów złotych. W mieście pukają się w głowę. Mrzonka.

Po latach dziennikarze zapytają profesora o ACM. Odpowie: – Największą pomoc miałem zawsze od czerwonych, a nie od swoich.

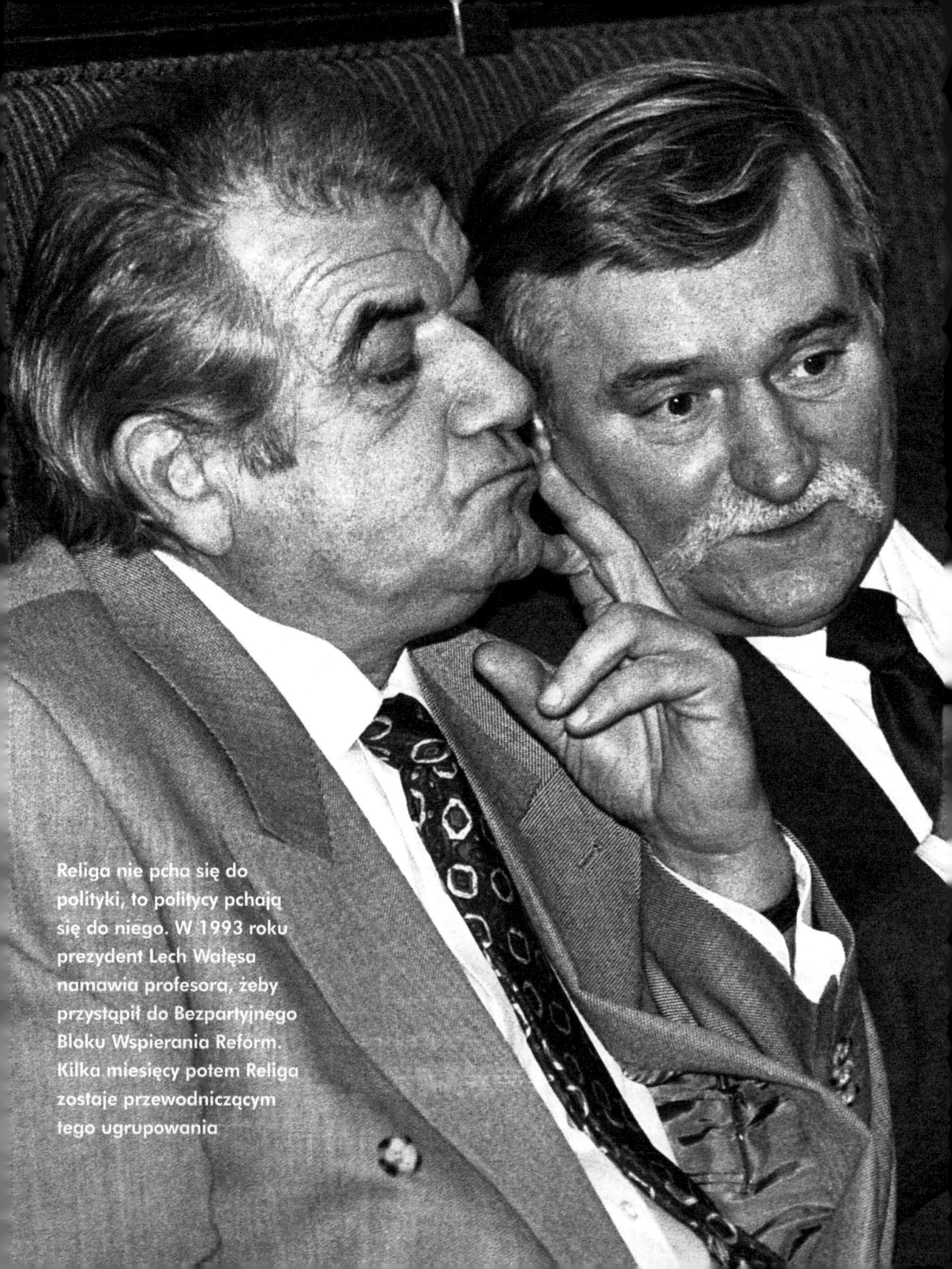

Religa nie pcha się do polityki, to politycy pchają się do niego. W 1993 roku prezydent Lech Wałęsa namawia profesora, żeby przystąpił do Bezpartyjnego Bloku Wspierania Reform. Kilka miesięcy potem Religa zostaje przewodniczącym tego ugrupowania

POLITYK

Wielki szpital w katowickiej dzielnicy Ochojec ma więcej szczęścia. Oczko w głowie Jerzego Ziętka, przewodniczącego Prezydium Wojewódzkiej Rady Narodowej w Katowicach, który dba, żeby pieniędzy na budowę nie zabrakło. Mają tu być leczeni głównie górnicy śląskich kopalń, powstaje najpierw wieloprofilowy szpital specjalistyczny, a potem Śląski Ośrodek Kardiologii. Nawet najnowocześniejszy i najlepszy szpital bez dobrych lekarzy nikomu się na nic nie przyda. Religa obiecuje pomoc.

W 1988 roku w katowickim ośrodku zostaje otwarta Klinika Kardiochirurgii. Religa wypuszcza swojego ucznia Andrzeja Bochenka. Stanisław Woś obejmie tam drugą klinikę, która powstanie dwa lata później. Zembala ma w przyszłości pokierować Zabrzem, a Cichoń pojechać jako szef do Anina.

– Rozmawialiśmy przed moim odejściem – wspomina Bochenek. – Idź do tego Ochojca, powiedział, ratuj tych ludzi. Uratujesz ich jeszcze ze dwustu albo czterystu. Ja pójdę uratować kilkaset tysięcy.

Jarosław Pinkas, chirurg, zna Religę jeszcze z Warszawy, kiedyś będzie jego najbliższym współpracownikiem w Ministerstwie Zdrowia: – Przychodzi moment, gdy zawód chirurga zaczyna się nudzić, wiele czynności jest powtarzalnych. Profesor osiągnął w medycynie wszystko, był na szczycie, więcej już zdobyć nie mógł. A polityka – to co innego. Można robić nowe rzeczy, wpływać na losy milionów ludzi. To działa jak narkotyk, człowiek dostrzega nowe możliwości. Trzeba tylko spróbować.

Politykę mam w nosie

Pierwsza próba w 1989 roku. Religa startuje do Senatu jako kandydat niezależny, ale z poparciem PZPR. Przeciwko „Solidarności". Annie Bikont z „Gazety Wyborczej" wyjaśnia parę lat później: – To nie było przeciw „Solidarności", choć zdawałem sobie sprawę z tego, że tak to może zostać odebrane. Rozumiałem swoją rolę, że będę senatorem ze Śląska.

Niektórzy myślą, że dał się komunistom przekabacić. Przypominają Religę, który w pierwszym szeregu idzie w pochodzie pierwszomajowym z generałem Wojciechem Jaruzelskim. On – działacz „Solidarności", do 1984 roku prowokacyjnie noszący w szpitalu znaczek związku. Pamiętają wizytę generała w zabrzańskiej klinice i zaproszenie na kongres Patriotycznego Ruchu Odrodzenia Narodowego, z którego skorzystał. Teraz mu te zaloty z władzą wypominają. I słuchają, co mówi.

O generale Jaruzelskim: – Mogę stwierdzić, że to uczciwy człowiek. Poza tym, jeżeli przyjmowałem od niego listy gratulacyjne i nie odsyłałem ich, wydawało mi się, że byłoby bezsensowną manifestacją nie przyjmować zaproszenia.

Albo o „Solidarności": – Odbierałem zaległą Nagrodę im. Stanisława Ligonia przyznaną mi przez Radio Katowice. Oprócz mnie wręczono ją jeszcze kilku innym osobom. Ustawiono nas do tej nagrody rzędem. I teraz tak. Naprzeciw wojewoda, dwóch przedstawicieli radia i jeszcze ktoś trudny do rozszyfrowania. I myślę sobie: jeszcze dwa, trzy lata temu byłby to jakiś przedstawiciel Komitetu Wojewódzkiego. To samo zachowanie,

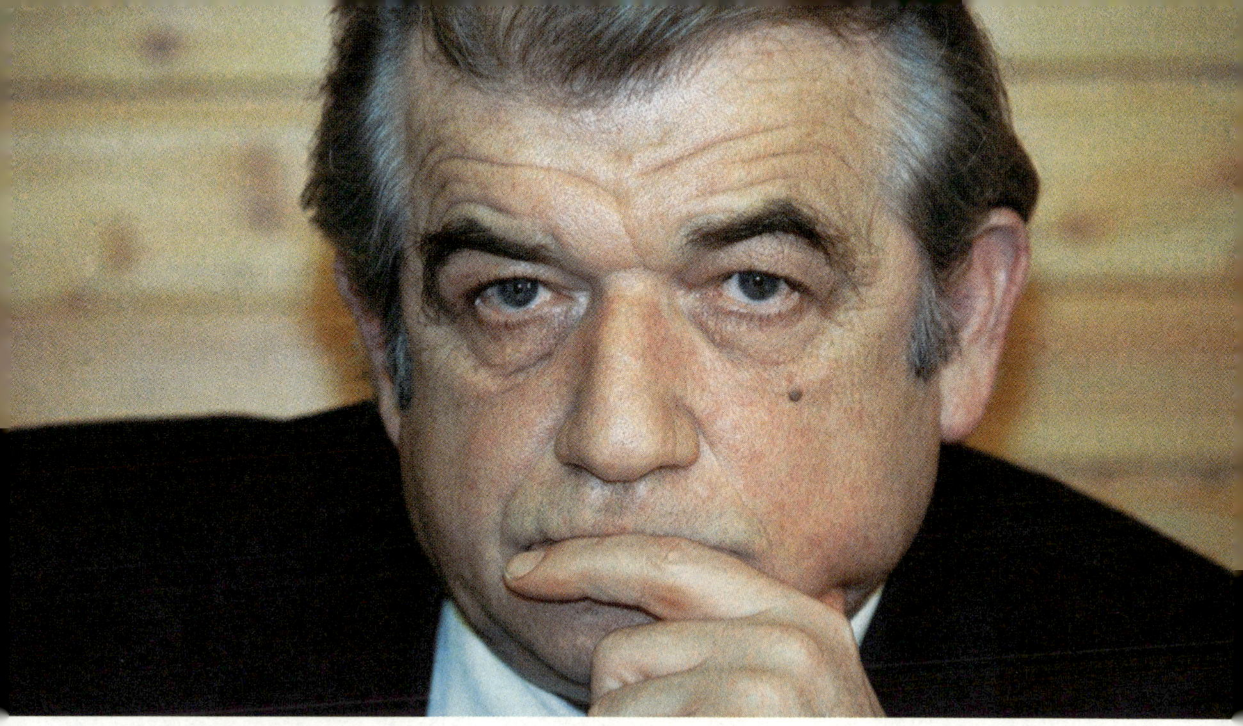

W styczniu 1995 roku sąd rejestruje pierwszą partię Zbigniewa Religi. Nazywa ją Republikanie, bo wzorem dla niego są amerykańscy republikanie i ich program

to samo poczucie władzy. Niewiele się pomyliłem, bo był to członek tzw. regionu.

Tym, którzy go teraz krytykują, profesor odpowiada: – Są durniami. Jako kierownik kliniki musiałem bez przerwy zabiegać o wsparcie. Moi współpracownicy musieli wyjeżdżać do USA na szkolenia. Nawet do głowy mi nie przyszła manifestacja polityczna. Załóżmy, że coś takiego bym zrobił. Mnie nic by się nie stało, ale klinika mogła mieć przez to problemy. Przecież nieraz musiałem interweniować w Komitecie Wojewódzkim PZPR w kwestii wydania paszportów moim współpracownikom. Po takiej manifestacji politycznej wyjazdy na staże na Zachód byłyby albo bardzo utrudnione, albo w ogóle zlikwidowane.

W wyborach do Senatu z 1989 roku przepada z kretesem. Ludzie kochają Religę lekarza, ale na Religę polityka nie chcą stawiać. Wydaje się, że to doświadczenie zniechęci go do kolejnych startów. Gorzko ocenia scenę polityczną: – Po 1989 roku do władzy doszli amatorzy. Kiedy się przysłuchuję obradom Senatu, ręce opadają. To są gry polityczne. A to właśnie totalnie mnie nie interesuje. Nie chcę, nie potrafiłbym się tym zajmować.

Zajmuje się kliniką, fundacją, a w wolnym czasie łowi ryby.

Ale polityka interesuje się Religą. – Miał niesamowity wizerunek. Wielki lekarz, a jego charyzma była darem od Boga, któremu tak wygrażał – mówi Bolesław Piecha, polityk PiS ze Śląska, były wiceminister zdrowia.

Profesor Poloński: – Jest trzech znanych Polaków, Jan Paweł II, Lech Wałęsa i Zbigniew Religa.

Który polityk nie będzie próbował zdobyć poparcia takiej osoby?

Podczas kampanii wyborczej do parlamentu w 1993 roku o poparcie prosi Religę Zbigniew Bujak. Poznali się w 1980 roku w Teatrze Wielkim w Warszawie na spotkaniu działaczy „Solidarności" z Lechem Wałęsą. W Bujaku Religa zobaczył innego robotnika, nie pasuje mu do stereotypu.

– Zobaczyłem wychodzącego na scenę eleganckiego, dobrze ubranego chłopaka, który mówił bardzo pięknie i mądrze. Sprawił, że zainteresowałem się klasą robotniczą. Takie uniesienie w życiu zdarza się jeden jedyny raz.

Religa zgadza się, żeby podczas kampanii Bujak powoływał się na jego nazwisko, ale generalnie nic więcej. – Politykę mam w nosie – deklaruje. I jedzie nad jezioro.

Dzwoni telefon: – Tu Mikołaj Kozakiewicz.

Religa nie wie, kto to, ale słucha: – Prezydent Rzeczypospolitej prosi, żeby pan wystartował w wyborach do Senatu.

– Proszę pana, czy pan może mi odpowiedzialnie poręczyć, że jest to osobista prośba prezydenta Wałęsy? – pyta Religa.

– Tak.

– W takiej sytuacji nie mam odwagi odmówić.

Następnego dnia nad jezioro przyjeżdża pracownik Kancelarii Prezydenta, podsuwa Relidze dokumenty do podpisu. Tak został wciągnięty. Oczywiście cofa swoje poparcie Bujakowi. Tego wymaga polityka.

Tym razem zdobywa aż pół miliona głosów, najwięcej w Polsce. Zostaje senatorem Bezpartyjnego Bloku Wspierania Reform, a wkrótce jego przewodniczącym.

To dziwne ugrupowanie. Raczej stowarzyszenie niż partia z wyrazistym programem, powołane w 1993 roku przez prezydenta Lecha Wałęsę, ma być jego zapleczem politycznym w parlamencie. Prezydent liczy, że BBWR zgarnie w wyborach 25 proc. głosów. Rozczarowuje się, bo 5,4 proc. poparcia to tylko 16 posłów i dwóch senatorów. Żadna siła.

Wałęsa szybko traci zainteresowanie ugrupowaniem. Muszą sobie radzić sami, ale od początku się kłócą. Jedni są za utrzymaniem formuły stowarzyszenia, drudzy za powołaniem partii (Religa: – Stowarzyszenie mnie nie interesuje, to dziecinada). Frakcje grożą opuszczeniem BBWR, jeśli któraś przeforsuje swoje stanowisko.

Jan Lityński z Unii Demokratycznej jeszcze przed wyborami ostrzega, że BBWR to zlepek przypadkowych ludzi, nieprzygotowanych do działań politycznych.

Ma rację. Klub BBWR szybko staje się najbardziej skłóconym klubem w Sejmie, nikt nie ma czasu pracować nad programem. Wyborcy poznają tylko ogólne założenia „Planu dla Polski": święta własność prywatna podstawą gospodarki, obrona podatnika, ustabilizowanie reguł gry w gospodarce. Religa przekonuje: – Tylko dzięki temu programowi mój syn, obecnie na stażu, będzie w przyszłości zarabiał tyle, ile lekarz na Zachodzie. Ale i co do głównych założeń nie ma zgody. Religa robi dobrą minę do złej gry. Przyznaje, że „program był pisany bardzo szybko, na kolanie", i opowiada o zaletach stowarzyszenia: – Nikt mnie tu nie pyta, czy jestem ateistą. Całe życie byłem lewicujący. Nawet w BBWR reprezentuję frakcję o lewicowych tendencjach.

Dziennikarze chcą szczegółów i pytają Religę, co sądzi o pomyśle rozdania każdemu po 300 milionów złotych?

– Wolałbym ten temat pominąć.

Czy jest za szybszą, czy wolniejszą prywatyzacją?

– Szybszą, pod warunkiem że nie jest podporządkowana ideologii i nie prowadzi do wielomiliardowych strat.

Skąd wziąć pieniądze na służbę zdrowia?

– Nie jestem przygotowany do odpowiedzi na to pytanie.

Grzegorz Religa: – Ojciec miał wielką zaletę, która w polityce jest potężną wadą – ufał ludziom. Wierzył, że jak się komuś da możliwość działania, to skorzysta z szansy i będzie działał najlepiej, jak potrafi. A to gówno prawda.

W 1994 roku Religa ma dość i opuszcza ugrupowanie. Z rozbrajającą szczerością przyznaje: – Mówiąc szczerze, o BBWR nie wiedziałem nic poza tym, że jest tam Andrzej Olechowski. I tak naprawdę czegoś więcej dowiedziałem się dopiero w Senacie, kiedy poznałem innych senatorów z mojego ugrupowania. Wdepnąłem w BBWR, nie przejmując się zbytnio jego programem. A jak już w nim byłem, to zacząłem się przejmować. I dlatego, kiedy mi zaproponowano funkcję przewodniczącego, uznałem, że tak, ja stworzę silną organizację.

Ważne, żebyś miał czyste ręce

Profesor Poloński: – Na pewno nie poszedł do polityki dla władzy. Nie chciał jej. Myślę, że szukał raczej splendoru, sławy, nieśmiertelności.

Stanisław Sołtysik, radiowiec, jeden z bliskich znajomych profesora: – Uwielbiałem Religę lekarza, nigdy nie rozumiałem Religi polityka. Kłóciliśmy się o to, często padały grube słowa. Uważałem, że nie rozumiał polityki, nie pasował do świata chłodnych kalkulacji, intryg, ważenia korzyści, doraźnych sojuszy, pragnienia władzy. A on swoje – że poza polityką nie jest w stanie poprawić losu pacjentów, że nawet stu profesorów może mniej niż jeden minister czy wpływowy poseł.

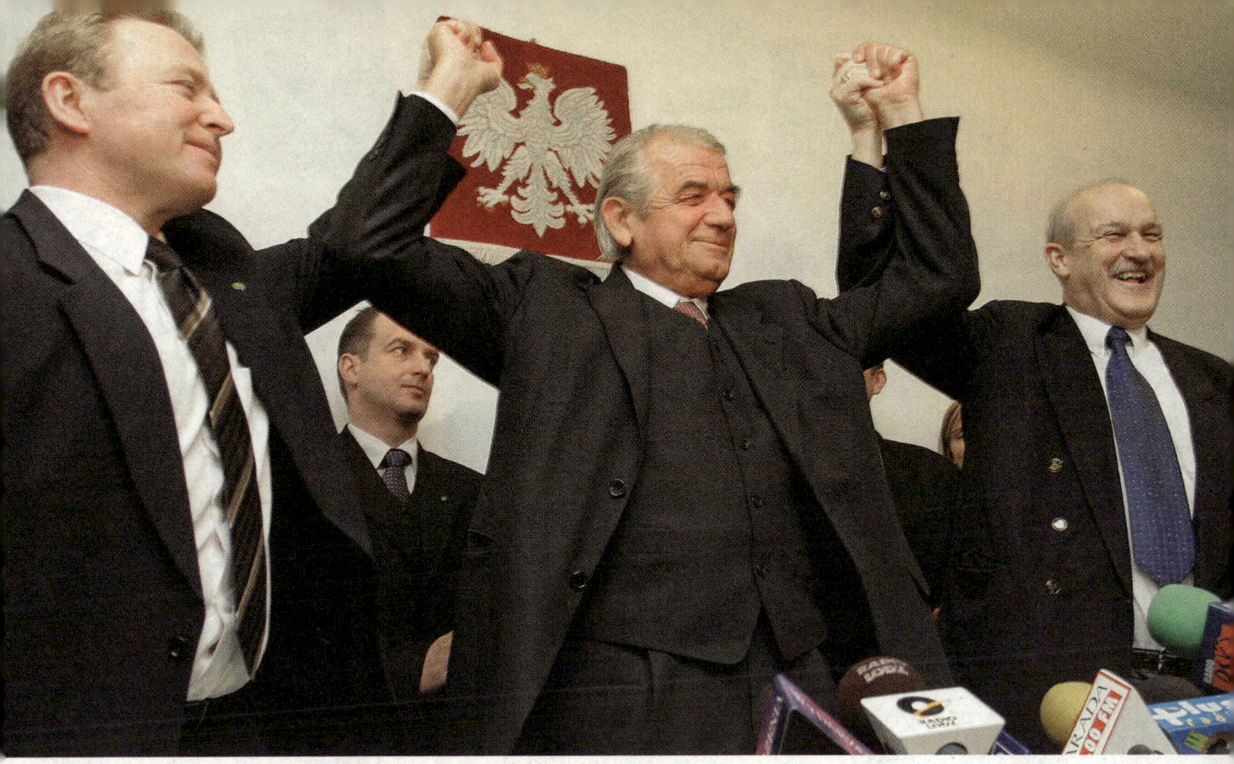

W styczniu 2005 roku Religa decyduje się na start w wyborach prezydenckich. Szuka poparcia. Powstaje blok chadecko-ludowy Zgoda. Tworzą go Jerzy Kropiwnicki, szef Zjednoczenia Chrześcijańsko-Narodowego, Janusz Wojciechowski z Polskiego Stronnictwa Ludowego i partia Centrum Religi. Ugrupowanie rozpada się po kilku tygodniach

Był naiwny, gromadził wokół siebie podpowiadaczy, którzy go prowadzili krętymi ścieżkami, a on im ufał, jak swoim chirurgom. Wykorzystywali go, nie zwracał na to uwagi. Gadał: – Pójdę z każdym, byle załatwić tym setkom tysięcy biednych, chorych ludzi dostęp do najlepszego leczenia.

Grzegorz Religa: – Ojciec przez całe życie był zachwycony Stanami Zjednoczonymi. Był przekonany, że jeśli chodzi o służbę zdrowia, model amerykański jest idealny, ale w Polsce nie do zastosowania od razu. Przecież

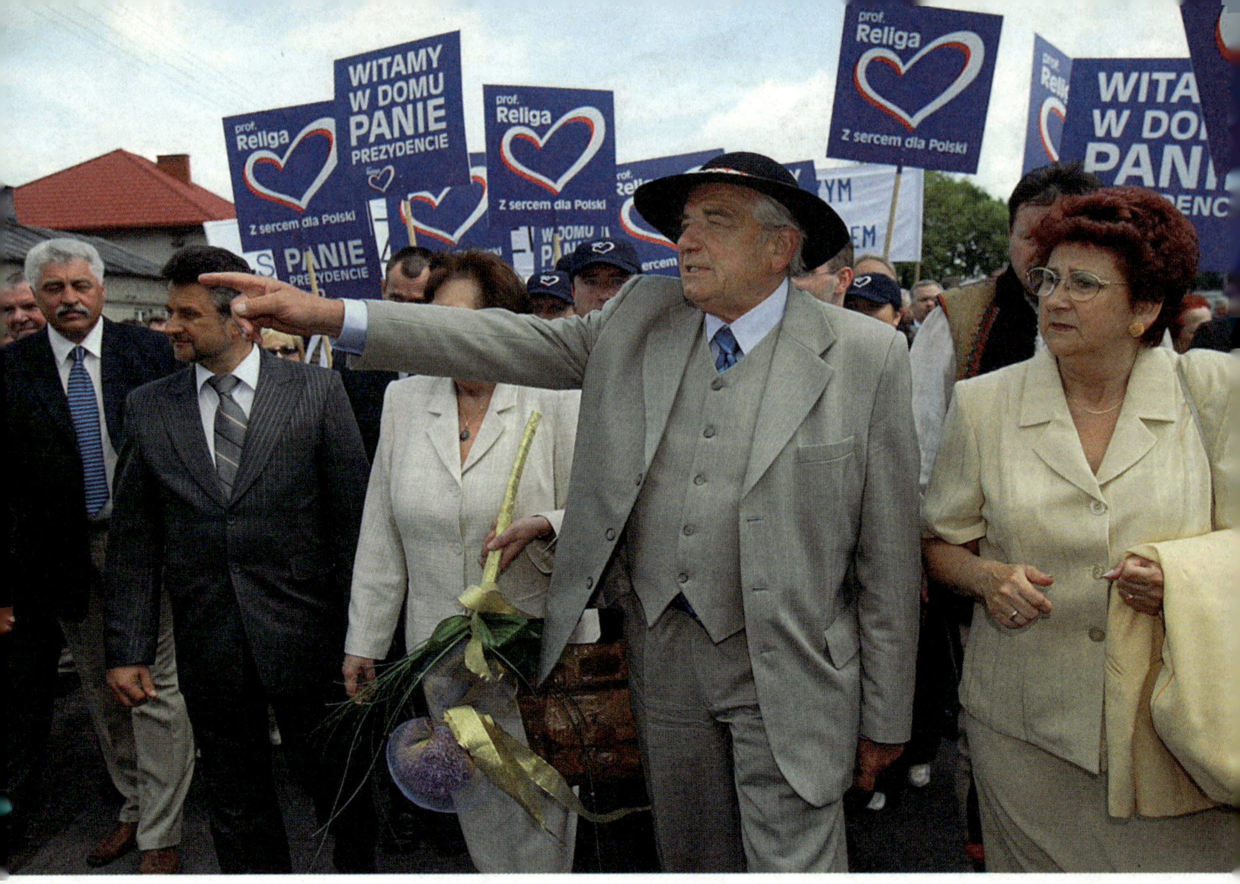

Rok 2005. Kampanię prezydencką rozpoczyna w rodzinnych Miedniewicach. Msza święta w kościele, festyn. Przed szkołą dzieci machają chorągiewkami i śpiewają hymn: „Profesor Religa w sposób doskonały dramat serc rozstrzyga"

doskonale wiedział, że u nas większości obywateli nie stać na płacenie z własnej kieszeni np. za operacje serca.

Sąd rejestruje Partię Republikanie Zbigniewa Religi w styczniu 1995 roku. Wzorem są amerykańscy republikanie i ich program. Główna zasada – każdy powinien odpowiadać za siebie. – Jeśli ktoś ma szóstkę dzieci, to jest to jego własna decyzja. I to on musi wziąć za to odpowiedzialność, a nie zwalać tego na państwo – wyjaśnia Religa.

Po lewicowej wrażliwości nie ma już śladu. Religa objawia się jako zwolennik gospodarki rynkowej, otwarcia na Zachód, powszechnej prywatyzacji, silnych rządów i ustroju prezydencko-parlamentarnego. Mówi: – Wiem, że demokracja to wspaniała sprawa, ale większość bardzo często nie ma racji. Proponuje, żeby w gospodarce wzorem dla Polski były szybko rozwijające się kraje Azji.

Namawia, żeby dawać ludziom drugą szansę. – Nie chcemy patrzeć, skąd ktoś do nas przychodzi. Ważne jest tylko, aby miał czyste ręce. Nie chcemy być lewicą ani prawicą, czarnymi ani zielonymi. Jesteśmy biało-czerwoni – mówi.

W sprawach reformy służby zdrowia radykalny: – Jestem zwolennikiem prywatyzacji, nawet szpitali. Taka deklaracja brzmi bardzo groźnie. Musi istnieć medycyna publiczna, należy utrzymać pewną niewielką ściśle określoną liczbę szpitali. Trzeba dokładnie wyliczyć, ile ich ma być i jak te placówki powinny zostać rozmieszczone. Nawet w najbardziej liberalnych państwach są publiczne kliniki, np. kardiologiczne czy onkologiczne. Jednak musi również nastąpić rozwój medycyny prywatnej. Przecież tak naprawdę większość medycyny rodzinnej jest już prywatna i nikt z tego powodu nie płacze. Nie ma żadnych kłopotów z dostaniem się do lekarza pierwszego kontaktu. A więc nie trzeba się bać prywatyzacji. W USA ogrom szpitali to placówki prywatne i znakomicie funkcjonują.

Jest przekonany, że Polacy są gotowi zaakceptować nawet bolesne dla siebie decyzje rządu, jeśli rząd będzie postępował konsekwentnie.

Myli się – w wyborach 1997 roku Republikanie wchodzą w sojusz z Unią Polityki Realnej Janusza Korwin-Mikkego i zdobywają tylko 2 proc. głosów. Polacy nie chcą ich w Sejmie. Rok później partia Religi łączy się ze Stronnictwem Konserwatywno-Ludowym. Partią rządzą wytrawni gracze: Artur Balazs, Aleksander Hall, Jan Rokita. Zbigniew Religa na marginesie. Na posiedzeniach zarządu i rady politycznej SKL rzadko zabiera głos, częściej słucha.

Na kilka lat znika z polityki.

Jeszcze o mnie usłyszycie

Kair, rok 1997. Marek Balicki, poseł Unii Wolności, jest tam na spotkaniu parlamentarzystów z różnych krajów, a Religa na zjeździe medycznym. Umawiają się na kolację. Przy kieliszku Religa wyznaje: – Jeszcze kiedyś wystartuję na prezydenta.

Balicki się śmieje.

Sześćdziesiąte urodziny profesora w Fundacji Rozwoju Kardiochirurgii w Zabrzu, 16 grudnia 1998 roku. Przyjęcie niespodzianka. Przed wejściem górnicza orkiestra, w pełnym ordunku gra Jingle Bells Jamesa Pierponta. W złotych tubach, trąbkach i puzonach odbijają się pióropusze sztucznych ogni.

Zbigniew Religa wzruszony. Nie wie, co powiedzieć. A to dopiero początek.

W sali zebrań fundacji stoi ogromny telewizor z tektury. Czas na WOK News. WOK, czyli Wojewódzki Ośrodek Kardiologii – dawna nazwa zabrzańskiego szpitala. Profesorowie medycyny, chirurdzy, docenci, pielęgniarki odgrywają scenki. Parodiują przywary swojego profesora. Wytykają mu, że o siebie nie dba, za szybko jeździ samochodem, studentów traktuje ulgowo, a na rybach zapomina o bożym świecie.

Doktor Jacek Sroczyński, który udaje Religę, bawi się paczką marlboro. Scena, jak profesor udziela wywiadu.

– Jak ustrzec się chorób serca? – pyta dziennikarz (w tej roli jeden z kardiochirurgów).

Anna Religa: – Powiedziałam mu, że ma niewielkie szanse w wyborach prezydenckich, bo nie stoi za nim żadna wielka partia, że sympatia wyborców nigdy nie przekłada się na głosy. Nie wsparłam go w kampanii, dzisiaj tego żałuję

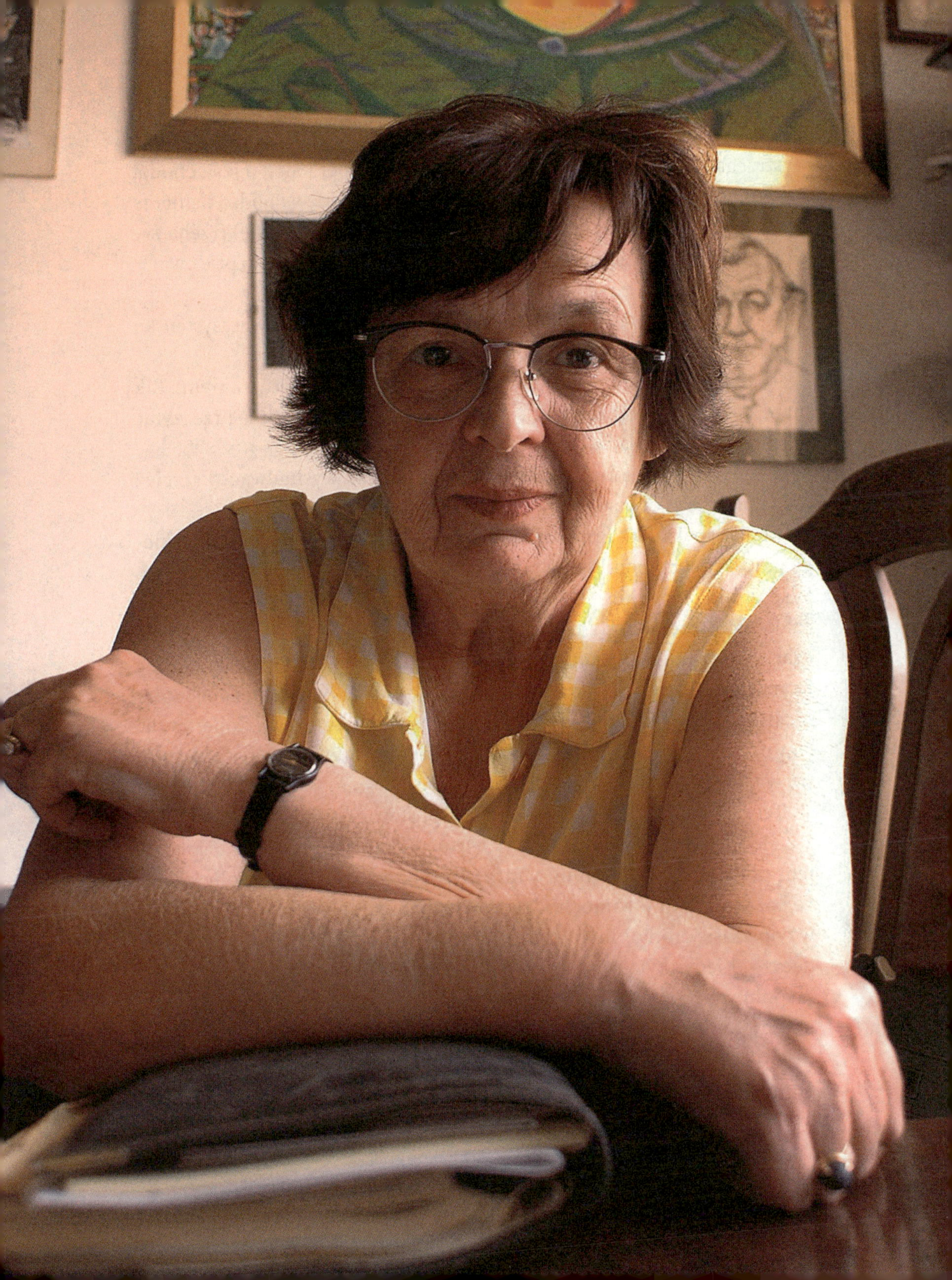

Religa, zaciągając się papierosem: – Panie redaktorze, dziękuję za to bardzo dobre pytanie. Przede wszystkim radzę (wypuszcza dym), żeby wystrzegać się nałogów. Nie pić, broń boże, mocnej kawy, a jeśli chodzi o dietę, to zapomnieć o... (w tym momencie na scenę wchodzą kelnerzy i częstują aktora-Religę golonką). Poza tym (pałaszując danie) trzeba żyć bezstresowo, dużo się ruszać, nie jeździć samochodem. Mało pracować.

Widownia pęka ze śmiechu.

Albo parodia pracy sekretariatu profesora. Rozmawiają dwie asystentki:

– Jak długo profesor będzie operował?

– Nie wiem, kochana, ale wczoraj bardzo się zdenerwowałam. Tak mnie zarzucił robotą, że przez cały dzień zdążyłam dokładnie przeczytać tylko trzy pisma: „Naj", „Tinę" i „Twój Styl".

– Nie sądzisz, że nie powinien się nami aż tak wysługiwać? Przecież nie mamy czasu otworzyć nawet „Cosmopolitana".

Koniec spektaklu. Profesor ma wilgotne oczy, nie spodziewał się takiego przyjęcia. Przypomina, że mija 14,5 roku, odkąd przyjechał do Zabrza. Wspomina początki. – Dziękuję wam, że mieliście odwagę przyjść do człowieka, którego nie znaliście, a który opowiadał wam o dziwnych rzeczach, które pragnął robić. Dziękuję, że temu człowiekowi uwierzyliście i z nim zostaliście. To była z waszej strony odwaga. Bez waszej obecności nic by mi się nie udało, bez was bym nie zaistniał. A razem? Zoperowaliśmy około 30 tysięcy chorych, wielu z nich daliśmy życie. To nasze wspólne, wielkie osiągnięcie.

Teraz wzruszeni są już wszyscy, ale profesor też ma niespodziankę. – Za kilka miesięcy wracam do Warszawy – mówi. – Na Śląsku spędziłem prawie 15 lat, do domu wracałem tylko w weekendy. Policzyłem, że każdego roku w samochodzie spędzałem 26 dób. Ile rzeczy mogłem w tym czasie zrobić? Ilu ludziom pomóc? Ale to nie jedyny powód mojej decyzji. Kiedyś byłem w klinice potrzebny, ale ten czas minął. Z mojego zespołu wywodzą się fantastyczni profesorowie, docenci, doktorzy. Nie jestem wam już potrzebny – to też jest moim wielkim osiągnięciem.

Obiecuje współpracownikom, że jeszcze o nim usłyszą. Ma plan na przyszłość, doskonale wie, co chce osiągnąć, ale jeszcze za wcześnie, żeby o tym mówić.

Teraz wznosi toast: – Za was! Ale nie za was teraz, tylko za was, jak będziecie mieli 60 lat.

Profesor Marian Zembala gra na harmonii, ludzie wręczają profesorowi kwiaty i prezenty. Wspominają, jak było.

A jak będzie?

Do polityki wraca w 2001 roku, gdy dostaje się do Senatu z listy Bloku Senat 2001 – to zlepek różnych posierpniowych ugrupowań – od Unii Wolności po Prawo i Sprawiedliwość.

Profesor Poloński: – Pasjonował się rankingami popularności polityków, czytał wszystkie, komentował. Pochlebiało mu, że zajmował w nich wysokie miejsca. W 2004 roku przyjechał do Zabrza, zrobiliśmy kawę, rozmawialiśmy o wynikach ostatniego sondażu opinii publicznej. Miał aż 70 procent poparcia. Był bardzo zadowolony. Pokazywał, że Polacy najbardziej ufają dwóm politykom: prezydentowi Aleksandrowi Kwaśniewskiemu i Zbigniewowi Relidze.

A ten jego plan?

– Moja żona Krystyna prowadziła w Radiu Katowice audycję, do której zapraszała lekarzy – wspomina profesor Bochenek. – W 2004 roku opowiedziała, że był u niej Religa. Po audycji zwierzył się jej, że będzie startował w wyborach na urząd prezydenta. Nie byłem zaskoczony.

Anna Religa: – Zawiódł się na partiach, ale wciąż chciał coś zrobić. Był przekonany, że na tak wysokim stanowisku będzie mógł czegoś dokonać. Usilnie się do tego przygotowywał, uczył się, mnóstwo czytał. Byłam przeciwna. Uważałam, że szkoda jego wiedzy medycznej i umiejętności, nie chciałam, żeby dalej plątał się w politykę. Mówił, że ma już 66 lat, a w tym wieku chirurg powinien myśleć o odejściu od stołu operacyjnego, a on nie zamierza skapcanieć. Wtedy ten argument do mnie nie trafił, powiedziałam mu, że ma niewielkie szanse, bo nie stoi za nim żadna wielka partia, że sympatia wyborców nigdy nie przekłada się na głosy. Nie wsparłam go w kampanii, dzisiaj tego żałuję.

Grzegorz Religa: – Wiadomo, że jak ojciec postanowił, tak zrobi. Ostrzegł nas tylko, że możemy za niego dostać po tyłkach, ktoś na pewno napisze jakiś paszkwil, oplują go w mediach, będą grzebać w życiorysie, nie zostawią nas w spokoju. Ale okazało się, że nie było najgorzej. Nawet pani Monika Olejnik grzecznie z ojcem rozmawiała. Nie czepiała się, choć przecież potrafi.

Teresa Torańska wypytuje profesora, dlaczego nie postawi na Stronnictwo Konserwatywno-Ludowe, którego jest wiceprzewodniczącym?

Odpowiada, że SKL przestało być liczącą się partią, zniknęło.

Wciąż działa Bezpartyjny Blok Wspierania Reform, ale profesor nie chce słyszeć: – To mieszanka ludzi z różnych ugrupowań. A Republikanie? – Weszli w skład SKL.

– Nie lepiej wzmacniać partie istniejące? – pyta reporterka.

– Nie, nie! Ja nie akceptuję działań niektórych polityków w obecnych partiach – odpowiada profesor.

Liga Polskich Rodzin? – Zdecydowanie nie! Byłem, jestem i będę za Polską w Europie. To nasza szansa.

Prawo i Sprawiedliwość? – To partia wodzowska, zamknięta, niedemokratyczna. Unia Wolności? – Zawiodłem się. Marzeniem moim jest stworzenie partii, dla której wartości moralne będą najważniejszą rzeczą.

A więc nowa partia. Partia Centrum. Hasło: „Polska polityka potrzebuje lekarza". Profesor rusza w Polskę. Kielce, Białystok, Opole, Wrocław, Poznań, Gdańsk, Warszawa... Ponad 30 dni niemal bez przerwy w trasie. Zadanie: Skupić ludzi, „którzy są zainteresowani naprawą sytuacji w kraju".

Krzysztof Brzózka, jeden z bliskich współpracowników, opowiada wtedy gazetom o tych podróżach: – Wyjeżdżamy bladym świtem np. do Opola, wracamy o pierwszej w nocy, a tu telefon w sprawie chorego. Kiedy profesor był gościem honorowym na weselu kurpiowskim

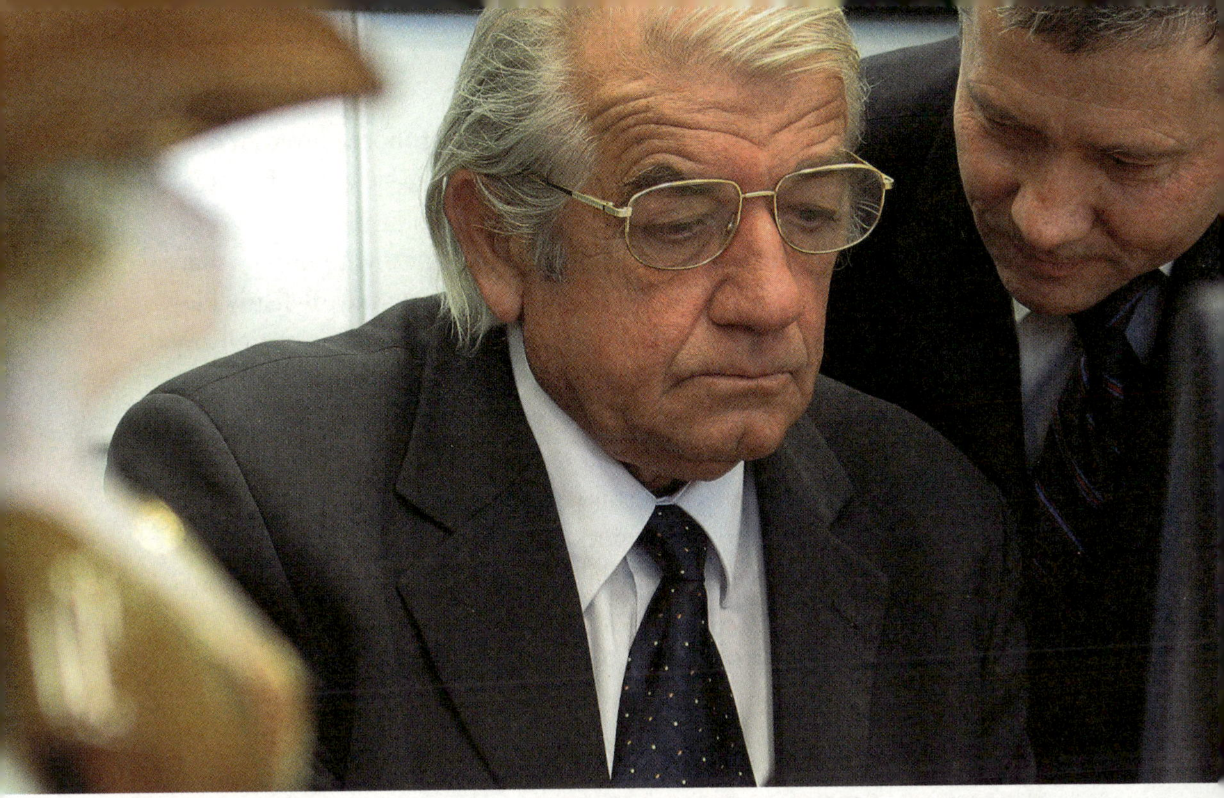

Profesor rusza w Polskę. Kielce, Białystok, Opole, Wrocław, Poznań, Gdańsk, Warszawa... Ponad 30 dni niemal bez przerwy w trasie. Zadanie: skupić ludzi, „którzy są zainteresowani naprawą sytuacji w kraju"

w Kadzidle, każdy z gości chciał mieć z nim zdjęcie pamiątkowe. A jeszcze się okazało, że miejscowy proboszcz był przed laty operowany przez jego zespół.

Po drodze do Lublina najpierw spotkanie w szpitalu wojewódzkim w Łukowie, który już nadaje się do remontu, choć jeszcze nie został skończony. Związki zawodowe chcą podyskutować o ustawie zdrowotnej. W Lublinie rozmowy z ekspertami od rolnictwa. W ich trakcie trzeba się przenieść do Kraśnika, gdzie burmistrz zorganizował otwarte spotkanie z mieszkańcami. Przyszło 400 osób, wiele takich, które profesor kiedyś tam operował. Kwiaty, owacje. Powrót do Lublina na dyskusję o przyszłości polskiego rolnictwa. A w dni robocze profesor operuje chorych, kieruje Instytutem Kardiologii, spotyka się z dziennikarzami i udziela wywiadów – kończy opowieść Brzózka.

Jak to wytrzymuje? – Jestem ewenementem biologicznym – odpowiada.

Profesor Poloński: – Zawsze był piekielnie wytrzymały. Byliśmy kiedyś na kolacji u profesora Jana Wodnieckiego w Zabrzu, posiedzieliśmy tam do dwunastej, wpół do pierwszej w nocy piliśmy whisky. Grudzień, za oknami śnieg, mróz jak cholera. Wszyscy już byliśmy zmęczeni, bo to było w środku tygodnia, a my od 6 rano na nogach. Religa pyta, czy mogę go podwieźć. Oczywiście, że tak. Ale on chce, żebym go zawiózł do Sosnowca, bo ma tam umówione spotkanie. Ja na oczy lewo widzę, a ten zaczyna robotę. Jakieś spotkanie w jakimś hotelu w Sosnowcu z przedstawicielem jakiejś firmy. Zawiozłem go. Rano byłem nieprzytomny, a on jakby nigdy nic stanął do operacji. To świadczyło o jego wydolności.

Kocham pana, panie Religa

Sondaże tuż przed wyborami. Partia Centrum może liczyć na trzyprocentowe poparcie. Znów wyjazdy, spotkania, wywiady – słupki ani drgną.

Religa ogłasza: – Myśl o pokonaniu pięcioprocentowego progu jest bardzo mało prawdopodobna. Należy pomyśleć o koalicji albo połączeniu z inną partią. Ale żadna partia nie chce się łączyć z kanapowym ugrupowaniem.

Mimo to startuje. Kampanię prezydencką rozpoczyna w rodzinnych Miedniewicach. Pod remizą strażacką słucha go tłum, przyszła chyba cała wieś. Pod szkołą dzieci machają chorągiewkami i śpiewają szkolny hymn: „Profesor Religa w sposób doskonały dramat serc rozstrzyga". Msza święta w kościele, festyn.

Rafał Kalukin z „Gazety Wyborczej" notuje, co profesor mówi: „Moje życie, jak wasze, zawsze wypełnione było ciężką pracą dla innych. To było bardzo dobre życie. Chcę być prezydentem, by kontynuować moją dotychczasową misję życiową służenia ludziom".

Jest autentyczny, swojski, to się ludziom podoba. Lgną do niego, każdy chce zrobić sobie zdjęcie z Religą albo choć zamienić parę słów.

Wcześniej musi złożyć oświadczenie lustracyjne. Religa zapewnia, że nie pracował, nie pełnił służby ani nie był świadomym i tajnym współpracownikiem organów bezpieczeństwa w PRL. Sąd musi sprawdzić, czy ta deklaracja jest prawdziwa. Zarządza przeprowadzenie kwerendy w Ministerstwie Spraw Zagranicznych oraz Instytucie Pamięci Narodowej.

Rozprawa lustracyjna zostaje wyznaczona na 28 czerwca 2005 roku. Religa oświadcza, że nie widział materiałów z akt IPN. Mówi, że nie jest nimi zainteresowany. Podczas kolejnej rozprawy, 13 lipca, zeznaje: – Starałem się sobie przypomnieć sytuacje sprzed 1990 roku. Razem z żoną usiłowaliśmy odtworzyć w pamięci tamten okres, biorąc pod uwagę, że w tym czasie wyjeżdżałem za granicę. Nie składałem żadnego zobowiązana, nikt mi nie proponował współpracy ze służbami. W mojej świadomości nie ma żadnego takiego faktu. Nigdy nie miałem odczucia, abym był przez kogoś obserwowany czy szykanowany przez organy bezpieczeństwa państwa. Nigdy nie zaobserwowałem symptomów krzywdzenia mojej osoby. Nie przypominam sobie, żebym kiedykolwiek był traktowany inaczej niż wszyscy inni. Nie zapoznawałem się z materiałami archiwalnymi, które wpłynęły do tej sprawy, zrobili to moi obrońcy. Mecenasi powiedzieli mi, że w tych materiałach nie ma nic, co by mogło sugerować jakiekolwiek moje nieetyczne zachowanie, jeśli chodzi o kontakty z organami bezpieczeństwa państwa. Wiedzę o tym, że Służba Bezpieczeństwa w Zabrzu interesowała się moją osobą, posiadłem w tutejszym sądzie.

Jeszcze tego samego dnia sąd orzeka, że Zbigniew Religa nie współpracował ze Służbą Bezpieczeństwa i złożył zgodne z prawdą oświadczenie lustracyjne.

Przed wyborcami występuje jako kandydat ponadpartyjny, reprezentant „zwykłych ludzi", chce być ich rzecznikiem. Obiecuje prezydenturę spokojną i rozważną, najwyższy arbiter godzący zwaśnione strony. Przeciwnik lustracji i dekomunizacji. Hasła rewolucji moralnej

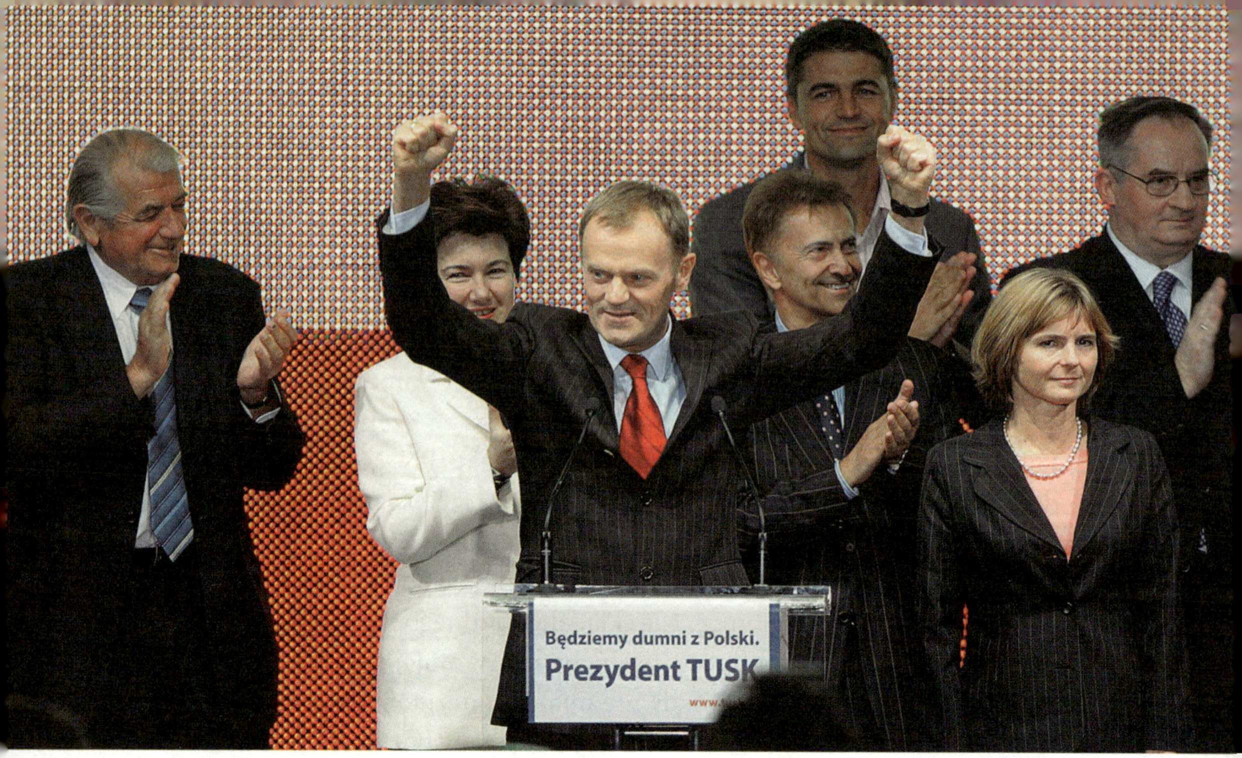

Wrzesień 2005 roku. Słupki poparcia dla Religi topnieją do siedmiu procent, w sztabie brakuje pieniędzy na kampanię wyborczą. Profesor postanawia się wycofać z wyborów i poprzeć Donalda Tuska

głoszonej przez Lecha Kaczyńskiego zbywa stwierdzeniem: – Wystarczy, że każdy będzie przestrzegał dziesięciu przykazań. Będziemy wówczas żyli w cudownym kraju. Sporo mówi o reformie służby zdrowia. Proponuję, żeby 16 oddziałów Narodowego Funduszu Zdrowia przekształcić w pięć niezależnych od siebie funduszy, mają też powstać prywatne ubezpieczalnie. Polacy powinni się przygotować na wzrost składki na ubezpieczenie zdrowotne. Każdy będzie się mógł jeszcze dobrowolnie ubezpieczyć, jeśli będzie chciał korzystać z lepszych usług.

Jest dobrze, sondaże dają mu 20 proc. – więcej niż Donaldowi Tuskowi. Komentatorzy polityczni oceniają, że Religa może w drugiej turze poważnie zagrozić Lechowi Kaczyńskiemu. Konkurenci bagatelizują profesora.

Mówią, że to „polityczne disco polo, nieporadny naturszczyk, który chce dotrzymać kroku rywalom, głosząc wytarte slogany o państwie prawa, uczciwości, godności, ciężkiej pracy".

Aleksander Hall, były poseł AWS i działacz solidarnościowej opozycji, broni profesora: – Religa nie doszedłby do tak wielkich sukcesów w medycynie, gdyby nie był pasjonatem i człowiekiem służby. To prawda, że działalność polityczna różni się od medycyny. Jednak ktoś, kto udowodnił, że jako lekarz jest człowiekiem ofiarnej, bezinteresownej i odpowiedzialnej służby, będzie starał się nim być także w innej sferze aktywności. Trudno mi oceniać jego szanse wyborcze. Wiem za to dobrze, że człowiek z takimi predyspozycjami i podejściem do spraw publicznych byłby Polsce bardzo potrzebny na stanowisku głowy państwa.

Lekarze z Zabrza są powściągliwi. – Profesor jest przekonany, że wszyscy, z którymi się styka, są mu życzliwi i prostolinijni. W medycynie chirurg sam musi podejmować szybkie decyzje, ale polityk powinien działać w zespole. Profesor będzie tylko wyedukowanym amatorem – oceniają.

Sztabem wyborczym kieruje Jacek Lipiński – w latach 80. bliski współpracownik ks. Jerzego Popiełuszki, działacz „Solidarności", krótko w BBWR, potem w Obozie Patriotycznym. Oprócz niego Paweł Ruszkowski, socjolog z Collegium Civitas, i Eryk Mistewicz, znawca mediów. Nieoficjalnie profesora wspierają Aleksander Hall, były poseł AWS, oraz Andrzej Olechowski z PO.

Religa: – Dobierając ludzi do kampanii, zrobiłem selekcję – zapewnia. – Jednak jak spotykam człowieka, który mówi: „Kocham pana, panie Religa, i chcę z panem działać", to jak ja mam go nie przyjąć?

Mam pana w swoich planach

Wrzesień 2005 roku. Cała Polska liczy na pojedynek między Lechem Kaczyńskim a Donaldem Tuskiem. Słupki poparcia dla Religi topnieją do 7 procent, w sztabie brakuje pieniędzy na kampanię wyborczą.

Eryk Mistewicz, strateg kampanii Religi, proponuje, by profesor zorganizował wiec. Gdyby ludzie, którym uratował życie i zdrowie, publicznie go poparli, słupki notowania z pewnością by poszybowały.

Religa oburzony wyjaśnia Mistewiczowi, że jeszcze tak nisko nie upadł. Nigdy nie wykorzysta swoich pacjentów do politycznych celów, to byłoby nieprzyzwoite. Wykluczone!

Podejmuje trudną decyzję, wycofuje się z wyborów. – Widząc, że nie mam szans zostania prezydentem, obawiałem się, że to, co mam do zaproponowania, przepadnie. Uznałem, że program Donalda Tuska jest w wielu punktach zbieżny, a w innych zbliżony do mojego. Wiedziałem, że nie wygram. Gdybym dalej namawiał ludzi, by głosowali na mnie, byłoby to nieuczciwe – ogłasza.

Tusk odwdzięcza się komplementem: – Gdyby polska polityka miała więcej takich ludzi jak pan, nie musielibyśmy się wstydzić polskich polityków.

Ale polityka to gra. Nikt nie oddaje poparcia za darmo. Co Platforma Obywatelska obiecuje Relidze? Nie wiadomo, bo szczegóły porozumienia są tajne.

– Nie ma żadnego układu na przyszłość – zapewnia Tusk. – Używając kardiologicznej terminologii, pan profesor jest jedynie dawcą.

Przed wyborami pracują przy jednym stole. Po jednej stronie Bolesław Piecha z Prawa i Sprawiedliwości, po drugiej – ludzie Platformy Obywatelskiej: Jarosław Pinkas, Andrzej Sośnierz, Elżbieta Radziszewska. Mają ustalić wspólny program naprawy służby zdrowia dla rządu PO-PiS.

Wszyscy się spodziewają, że premierem zostanie Jan Rokita, a Andrzej Sośnierz, były szef Śląskiej Kasy Chorych, ministrem zdrowia.

PiS chce, żeby szpitale i przychodnie były finansowane jak dawniej, z budżetu państwa. Platforma uważa, że ten pomysł może zniszczyć finanse państwa, bo pieniędzy na leczenie nigdy nie będzie dosyć. – To obłąkańczy pomysł – mówi Tusk. Obiecuje, że gdy zostanie prezydentem, będzie blokował takie ustawy.

Sośnierz coraz bardziej zaniepokojony, wyczuwa w Relidze rywala. – Jarosław Pinkas, który był zastępcą Religi w Instytucie Kardiologii w Aninie, namawiał mnie, żebym się spotkał w cztery oczy z profesorem – mówi Sośnierz. – Spodziewałem się, że Religa poprosi mnie, żebym się wycofał, jasno powie, że to on chce być ministrem, ale spotkanie było nijakie, w zasadzie o niczym.

Połowa października. Tusk przyjeżdża do Zabrza. Na spotkanie w Śląskim Centrum Chorób Serca w Zabrzu Religę podwozi senator Krystyna Bochenek. W samochodzie profesor zwierza się jej, że chciałby zostać ministrem zdrowia.

Do szpitala dociera także Sośnierz. Profesor podchodzi do niego, podaje mu dłoń i mówi: – Niech się pan nie martwi, mam pana w swoich planach.

Sośnierz: – Wtedy do mnie dotarło, że nie oddaje się poparcia w wyborach prezydenckich za darmo.

W wyborach do parlamentu, które odbywają się miesiąc przed prezydenckimi, Prawo i Sprawiedliwość nieznacznie wyprzedza Platformę Obywatelską. W wyścigu prezydenckim triumfuje Lech Kaczyński. Pomysł wspólnych rządów upada.

Ministerstwo dla Piechy? PiS nie ma lepszego kandydata. Doświadczony lekarz i polityk system ochrony zdrowia zna na wylot. Ale Kazimierz Marcinkiewicz, nowy premier, dzwoni z propozycją do Religi.

Pomysł, by oddać mu Ministerstwo Zdrowia, wychodzi od Jerzego Milewskiego, biznesmena z Pomorza, i Tomasza Zdrojewskiego, eksperta od spraw systemu ochrony zdrowia. Milewski dobrze zna Religę, od lat jeżdżą razem na ryby. Przekonują Kaczyńskich, że to najlepszy kandydat – świetny lekarz, z charyzmą. Nic się nie stanie, bo polityki partii w ministerstwie będzie przecież pilnował Piecha, na stanowisku wiceministra.

Ale Religa odmawia Marcinkiewiczowi. Mówi, że jest lojalny wobec Platformy, źle by się czuł, wchodząc do rządu PiS.

Kilkanaście dni później Jarosław Pinkas odbiera w domu telefon. To Religa.

– Jarek, nie uwierzysz – mówi. – Dzwonił do mnie prezydent i poprosił, żebym dla dobra państwa został ministrem zdrowia. Mam się zgodzić?

Pinkas: – No pewnie.

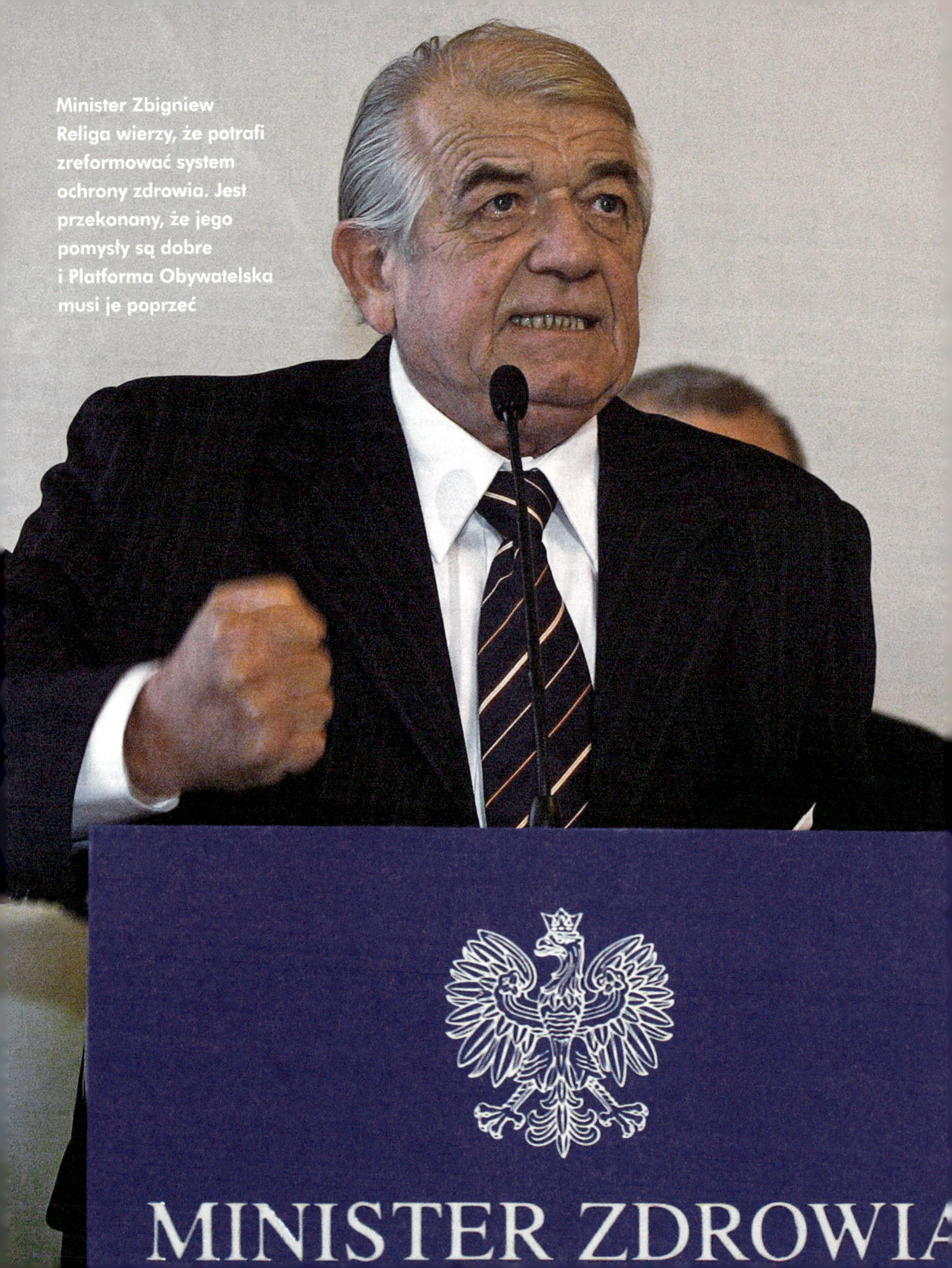

Minister Zbigniew Religa wierzy, że potrafi zreformować system ochrony zdrowia. Jest przekonany, że jego pomysły są dobre i Platforma Obywatelska musi je poprzeć

MINISTER

Pinkas: – Między braćmi Kaczyńskimi i Religą nie było wielkich różnic. Wszyscy wychowani na Żoliborzu, z ducha socjaliści, z poczuciem misji. Liczyło się dla nich dobro wspólne. Wirowały między nimi dobre fluidy.

Ale Religa chce być w porządku. Rozmawia z Tuskiem. Informuje szefa Platformy Obywatelskiej: PiS daje mu tekę ministra zdrowia, sam jest tym zaskoczony, ale o rozważenie propozycji prosił go osobiście Lech Kaczyński, prezydentowi się przecież nie odmawia.

Religa chce podjąć wyzwanie, ale musi mieć zapewnienie, że Tuskowi to nie przeszkadza. Program dla zdrowia jest przecież wspólny, ustalony podczas negocjacji PO-PiS. Czy PO nie będzie mu przeszkadzać, jeśli zgodzi się wejść do rządu.

Tusk się zgadza.

Paweł Trzciński, rzecznik ministra zdrowia w rządzie PiS: – Religa był przekonany, że ma jego błogosławieństwo.

Jesteście wspaniali, nikogo nie zwolnię

Marek Balicki, ustępujący minister, wita Religę w sali balowej dawnego pałacu Radziwiłłów. W sali kolumnowej, gdzie przed wojną sądzono zabójcę prezydenta Gabriela Narutowicza, zbierają się dyrektorzy departamentów Ministerstwa Zdrowia. Balicki przekazuje Relidze raport. Opisał w nim, co udało mu się zrobić, jakie sprawy trzeba pilnie załatwić, jakie są w toku, czego nowy minister może się spodziewać. Dokłada gotowe projekty ustaw.

Trzciński: – Ludzie spodziewali się rzezi, bo gdy Piecha spotykał się z urzędnikami, ostrzegał, że jak zostanie ministrem, wszystkich wytnie. A przecież poza kilkoma osobami z politycznego nadania w ministerstwie pracowała cała masa mrówek, które ciężko pracowały dla każdego rządu.

Religa radosny, bezpośredni, ujmuje wszystkich osobowością. Wygłasza krótkie przemówienie, dziękuje Balickiemu, a urzędników zapewnia: – Jesteście wspaniali, nikogo nie zwolnię.

Trzciński: – Odwiedził wszystkie biura w gmachu ministerstwa, był w każdym departamencie, otworzył każde drzwi, ze wszystkimi się przywitał, podał rękę. Od razu kupił sobie ludzi, bo myśleli, że przyjdzie sława medyczna, zadufany gość, który na niczym się nie zna, i wszyscy będziemy mieć problem.

Religa wie, że ma braki, nie wie, jak powstają ustawy, jaki jest obieg dokumentów, ale szybko się uczy. Pyta pracowników, uważnie słucha. Doceniają to, wcześniej nikt tak nie robił. Doradzają mu, pomagają. – Poczuli, że to charyzmatyczna osoba, przywódca, który wie, dokąd zmierza, i zabierze nas ze sobą – mówi Trzciński.

Danuta Jastrzębska (pracuje w resorcie od kilkudziesięciu lat) potwierdza: – To był taki człowiek, za którym by się w ogień skoczyło.

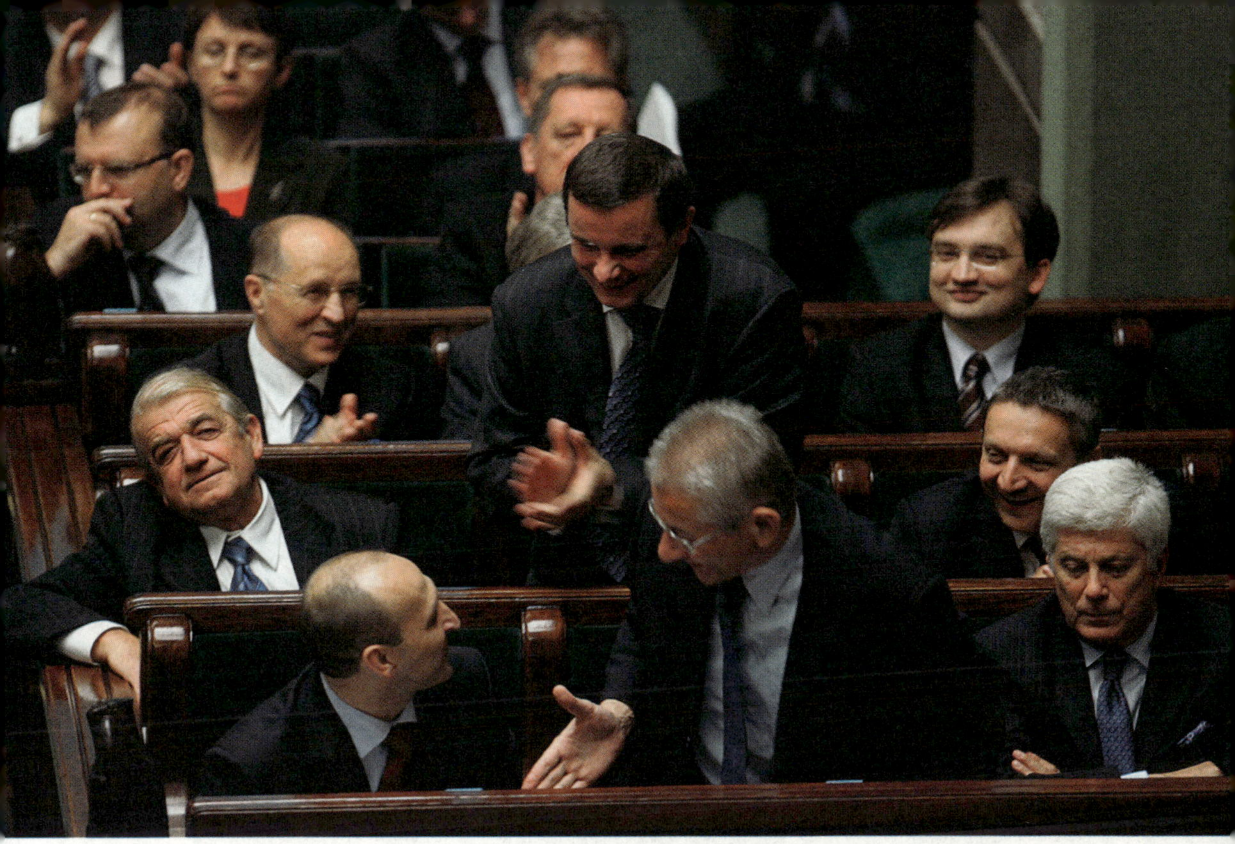

Religa to najbardziej rozpoznawalna osoba w rządzie Prawa i Sprawiedliwości. Szeregowi działacze partii mu nie ufają, ale to nie ma znaczenia, bo profesor cieszy się poparciem braci Kaczyńskich

Marek Gola, kierowca ministra Religi: – Na pierwszym spotkaniu powiedział mi, że będziemy jeździć, ale na długie trasy, bo z domu do ministerstwa zamierza chodzić pieszo. Uśmiałem się. Powiedziałem, że pieszo to sobie mógł chodzić, jak nie był ministrem. Szybko przyznał mi rację, bo na ulicy ludzie go zaczepiali. Badać się chcieli.

W jednej z pierwszych podróży do Zabrza profesor przedstawił mi pana Janka, swojego kierowcę z Fundacji Rozwoju Kardiochirurgii. Zgrał mi płyty z jego ukochaną muzyką, żebym mógł w trasie puszczać. Uprzedził, żeby w bagażniku zawsze było miejsce na wędki. Byliśmy w trasie, ale wystarczyło, że profesor jakąś wodę zobaczył, kazał się zatrzymać.

Zamoczył kije na 20 minut, zapalił papierosa, coś tam złowił i dalej w drogę. Jeździliśmy też na mecze Górnika do Zabrza, ale wtedy to on prowadził, a ja siedziałem z tyłu. Zabierał mnie swoją hondą accord. Jeździł niemiłosiernie szybko. Na gierkówce rozpędzał się do 170, 180 kilometrów na godzinę. Na mecze mógłby jeździć sam, ale to ja się upierałem. Nie chciałem go zostawiać samego. Przez te dwa lata, jak z nim jeździłem, nie wziął przy mnie nigdy kieliszka do ust. Starał się też nie palić w aucie, a jak już nie mógł wytrzymać, to przepraszał i uchylał okno.

Był superszefem. Kiedyś popsuło się nam auto, postanowiłem naprawić usterkę u siebie w domu, w Raszynie. Profesor przywitał się pięknie z moimi rodzicami, a babcia była wniebowzięta.

Ale w PiS nie są zadowoleni. Tyle lat czekali, a Religa blokuje im posady!?

I jeszcze coś. Nowy minister ogłasza, że nie zamierza likwidować Narodowego Funduszu Zdrowia i nie popiera finansowania szpitali i przychodni przez budżet państwa. A to przecież główny postulat PiS z kampanii wyborczej.

Tego politykom za wiele. Powstaje zespół ekspertów i polityków PiS. Mają przygotować projekty ustaw zdrowotnych. W zespole Piecha, Tomasz Zdrojewski, który jest już doradcą prezydenta Kaczyńskiego do spraw zdrowia, Teresa Kamińska, była szefowa kancelarii u Jerzego Buzka, Andrzej Sośnierz, który porzucił dla PiS Platformę Obywatelską. Spotykają się w Jadwisinie pod Warszawą, z daleka od ministerstwa.

Religa skarży się prezydentowi. Pyta, kto ma tworzyć politykę zdrowotną: minister czy eksperci poza jego kontrolą? Skarży się na Piechę.

Anna Religa: – Gdy mąż odmówił Marcinkiewiczowi, zadzwonił do Piechy i powiedział mu, że nie przyjmie teki ministra zdrowia, że może być o to spokojny. Piecha bardzo się ucieszył, a potem dowiedział się od prezydenta, że będzie tylko wiceministrem. Rozumiem jego rozgoryczenie.

„Rzeczpospolita" w styczniu 2006 roku zauważa: „Kuluary sejmowe aż grzmią od plotek o nasilającym się konflikcie między ministrem Religą a jego pierwszym zastępcą, politykiem PiS Bolesławem Piechą".

Trzciński: – Religa był przekonany, że potrafi ujarzmić politykę. Tyle już w życiu zrobił, pokonał wiele przeciwności, dlaczego i tym razem miałoby mu się nie udać? Świat polityki znał z perspektywy senatora, spotykał się z ludźmi, postrzegał ich jako sympatycznych, z którymi można się dogadać. Gdy został ministrem, odkrył zupełnie inne oblicze ludzi, których znał od lat. Nie mieściło mu się w głowie, że bardzo ważne osoby w państwie mogą być dwulicowe. Oburzało go, że prowadzą grę. Musiał się z tym zmierzyć, to było dla niego bardzo trudne doświadczenie.

Piecha: – Partia mu nie ufała. Ale Religa to jednak rozpoznawalna twarz. Był w stanie obronić wszystkie pomysły, które trzeba było zrealizować. Tylko trzeba go było pilnować.

„Pierwsze sześć miesięcy okazało się bardzo trudne. Piecha i posłowie PiS byli przeciwko mnie – mówił profesor Janowi Osieckiemu, autorowi ostatniego wywiadu-rzeki. – Chodziło głównie o dwie sprawy. Pierwsza z nich to przejście na system budżetowy finansowania ochrony zdrowia. Drugą sprawą było to, że domagali się głębokich zmian w resorcie. Ich zdaniem działał tam mityczny układ. (...) Andrzej Sośnierz, zresztą nie tylko na forum partyjnym, również w prasie, twierdził, że Religa utrzymuje w ministerstwie układ ludzi z WSI. To była totalna bzdura".

Małgorzata Solecka, publicystka „Rzeczpospolitej", pisze o sytuacji w ministerstwie: „Resortem zdrowia powinien pokierować Herkules. A i to nie wiadomo, czy poradziłby sobie ze wszystkim, z czym minister zdrowia poradzić sobie powinien. Nec Hercules contra plures".

Lekarze mają serca z kamienia

Pierwsze wyzwanie – bunt lekarzy rodzinnych. Nie będą wypisywać zaświadczeń lekarskich, formularzy ZUS, a recepty wypiszą na niewłaściwych blankietach.

Mówią: – Młody lekarz dostaje na stażu nieco ponad 900 zł. Potem zaczyna zarabiać 600-800 zł. Jeśli dostaje podwyżkę, to jedynie 5 złotych, niektórzy nawet 20 zł. Chcą zarabiać na etacie po 5 tys. zł. Pensje mają wzrosnąć już teraz o 30 procent, a w następnych latach rząd ma dać kolejne podwyżki.

Religa rozkłada ręce: – Państwo nie ma pieniędzy.

Telewizja ujawnia, że profesor zarabia ponad 300 tys. zł rocznie.

Minister wyjaśnia, że na zdrowie państwo wydaje tylko 4 proc. produktu krajowego brutto, poniżej średniej europejskiej. A medycyna jest coraz droższa. Zawały leczy się inwazyjnie, chorym wstawia się drogie stenty, kosztuje diagnostyka, cukrzycy dostają syntetyczną insulinę, a nowotwory są leczone bardzo drogimi preparatami. Każdy chce mieć dostęp do najnowszych osiągnięć medycyny. Ale na płace lekarzy i pielęgniarek już nie starcza.

Recepta? Trzeba do systemu ochrony zdrowia dosypać pieniędzy, co najmniej 6 proc. PKB.

Premier Marcinkiewicz: – Mamy puste kieszenie.

Piecha przypomina lekarzom: – Od 1999 roku rząd przestał płacić z budżetu za świadczenia medyczne. Płace mogą podnieść dyrektorzy szpitali, a nie minister.

Ludwik Dorn, minister spraw wewnętrznych, ostrzega, że lekarzy rodzinnych, którzy nie podpiszą umów na warunkach proponowanych przez NFZ, weźmie w kamasze. I dolewa oliwy do ognia.

Strajk się rozszerza. Podwyżek domagają się także lekarze w szpitalach. Na biurku ministra zdrowia rosną raporty. 10 tys. lekarzy z województwa łódzkiego nie przyszło do pracy, w wielu szpitalach odłożono zaplanowane operacje.

Brukowe gazety wspierają rząd. „Fakt" nazywa strajkujących lekarzy terrorystami. Publikuje tekst za tekstem: „Strajkujący lekarze jako zakładników wzięli dzieci (czyli grupę, która nie jest w stanie rozwiązać ich problemów). Terrorystów nic nie jest w stanie przekonać: ani łzy dzieci i ich rodziców, ani konkretne decyzje podjęte przez rząd, ani nawet zaczynająca się dziś papieska pielgrzymka".

Według „Faktu" lekarze, którzy mają „serca z kamienia", przychodzą do pracy „tylko po to, żeby żądać większych pieniędzy. Jak terroryści barykadują się na oddziałach, nie chcą słuchać żadnych argumentów, nic ich nie wzrusza. Przez 10 dni z zimną krwią odmówili pomocy już około 1000 dzieciom!".

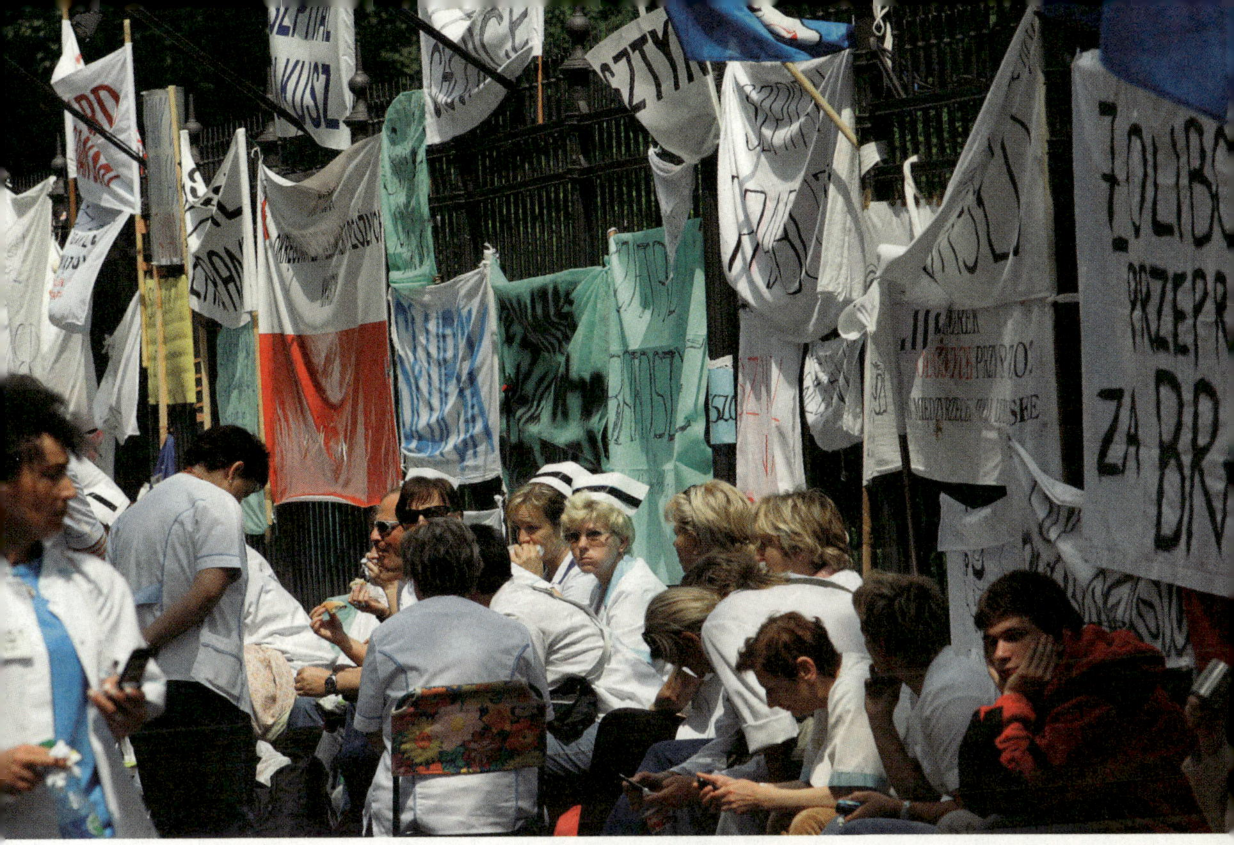

W rządzie PiS Religa gasi pożary. Najpierw strajkują lekarze, potem pielęgniarki. Żądają podwyżek. Pod kancelarią premiera rozbijają białe miasteczko

I dalej: „Z terrorystami, którym w dodatku rząd obiecał miliardy złotych, trzeba postępować twardo! Oni już pokazali, że nie mają sumień, więc rozmowa z nimi nie ma sensu! Czas na radykalne rozwiązania!".

Sojusznikiem Religi jest Radio Maryja. Minister kilka razy jeździ do Torunia. Mówi, że podwyżka płac dla lekarzy to konieczność znalezienia 800 mln zł. Przyznaje, że rząd takich pieniędzy nie ma. – Deklaracja, że my je wypłacimy, byłaby nieuczciwością ze strony ministra zdrowia i NFZ. Oczywiście, że można je znaleźć, ale to znaczy zabrać komuś i mam nadzieję, że wszyscy zgodzą się z tym, że to nie byłyby dobre i mądre posunięcia – wyjaśnia.

Słuchacze radia przyklaskują. Przypominają, że zawód lekarza to przede wszystkim służba i każdego z nich obowiązuje przysięga Hipokratesa. – Kiedy otrzymałem dyplom lekarza, zdałem sobie sprawę, że moja praca jest dla innych. Sam jestem lekarzem od 42 lat i przez cały ten czas, będąc na różnych stanowiskach w tym systemie opieki zdrowotnej, zawsze borykałem się z problemami finansowymi, ale nigdy bym sobie nie pozwolił na to, żeby nie przyjść do pracy, żeby nie być na wezwanie chorego – wyznaje Religa. Piecha nie jest zdziwiony tymi występami. Nie wie, że Religa jest niewierzący.

– Rozmawiamy kiedyś o refundacji środków antykoncepcyjnych, a Religa mówi, że seks nie jest chorobą – wspomina wiceminister. – Nie wiem, czy to wpływ Radia Maryja, ale był w tym poglądzie dość radykalny.

Anna Religa: – Mąż z pewnością nie podzielał poglądów ojca Rydzyka, ale na pewno był przeciwnikiem eutanazji. Uważał też, że nie należy grzebać przy kompromisie aborcyjnym, bo to do niczego dobrego nie prowadzi.

Lekarze nieugięci. Tym razem nie ustąpią. Premier Marcinkiewicz obiecuje znaleźć pieniądze, ale nie od razu. Na podwyżki mają się złożyć Narodowy Fundusz Zdrowia i ZUS.

Jerzy Miller, prezes NFZ, ostrzega, że jeśli tak się stanie, stracą pacjenci. Fundusz nie będzie mógł kupić ani jednego więcej świadczenia, urosną kolejki do specjalistów. Publicznie mówi: – Recepta, jaką proponuje rząd, nie uleczy choroby. Wręcz przeciwnie, może się okazać dodatkową trucizną.

Miller to urzędnik. Państwowiec. Jeśli premier każe znaleźć pieniądze, wykonuje polecenie. Religa we wspomnieniach: „Miller spędził ze mną i protestującymi lekarzami sylwestra i Nowy Rok w Ministerstwie Zdrowia, dyskutując o sprawach finansowych. Wykazał się ogromną klasą i udało mu się konflikt rozwiązać".

Ale los Millera jest przesądzony. Nowym szefem NFZ ma zostać Andrzej Sośnierz. To jego cena za przejście do PiS.

Religa walczy o Millera. Mówi o nim: „wielkiej klasy fachowiec i wielkiej uczciwości człowiek". O Sośnierzu: „wielkiej klasy fachowiec". Współpracowników ostrzega, żeby w kontaktach z nim zachowywali ostrożność.

Sośnierz o sobie: – Wiem, że ludzie się mnie boją, bo jestem ekspansywny. Ale ktoś musi podejmować decyzje. A ja to uwielbiam. I wiem, że najczęściej mam rację.

Ludzie, którzy z nim pracowali: – Wizjoner, stawia sobie cel, który realizuje w sposób konsekwentny, czasem nawet bezwzględny. Wojownik.

Uważa, że już dawno powinien zostać szefem NFZ, ale nominację musi przegłosować rada funduszu. Piecha: – Minister Religa musiał przeczytać wniosek o odwołanie Millera. Zrobił to szybko, ledwo go można było zrozumieć. Rada to dziewięć osób. Pięciu wymienił rząd PiS, reszta została z czasów SLD. Zabrakło jednego głosu, Sośnierz przegrał. Religa z radością pogratulował Millerowi, że rada się nie zgodziła. Jak długo mógł, blokował Sośnierza. Realizował swoje exposé, że nie będzie nikogo zwalniał. Pracownicy ministerstwa byli wobec niego lojalni. Nie wobec rządu, ale wobec Religi.

Sośnierz wyjaśnia to wtedy inaczej: – Układ proweniencji postkomunistycznej rządzi w Ministerstwie Zdrowia i NFZ. To oni nie dopuszczają mnie do władzy.

Sośnierz to legenda. W 1999 roku powstają kasy chorych, które decydują, jak dzielić pieniądze na świadczenia medyczne. Wszystkie mają wprowadzić elektroniczny rejestr usług i karty ubezpieczenia zdrowotnego. Udaje się tylko Sośnierzowi, który został dyrektorem Śląskiej Kasy Chorych. Każdy Ślązak nosi w portfelu kartę chipową. Bez niej niemożliwa jest wizyta u lekarza, bo za pacjenta bez karty kasa chorych nie płaci. Nie ma szans na nadużycia, oszustwa, fałszowanie recept, niepotrzebne przepisywanie drogich lekarstw.

System daje kilkadziesiąt milionów oszczędności, ale dla Sośnierza oznacza kłopoty. Pod koniec 2001 roku władzę przejmuje SLD. Ministrem

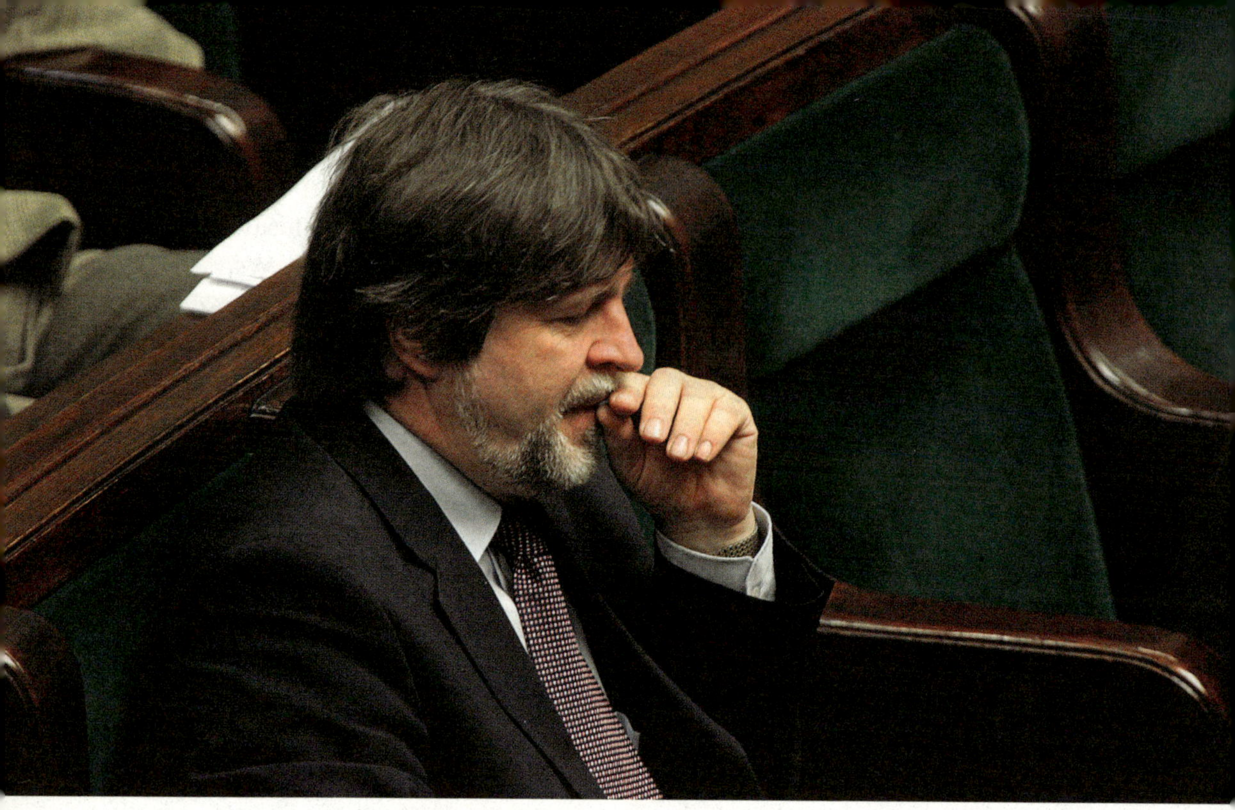

Andrzej Sośnierz dał się poznać jako świetny dyrektor Śląskiej Kasy Chorych. W 2006 roku ma zostać prezesem Narodowego Funduszu Zdrowia, ale minister Religa nie chce z nim współpracować, bo mu nie ufa

zdrowia zostaje Mariusz Łapiński. Zamierza zlikwidować kasy chorych i przejąć kontrolę nad pieniędzmi ze składki zdrowotnej. Śląska Kasa Chorych ze swoimi kartami jest dla niego zawadą.

Politycy SLD ogłaszają, że karta chipowa to „luksusowa wizytówka i nic więcej", a Sośnierz zostaje usunięty ze stanowiska i oskarżony o niegospodarność. Za wyprodukowanie 5 mln kart chipowych przekazał firmie ComputerLand prawa do sprzedaży powierzchni reklamowej na rewersie. ComputerLand sprzedał reklamę PZU za 3,5 mln zł. Prokuratura twierdzi, że Sośnierz mógł ją sprzedać sam. Dopiero sąd przyznaje mu rację – nie mógł, bo kasie chorych nie wolno prowadzić działalności gospodarczej.

Teraz Sośnierz walczy o obiecane mu stanowisko. Partia staje za nim murem, zmienia ustawę zdrowotną. Opinia rady Narodowego Funduszu Zdrowia przy zmianie prezesa nie jest już dla premiera wiążąca. Teraz nawet Religa nie może ocalić Millera. Zresztą ma nowe kłopoty.

Długo pracuje nad programem naprawy zdrowia, angażuje współpracowników, pomysły jeszcze z debat, które prowadzili, gdy był dyrektorem Instytutu Kardiologii w Aninie. Dokument wreszcie gotowy, minister ma z nim zapoznać Sejm i poprosić posłów o akceptację.

Pokazuje założenia Piesze. Wiceminister łapie się za głowę. To amerykański liberalizm w najczystszym wydaniu. Religa wprost mówi o likwidacji niepotrzebnych szpitali. PiS nie może tego poprzeć.

Piecha zamyka się w swoim gabinecie i redaguje wystąpienie. Religa czyta poprawki i wpada w szał, składa dymisję. Premierowi mówi: – Albo Piecha, albo ja. Marcinkiewicz nie chce przyjąć dymisji, ale debata o zdrowiu musi zostać przesunięta.

Prezydent Kaczyński zaprasza do siebie obu polityków.

– Spotkaliśmy się przed wizytą u Lecha. I była to chyba najlepsza rozmowa między mną a Religą – wspomina Piecha. – Szczerze powiedzieliśmy sobie, co każdemu z nas leży na wątrobie. Padały niecenzuralne słowa, ale oczyściliśmy atmosferę.

Po spotkaniu u prezydenta pełna kurtuazja.

Religa: – Wolą prezydenta było, abyśmy ze sobą współpracowali.

Piecha: – Będziemy w stanie prowadzić wspólną politykę.

Od spotkania w Pałacu Prezydenckim Religa i Piecha mówią sobie na ty.

Co się z panem stało, panie profesorze?

W czerwcu 2006 roku Religa wykłada posłom, jak chce zmienić system ochrony zdrowia. Mówi o opiece zdrowotnej w PRL-u, niskich pensjach i korupcji: „W latach 40. jeden z pierwszych ministrów zdrowia powiedział oficjalnie podczas swojego wystąpienia w Sejmie, że o pensje lekarzy nie trzeba się martwić, bo oni zawsze dadzą sobie radę. Od samego początku w podejściu do zagadnień płacowych w służbie zdrowia dominował więc fałsz i zakłamanie. (...) Prawie nikt nie interesował się efektywnością pracy czy właściwym wykorzystaniem sprzętu. Normą było to, że bardzo drogi i nowoczesny sprzęt był używany zaledwie kilka godzin dziennie. (...) Był to okres niemocy, marazmu, rozczarowań i poczucia biedy w jednostkach służby zdrowia".

Plan Religi: trzeba stworzyć koszyk gwarantowanych świadczeń medycznych. Państwo nie będzie zapewniało obywatelom wszystkich usług medycznych. Za niektóre badania i zabiegi pacjenci będą musieli zapłacić sami. Ustawa o ratownictwie medycznym pozwoli utrzymać stacje pogotowia z budżetu państwa i uwolnić pieniądze blokowane na ten cel w budżecie NFZ, a to ponad miliard złotych. Ma powstać sieć szpitali, które są niezbędne, by leczyć pacjentów, i dlatego nie mogą zostać zlikwidowane. Placówki niepotrzebne znikną. Każdy obywatel będzie się mógł dodatkowo ubezpieczyć i uzyskać dostęp do świadczeń o wyższym standardzie. Zostaną wprowadzone ubezpieczenia pielęgnacyjne, które zapewnią pomoc osobom starszym i przewlekle chorym. Każdy obywatel, nie tylko kierowcy, będzie się musiał obowiązkowo ubezpieczyć od wypadku. Za leczenie takich osób będą płaciły ubezpieczalnie. Składka, którą płaci budżet za rolników i bezrobotnych, musi zostać podniesiona. Jeśli wysoki rozwój gospodarczy kraju zostanie utrzymany, państwo mogłoby przeznaczać co roku więcej pieniędzy na zdrowie: 45,3 mld zł w 2007, a w 2009 już 55,4 mld zł.

Dyskusja nad planem Religi. Na mównicę sejmową wchodzi Ewa Kopacz z Platformy Obywatelskiej. Ogłasza, że partia złoży w Sejmie własny projekt ustawy o ratownictwie medycznym, swoją ustawę o prawach pacjenta, PO nie zgodzi się, żeby za naprawę systemu ochrony zdrowia, nawet pośrednio, płacili obywatele. O obowiązkowych ubezpieczeniach od wypadków nie może być mowy. O składce na ubezpieczenia pielęgnacyjne też.

Oskarża Religę: „Kiedy pan został ministrem zdrowia, wszyscy mieliśmy nadzieję, że sprawa naprawy systemu ochrony zdrowia nabierze wagi i przyspieszenia, że sprawi pan, iż będzie to jedno z pilnych działań rządu, że uwolni się od polityki i stanie ponad podziałami politycznymi. Mieliśmy nadzieję, że nie miał racji prezydent, kiedy powiedział, że dobry profesor kardiochirurgii nie musi być dobrym ministrem zdrowia. Okazało się, że zasiadł pan na gorącym krześle, że uwikłany jest pan w spór z komisarzem politycznym resortu. (...) Czy nie ma pan wrażenia, że potrzebny był pański autorytet i prestiż, a nie pański projekt? Że NFZ jest też przedmiotem politycznej rozgrywki, w której nie jest pan niestety suwerenny? (...) Na czym polega bezwładność decyzyjna w pana resorcie, panie ministrze? Co się z panem stało, panie profesorze?". Religa słucha zdumiony.

Trzciński: – Profesor wiele wystąpień Ewy Kopacz traktował jak manifestację hipokryzji. To skasowało ją w jego oczach. Nie potrafił jej wybaczyć. Wściekł się, kiedy skrytykowała jego projekty, bo był pewien, że zrobiła to dla zasady. Spodziewał się dialogu, merytorycznej dyskusji. Liczył, że dokona nowego cudu w medycynie – zjednoczy wszystkich wokół swojego programu. Poczuł się zdradzony.

Jesienią lekarze dostają podwyżki – średnio o tysiąc złotych więcej w klinikach. W szpitalach powiatowych o 200 zł mniej. Pielęgniarki czują się pokrzywdzone. Wysyłają delegację do premiera Jarosława Kaczyńskiego i odbijają się od ściany.

Są wkurzone, w czerwcu 2007 roku zajmują salę w kancelarii premiera. Zapowiadają, że się nie ruszą, dopóki nie zostaną wysłuchane. Pielęgniarki z całej Polski jadą do Warszawy, chcą wspierać swoje koleżanki. Pod siedzibą premiera rośnie białe miasteczko.

Po ośmiu dniach premier ulega. Przyjmuje petycję, pielęgniarki opuszczają kancelarię. Premier niczego im nie obiecuje, białe miasteczko działa dalej.

Religa leży w szpitalu, jest po ciężkiej operacji wycięcia raka płuca. Po dziesięciu dniach protestu idzie do białego miasteczka.

Pinkas: – Słaniał się na nogach.

Pół godziny spędza w namiocie głodujących pielęgniarek. Pierwszy minister w miasteczku. Pielęgniarki chcą podwyżek. Religa obiecuje, że będzie o nie walczył.

Jeszcze tego samego dnia jedzie do Sejmu. Posiedzenie toczy się przy prawie pustej sali. – Cieszymy się, że pan wraca do zdrowa – mówi mu Izabela Jaruga-Nowacka z SLD. – Bo jest pan nadzieją dla tych strajkujących pielęgniarek.

Sośnierz: – Pielęgniarki nas nienawidziły, a jego kochały, bo był dobrym wujkiem. Podczas negocjacji płacowych musieliśmy go z Piechą bez przerwy pilnować. Coś obiecał, my to odwoływaliśmy. Wynegocjowaliśmy 30-procentową podwyżkę, on dawał 50 procent. Pytamy, skąd na to weźmiesz? Odpowiadał, że jest wzrost gospodarczy. Sprawiał wrażenie, jakby system finansowania ochrony zdrowia był dla niego materią nieprzeniknioną.

Był na nas zły, bo torpedowaliśmy jego propozycje. Nagle wzywa go Kaczyński do kancelarii. Religa pobiegł tam radosny, bez nas. Myślimy, będzie katastrofa. Wrócił, stanął przed kamerami. Ja za nim fru, żeby słuchać i w odpowiednim momencie interweniować. Na szczęście nie powiedział nic takiego. Ciągle musieliśmy być z Piechą czujni. Nie mogliśmy dopuścić do rozchwiania finansów.

W lipcu porozumienie, pielęgniarki proponują: 40 proc. z nadwyżki NFZ pójdzie na podwyżki. Z tej kwoty dostaną 80 proc., co daje sumę 380 mln (NFZ spodziewa się 1,2 mld zł ponad plan).

Minister Religa uzgadnia propozycję z premierem. Jarosław Kaczyński się zgadza, ale stawia warunek: koniec z namiotami pod jego urzędem.

Ewa Kopacz mówi, że minister Religa to leń i próżniak. Profesor nie może jej tego darować. Kiedy zamieniają się rolami, z sejmowej trybuny zaciekle krytykuje jej pomysły na prywatyzację szpitali

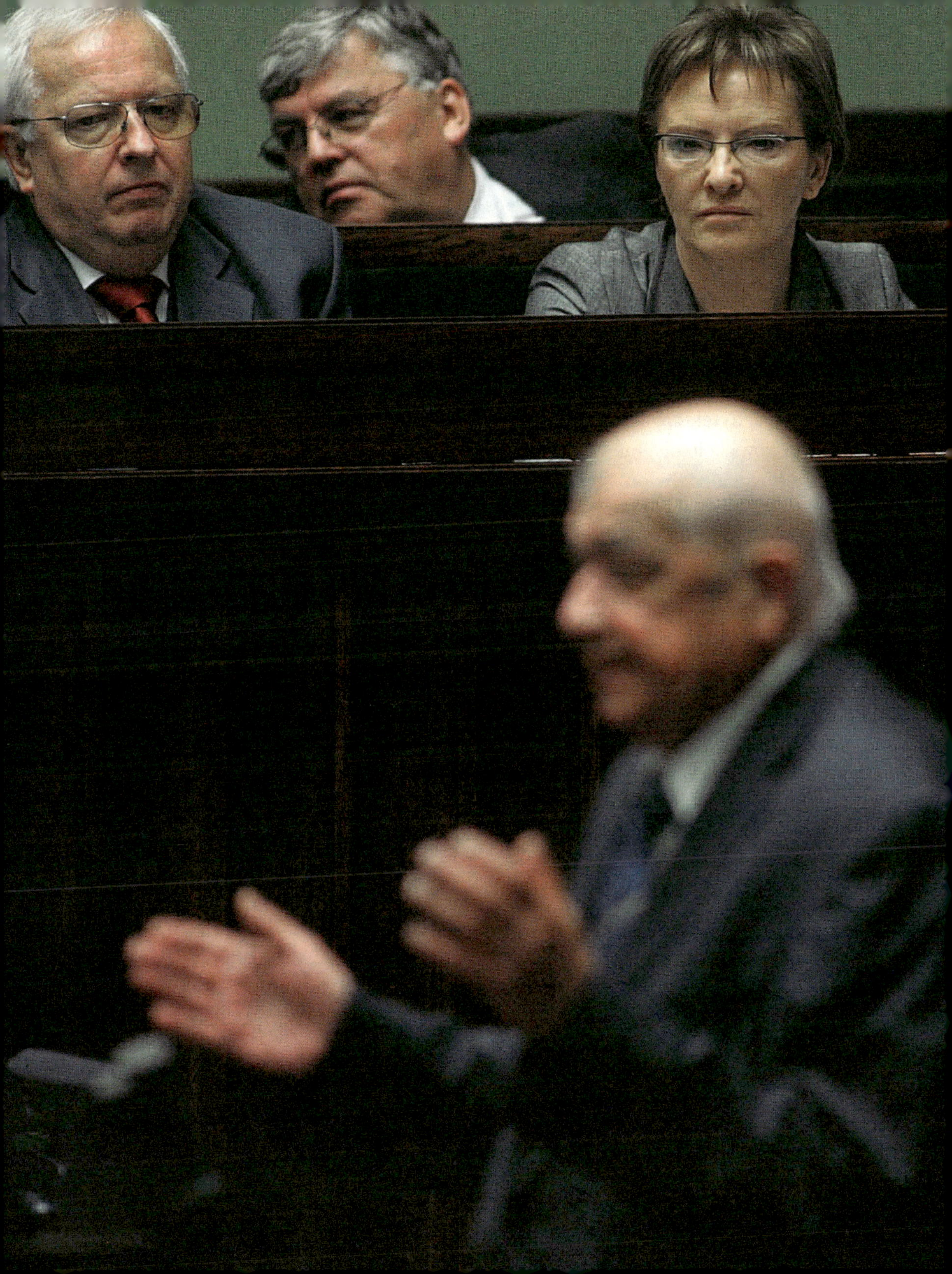

Rząd Kaczyńskiego upada, Sejm się rozwiązuje, będą nowe wybory. Sondaże pokazują, że PiS nie ma szans odzyskać władzy. Platforma w ataku. Ewa Kopacz recenzuje dokonania ministra Religi: – Ze smutkiem i troską mogę stwierdzić jedno: polskim pacjentom żyje się zdecydowanie gorzej niż dwa lata temu. Trudno się dziwić – dwa lata poświęcił na coś szczególnego, na kreowanie swojej osoby oraz swojej kariery politycznej. W Sejmie dokłada: – Religa to leń i próżniak.

Pinkas: – Po wyborach zwyczajem jest, że stary minister przekazuje władzę nowemu, spotykają się w pałacyku ministerstwa, podają sobie ręce. Nową minister zdrowia została Ewa Kopacz. Zgodnie z tradycją Religa zwołał dyrektorów departamentów, przygotował raport. Czekamy na Kopaczową, a Religa mówi do Piechy: „Przyjmij ją, Bolek. Ja stąd spierdalam".

Piecha zdziwiony, pyta dlaczego. – Gdyby o mnie powiedziała, że jestem pijak, wziąłbym to na klatę. Przełknąłbym nawet obelgę, żem złodziej. Ale nie mogę się pogodzić z oskarżeniem, że jestem leniwy – odpowiedział Religa. – Nigdy nie podam jej ręki.

Projekty ustaw Religi Platforma wyrzuca do kosza. Nie będzie ustawy o dodatkowych ubezpieczeniach ani o ubezpieczeniu pielęgnacyjnym. Rząd nie podnosi składki na zdrowie, choć system trzeszczy w szwach. Obowiązkowe ubezpieczenie od wypadków przepada, a system informatyczny nie działa.

Idea koszyka gwarantowanych świadczeń medycznych wykoślawiona. W projekcie Religi ustawa wymieniała świadczenia, które się ubezpieczonym nie należą. Było ich niewiele, można je było wyliczyć. Był to tzw. koszyk negatywny.

Kopacz wyrzuca projekt Religi i pisze ustawę na nowo – to państwo musi teraz określić, co się ubezpieczonym należy. Oznacza to setki stron zadrukowanego papieru i tysiące pozycji. Minister zdrowia jest przekonana, że prezydent zawetuje ustawę, ale on ją podpisuje. Kopacz nic nie ma, najłatwiej wszystkie świadczenia finansowane przez fundusz wpisać jak leci do koszyka. Tak robi i ogłasza sukces.

Szpitale zadają pytania, na które nie znajdują odpowiedzi w rozporządzeniach. Czy pacjentki mogą dopłacać za znieczulenie do porodu? Za lepszą protezę stawu biodrowego? Soczewkę przy zaćmie? A za konieczną korektę nosa?

Media atakują nową minister. Złośliwie pytają, czy nie zgodziłaby się na współpracę z profesorem Religą. Kopacz zaprasza go na „biały szczyt" – debatę o reformie służby zdrowia.

Współpraca kończy się na kłótni. Kopacz przedstawia konieczne ustawy. – Wszystko, co ona mówi, to myśmy zrobili – podsumowuje Religa.

W programie telewizyjnym „Teraz my" prowadzący próbują ich pogodzić.

Kopacz: – Bardzo serdecznie zapraszam pana Religę do współpracy.

Religa: – Oczywiście, ale traktujmy się poważnie i z szacunkiem.

Kopacz: – Pod warunkiem że pan przestanie się obrażać i zwracać się do mnie „ona".

Sośnierz żałuje: – Gdyby Religa nie był do mnie uprzedzony, stworzylibyśmy świetny zespół reformujący zdrowie. Z moimi pomysłami i jego wdziękiem i talentem do przekonywania ludzi to mogłoby kapitalnie zadziałać.

Trzciński: – Jak opuszczał gabinet ministra, zaprosił mnie do siebie. Pytał, co zrobił źle. Powiedziałem, że jest samotnym rewolucjonistą, a polityka to nie jest gra solowa. Za późno się tego dowiedziałem, odpowiedział.

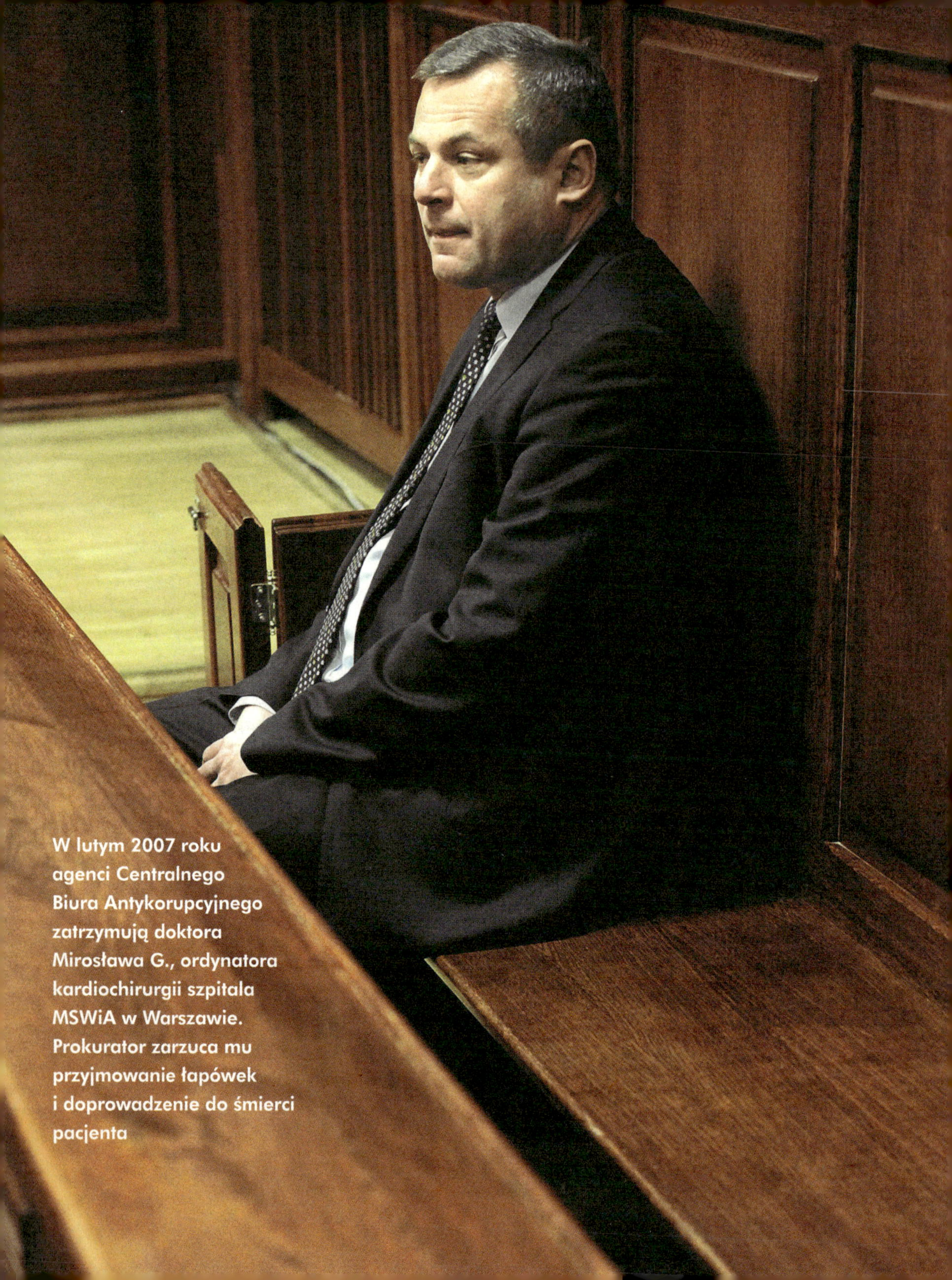

W lutym 2007 roku agenci Centralnego Biura Antykorupcyjnego zatrzymują doktora Mirosława G., ordynatora kardiochirurgii szpitala MSWiA w Warszawie. Prokurator zarzuca mu przyjmowanie łapówek i doprowadzenie do śmierci pacjenta

BIEGŁY

– Nikomu w życiu nie wyrządziłem krzywdy. Powtarzam: Nikomu. Garlickiemu też nie.

Religa powtórzy te słowa we wszystkich wywiadach udzielonych przed śmiercią. Powie też bez ogródek, że uważa Mirosława Garlickiego, kardiochirurga ze szpitala MSW w Warszawie, za drania i świnię. Przekonał się o tym na długo przed tym, zanim usłyszała o nim cała Polska.

Początek lat 90. Religa siedzi w domu w Warszawie. Nie ma takich dni za wiele, ale o odpoczynku nie ma mowy. W każdej chwili mogą zadzwonić z Zabrza i powiedzieć, że jest potrzebny. Wsiądzie do auta i pojedzie. Żona już się przyzwyczaiła.

Teraz też dzwonią. Jest serce do przeszczepu. W Szczecinie. Już zamówili samolot. Religa szykuje się do wyjazdu. Właśnie ma wyjść z domu, kiedy znów dzwoni telefon. Przeszczepu jednak nie będzie, serce dostanie klinika w Krakowie. Dlaczego!? Bo w Krakowie na serce czeka jakiś biskup.

Jaki biskup? Co jest? Religa prowadzi śledztwo. Szlag go trafia, bo serce dla biskupa załatwiał doktor Garlicki z Krakowa. Wydzwaniał w tej sprawie do Poltransplantu i Ministerstwa Zdrowia, ale Zabrza nie zawiadomił. Nie zapytał, w jakim stanie jest pacjent, komu to serce jest bardziej potrzebne.

– Byłem wkurzony jeszcze z jednego powodu – opowiadał potem Religa. – Dwa, trzy tygodnie wcześniej miałem na oddziale umierające dziecko. Z dziećmi jest szczególny problem – muszą mieć organ od dawcy w ich wieku. Wiedzieliśmy, że Kraków w tym czasie przygotowuje się do przeszczepu u dziecka. Zadzwoniłem i zapytałem, czy ich pacjent jest stabilny, a jeśli tak, to czy nie mogliby nam przekazać tego serca, bo mi dzieciak umrze. Mogli spokojnie poczekać na kolejnego dawcę, ale tego serca nie oddali. A mój pacjent umarł kilka godzin po tej rozmowie.

Szef krakowskiej Kliniki Kardiochirurgii to profesor Antoni Dziatkowiak. Przeciwieństwo Religi, nawet z wyglądu.

Religa chodzi lekko zgarbiony, ale jest uśmiechnięty i na luzie. Nie jest wyniosły, nawet obcy nie boją się do niego podejść, porozmawiać. Dziatkowiak zawsze wyprostowany, jakby kij połknął. Poważny, dostojny, budzi nadzwyczajny respekt, nawet strach.

Religa nie dba o siebie, byle jak się ubiera. Dziatkowiak zawsze jak spod igły. Szyje ubrania u Józefa Turbasa, najlepszego krawca w mieście. W swoich garniturach pozuje do zdjęć jako model, z dumą pokazuje je potem kolegom po fachu.

Religa w ogóle nie chodzi do fryzjera, strzyże go żona. Dziatkowiak wygląda, jakby dopiero wyszedł z salonu fryzjerskiego.

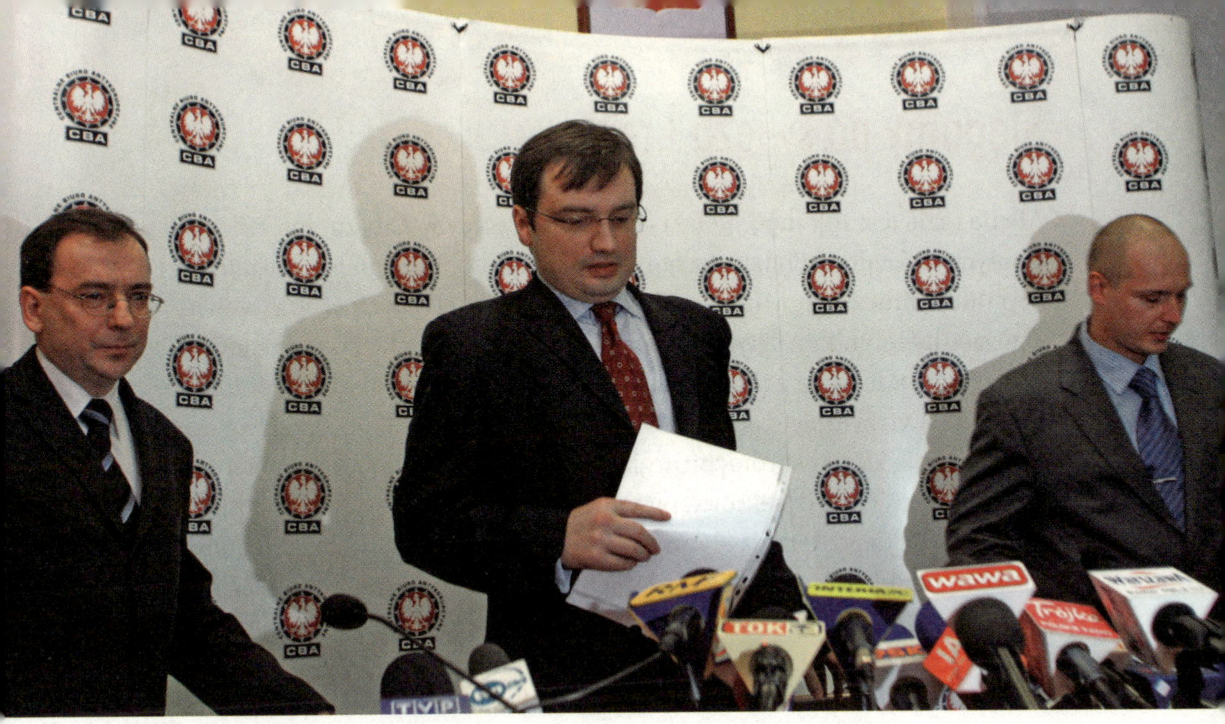

Mariusz Kamiński, szef CBA, i minister sprawiedliwości Zbigniew Ziobro występują na wspólnej konferencji prasowej. Ziobro po zatrzymaniu Mirosława G. mówi: – Już nikt nigdy przez tego pana życia pozbawiony nie będzie (potem będzie musiał za to przepraszać)

Religa jest gotów dla chorego zrobić wszystko, ale w klinice panuje luźna atmosfera. Dziatkowiak to perfekcjonista, nie pozwala na błędy, w jego klinice panuje pruska dyscyplina.

Religa pozwala młodym chirurgom samodzielnie operować, uczy ich podejmowania decyzji, brania odpowiedzialności. Wielu jego uczniów jest już dawno po habilitacji. U Dziatkowiaka to niemożliwe – na samodzielne operacje i rozwój trzeba sobie zasłużyć. Kiedy odchodzi na emeryturę, nie ma go kto zastąpić. Żaden z jego lekarzy nie zrobił habilitacji.

I na koniec: Religa ceni sprawność Dziatkowiaka. Przyznaje, że jest świetny w operacjach tętniaków. Dziatkowiak o Relidze powie w sądzie, że pogratulował mu pierwszego udanego przeszczepu serca. Potem będzie już tylko wylewał pomyje.

Sięgamy po świeżą krew

Ale na razie jest rok 1999. Religa rezygnuje z pracy w Zabrzu, ma już dość ciągłych dojazdów. Będzie szefem Kliniki Kardiochirurgii w Centralnym Szpitalu Klinicznym Ministerstwa Spraw Wewnętrznych w Warszawie. Dziesięć lat temu sam ją tworzył, ale nie lubi tego szpitala, bo jest rządowy.

– Pozycja lekarza zależała tam od tego, jak patrzą na niego politycy – mówi. Wytrzymuje dwa lata. Gdy w 2001 roku dostaje propozycję poprowadzenia kliniki kardiochirurgii w Aninie, z radością się tam przenosi.

Na jego miejsce dyrektor szpitala Marek Durlik chce zatrudnić Mirosława Garlickiego, ucznia słynnego Dziatkowiaka. Pyta Religę o zdanie. Profesor odradza. Jego zdaniem Garlicki nie ma moralnych kwalifikacji na szefa. Ale Durlik nie słucha. Przyjmuje Garlickiego, a na stanowisko konsultanta samego Dziatkowiaka. Dziennikarzom powie: – Żeby podnieść poziom i prestiż, sięgamy po świeżą krew. Klub piłkarski też składa się nie tylko z juniorów, których sam wychował, ale kupuje piłkarskie gwiazdy.

Do Anina przechodzi z MSW część zespołu. Pozostali szybko poznają się na nowym szefie. Będą prosić Religę, żeby ich przyjął, ale dla wszystkich miejsc nie starczy.

Garlicki rzuca się w wir pracy. Dyrektor Durlik się cieszy, bo nowemu szefowi kardiochirurgii udaje się potroić liczbę operacji, rozwija program transplantacji serca. Warszawski szpital ma więcej przeszczepów niż Śląskie Centrum Chorób Serca w Zabrzu.

W szpitalu dynamicznie rośnie liczba pobrań organów od zmarłych dawców – z 12 do 27. Durlik też zajmuje się przeszczepami, więc mu na tym zależy. Pierwszy zgrzyt w listopadzie 2004 roku. Tygodnik „Polityka" donosi: „Kilka miesięcy temu w warszawskim Szpitalu Bielańskim zmarł pacjent. Komisja lekarska stwierdziła śmierć pnia mózgu. Zmarłego zgłoszono jako potencjalnego dawcę narządów do Poltransplantu – krajowego centrum koordynującego przeszczepianie. Wkrótce na Bielany dotarł skierowany przez Poltransplant zespół chirurgów ze Szpitala

Dzieciątka Jezus. Mieli pobrać nerki i wątrobę. Nie pobrali. Dawcy na Bielanach nie było. Chwilę wcześniej przewieziono go do należącego do Ministerstwa Spraw Wewnętrznych i Administracji (rządowego) szpitala przy ul. Wołoskiej. Tam pobrano i przeszczepiono narządy. To skandal, nieuczciwa konkurencja i podkradanie narządów, stwierdził profesor Wojciech Rowiński ze Szpitala Dzieciątka Jezus i krajowy konsultant ds. transplantologii".

Profesor Rowiński wysyła list do Poltransplantu ze skargą i żądaniem ukrócenia podobnych praktyk. Z „Polityką" jednak nie chce o tym rozmawiać.

Szef Poltransplantu profesor Janusz Wałaszewski broni szpitala MSW: – Orzekanie śmierci mózgowej jest skomplikowane. Niektóre szpitale wolą osobę z takim podejrzeniem wysłać w celu pogłębionej diagnozy do lepiej wyposażonych klinik, których personel ma wyższe kwalifikacje.

Ale przecież w Szpitalu Bielańskim już stwierdzono śmierć mózgu! Doktor Piotr Orlicz, anestezjolog ze szpitala MSWiA, mówi bez ogródek: – Z kilkunastoma szpitalami zawarliśmy nieformalne porozumienia. Gdy podejrzewają, że mają dawcę, informują nas. My przyjeżdżamy i zabieramy go do siebie. Robimy diagnostykę, powołujemy komisję i ewentualnie dokonujemy pobrań.

Profesor Zbigniew Rybicki z Wojskowego Instytutu Medycznego też pisze: „Osoba chora, wobec której wysnuto podejrzenie nieodwracalnego ustania funkcji pnia mózgu, jest kierowana (na mocy porozumienia) do szpitala MSWiA...".

Po co to wszystko? Ambicją doktora, a później profesora Durlika jest uczynienie ze szpitala MSW lidera w przeszczepach. Chce, by każdy rodzaj transplantacji narządowej był tu możliwy do wykonania. Wprowadza więc przeszczepy trzustki, w planie ma płuca.

Kłopot w tym, że przeszczep możliwy jest tylko wtedy, gdy ma się dawcę. A dawców szpitale zgłaszają do Poltransplantu. Inaczej nie można, bo takie jest prawo. Tam typuje się biorcę. Dobiera się go według miejsca na liście oczekujących, zgodności tkankowej, wzrostu, masy ciała. Właśnie dlatego tak trudno o małe serce dla dziecka albo wielkie dla dwumetrowego faceta.

W szpitalu MSW twierdzą jednak, że na Poltransplant nie mają co liczyć, bo ten większość organów wysyła innym warszawskim klinikom. Tak rodzi się pomysł na umowy z anestezjologami z podwarszawskich szpitali. Za dodatkowym wynagrodzeniem albo w zamian za szkolenia zobowiązywali się wysyłać pacjentów ocierających się już o śmierć do szpitala MSW. Według dyrektora Durlika to było zgodne z prawem: – Gdy pacjenta nie udało się uratować, po orzeczeniu śmierci mózgu i za zgodą rodziny udawało się nam pobierać od zmarłych dwa razy więcej narządów, niż wynosi średnia krajowa. Były to narządy w tak dobrym stanie, że wszystkie można było przeszczepić. Wiele oddawaliśmy innym ośrodkom w kraju. To był system, który pracował dla dobra wszystkich polskich pacjentów wymagających transplantacji.

List profesora Rowińskiego przechodzi bez echa. Wiosną 2005 roku w biuletynie Poltransplantu podsumowującym poprzedni rok w przeszczepach nie ma o sprawie wzmianki. Biuletyn otwiera jednak przypomnienie zaleceń Komitetu Ministrów Rady Europy sprzed kilku lat. Po pierwsze, kraje członkowskie powinny zapewnić system jednakowego dostępu wszystkich pacjentów do przeszczepów. Po drugie, obowiązują oficjalne listy oczekujących. Po trzecie, narządy pobrane ze zwłok mogą być przeszczepione wyłącznie osobom z oficjalnych list.

Kryptonim „Mengele"

Cisza do 2006 roku. Rząd PiS powołuje Centralne Biuro Antykorupcyjne. Rzekomy handel narządami to jedna z pierwszych spraw, jakimi Biuro się zajmuje. Kryptonim „Bazalt". W szpitalu MSW agenci montują kamery i podsłuchy.

Profesor Durlik powie potem, że stała za tym zawiść, bo on rozwijał transplantacje trzustki wbrew profesorowi Rowińskiemu, a Garlicki przegonił Religę w liczbie operacji. Była też i nienawiść.

Durlik przyznaje: – Nie to jest problemem, czy kogoś kopnął w kostkę, czy komuś specjalnie albo niespecjalnie zapiął narzędzie na palcu. Problem w tym, że ordynator powinien zespół integrować wokół siebie. Garlicki powinien robić wszystko, by zespół mu ufał, a nie, żeby go nienawidził. Niestety, tego nie potrafił.

Lekarze z kliniki skarżą się dyrektorowi, że Garlicki stosuje mobbing, poniża ich w oczach pacjentów. Nic im to nie daje. Skarżą się też kolegom z innych szpitali. Warszawa huczy od plotek. Nie tylko o mobbingu, ale też o tym, że Garlicki bierze na stół pacjentów, którzy nie mają szans przeżyć zabiegu. Za łapówki. Skoro nie chce ich słuchać dyrektor, opowiedzą o tym CBA.

12 grudnia 2006 roku prokuratura okręgowa wszczyna śledztwo. Dwa dni później powołuje biegłego, który ma ocenić działania Garlickiego. Nazwisko biegłego elektryzuje środowisko.

Religa, jak cała Warszawa, słyszy, co się dzieje na Wołoskiej, ale się nie wtrąca nawet wtedy, kiedy zostaje ministrem zdrowia. Teraz ma wyjaśnić, z jakiego powodu kilka dni po przeszczepie serca zmarł Jerzy Gołąb spod Sieradza. Profesor robi, o co go proszą. Potem powie w Radiu RMF: – Przyjechali do mnie i powiedzieli: Mamy do oceny wykonanie sekcji zwłok u pacjenta. Którego z kardiochirurgów pan poleca? Pytam, jaki to jest przypadek? Transplantacja serca. Pomyślałem, dlaczego to jest takie tajemnicze i dlaczego nie wolno mi nic na ten temat powiedzieć. Nie chciałem obarczać kolegów. Postanowiłem wziąć odpowiedzialność na siebie.

Kiedyś pożałuje tej decyzji. Bo czy to nie dziwne, że prokuratura prosi o opinię ministra? – To był błąd. Żałuję, bo w ogóle nie byłoby sprawy – powie, gdy wokół Garlickiego rozpęta się awantura.

Teraz jednak jedzie na sekcję zwłok. 19 grudnia jego opinia jest gotowa. W niej informacja, że operacja została przeprowadzona prawidłowo, a pacjent zmarł z powodu nadciśnienia płucnego, które doprowadziło do niewydolności przeszczepionego serca. O nadciśnieniu lekarze z Wołoskiej wiedzieli, jest o tym wzmianka w karcie informacyjnej z kliniki w Łodzi, gdzie Gołąb leżał wcześniej z powodu zawału. Powinni więc bezpośrednio przed operacją wykonać pomiar ciśnienia w tętnicy płucnej. Gdyby było

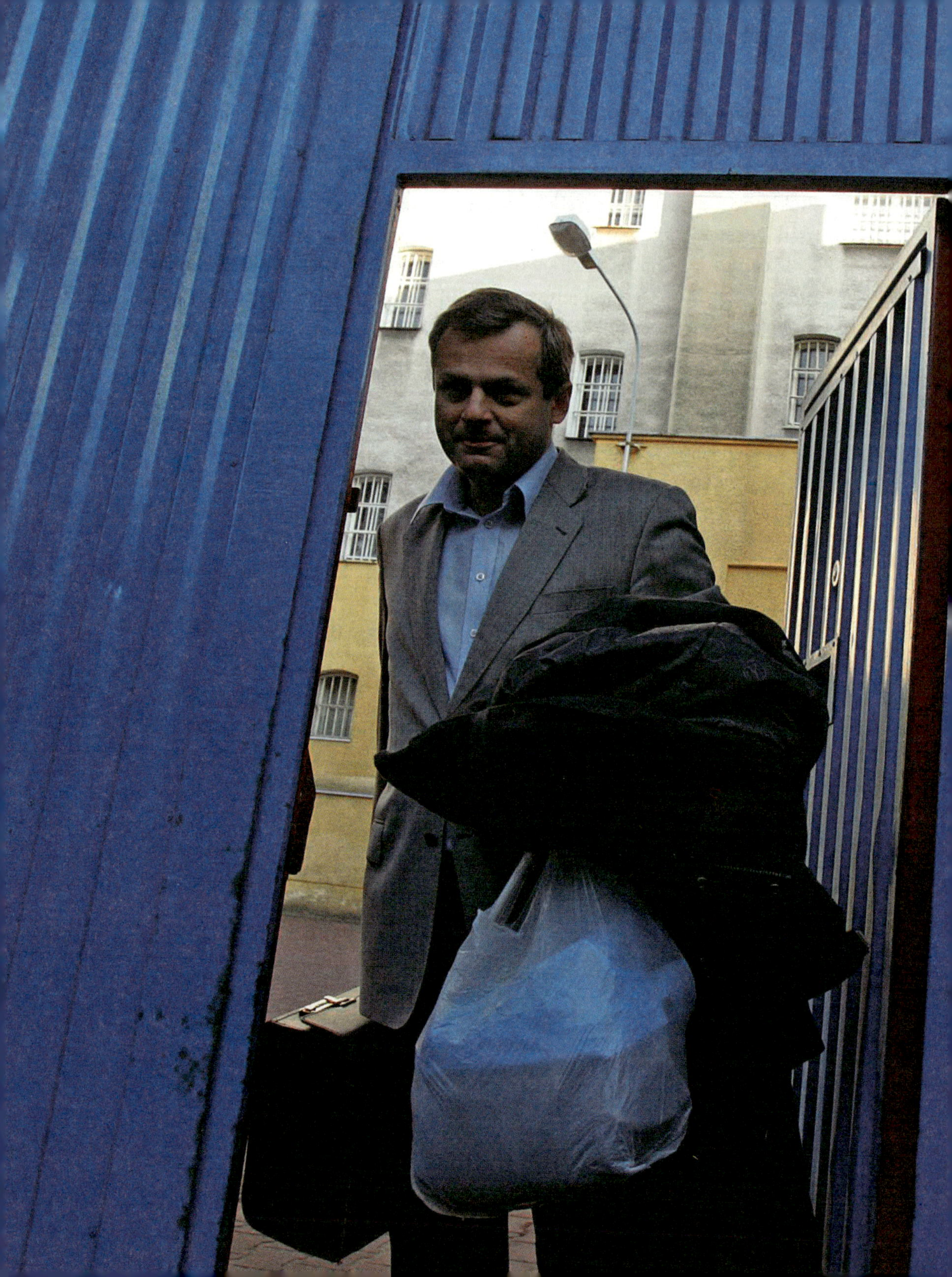

zbyt wysokie, przeszczepu nie powinno się wykonywać. „Jeśli tego badania nie zrobili, należy uznać, że popełniono istotny błąd" – pisze Religa. Ale zastrzega, że najpierw trzeba wyjaśnić, czy badania rzeczywiście nie było, czy tylko brakuje wyników w dokumentacji.

To wszystko. Dalej ze śledztwem nie ma już nic wspólnego. – Siedzieliśmy w jego gabinecie. Nagle wpada sekretarka Małgosia Błażejewska i woła, żebyśmy włączyli telewizor. Widzimy, jak Garlickiego wyprowadzają ze szpitala w kajdankach. Religa był przekonany, że sprawiedliwie się stało, ale tym widokiem był wstrząśnięty – wspomina Jarosław Pinkas.

Garlicki zostaje zatrzymany 12 lutego. Odtąd będzie znany jako „Doktor G.". CBA nadaje akcji kryptonim „Mengele". Dwa dni później minister sprawiedliwości Zbigniew Ziobro ogłasza na konferencji prasowej: – Już nikt nigdy przez tego pana życia pozbawiony nie będzie (potem będzie musiał za to przepraszać).

Religa zabiera głos: – Nie jestem w stanie uwierzyć, że jakikolwiek lekarz celowo dąży do śmierci pacjenta. To był błąd, a nie morderstwo. Wszyscy lekarze popełniają błędy, profesorowie też. Dziesięć, piętnaście lat temu postąpiłbym podobnie jak doktor G. Ale dzisiaj wiemy więcej. Gdyby ten pacjent do mnie przyjechał, zleciłbym zmierzenie oporów płucnych. Jeśli byłyby podwyższone, przeszczepu nie wolno robić. Położyłbym pacjenta na tydzień na oddziale intensywnej terapii z balonem wewnątrzaortalnym, a po tygodniu zmierzyłbym ponownie opory płucne. Gdyby spadły do granic zdrowego rozsądku, choć jeszcze byłyby podwyższone – wtedy bym operował.

Lekarze też są przekonani, że Garlicki nikogo nie zabił. – Bardziej prawdopodobne, że w pogoni za pieniędzmi źle kwalifikował pacjentów do zabiegu – mówi jeden z jego krakowskich kolegów.

Maj 2007 roku, po trzech miesiącach od zatrzymania Mirosław G. opuszcza areszt. Musiał wpłacić aż 350 tys. złotych kaucji

Prokuratura prosi o opinię biegłego z zagranicy, profesora Rolanda Hetzera z Berlina.

Pytają go nie tylko o śmierć Jerzego Gołąba, ale też o dwa inne przypadki. Profesor odpowiada, że nie ma podstaw do stwierdzenia, by świadomie godzono się na śmierć tych ludzi.

O Florianie Mastalerzu, któremu wymieniono zastawkę, przy okazji zostawiając w ciele gazik, profesor Hetzer pisze: „Operacja była wskazana. Pozostawienie gazika należy, według naszej wiedzy, ocenić jako błąd w sztuce lekarskiej. (...) Na ile gazik przyczynił się do śmierci pacjenta, można stwierdzić tylko przypuszczalnie. Jednak można sobie wyobrazić, że gazik był przyczyną sepsy lub ją w dużej mierze podtrzymał, jeszcze zanim doszło do zablokowania dysku sztucznej zastawki".

O Jerzym Gołąbie: to, że zakwalifikowano go do transplantacji, „należy ocenić bardzo krytycznie", ale i bez operacji żyłby bardzo krótko. Była to dla niego ostatnia szansa.

Opinia Hetzera jest zatem zbieżna ze zdaniem Religi. Sprawa zostaje umorzona, a doktor G. zostanie uwolniony od zarzutów zabójstwa. W akcie oskarżenia znajdzie się za to 45 innych: o przyjmowanie łapówek, mobbing oraz molestowanie seksualne członków rodzin pacjentów i personelu. Jest też zarzut o znęcanie się nad żoną, która już od jakiegoś czasu ma niebieską kartę (policja zakłada je ofiarom przemocy domowej).

– To człowiek o dwóch twarzach. Jedna ujmująca, czarująca i do tego sprawiająca wrażenie niezwykle autentycznej w swej doskonałości. Druga to brutalne przeciwieństwo. Poznałam ją kilka dni po ślubie, kiedy z jakiegoś błahego powodu tuż koło mojej głowy przeleciał pojemnik z metalowymi szpikulcami do lodu – powie potem żona doktora Julita Sokołowska-Garlicka.

Ten nie, bo śmierdzi

Proces doktora G. rozpoczyna się pod koniec listopada 2008 roku. Szczegółowo opisuje go Helena Kowalik w książce „Hipokrates przed sądem". Najpierw zeznają pacjenci. Jedni wychwalają Mirosława G. pod niebiosa, bo ratował im życie, kiedy inni już z tego zrezygnowali. Drudzy przyznają, że chciał od nich pieniędzy.

Potem kolej na podwładnych. Kilku broni szefa. Inni przyznają, że imponował im talentem do operacji, ale był tyranem.

– Czułem się zaszczuty, niszczony każdego dnia – mówi jeden z podwładnych.

– Kopał mnie w nogę dla zabawy, żeby zobaczyć, jak zareaguję i czy się komuś poskarżę – zeznaje inny. – Adamowi K., który przy stole operacyjnym trzymał serce, ordynator wyłamał palce.

Świadek za świadkiem:

– Najczęściej operował ze swojego gabinetu. Domagał się dopisywania go jako operującego, choć to była lewizna. Nie chodziło o premię za operowanie. Ordynator jej nie brał. Potrzebował sławy.

– Zdarzyło się, że gdy decydował, który z pacjentów dostanie serce, potrafił powiedzieć: „Ten nie, bo śmierdzi, to jest dziadek leśny".

– W święta Bożego Narodzenia ordynator wezwał mnie, choć nie miałem dyżuru. Kazał mi trzymać ssak do operacji.

Doktor G. się broni. W sądzie zeznaje, że musiał pracować z nieudacznikami, którzy winą za swoje niepowodzenia obarczali szefa. – Przydatność tych lekarzy była naprawdę niewielka – mówi.

Jednym z najważniejszych świadków obrony jest mentor oskarżonego, profesor Antoni Dziatkowiak. Doktor G. to jego ulubiony uczeń, na wiele mu pozwalał. – Straszne rzeczy wyprawiał. Przykład? Są takie ostre narzędzia, które służą do przypinania serwet do pola operacyjnego na skórze pacjenta. Któregoś dnia w czasie operacji G. zacisnął to narzędzie na ramieniu instrumentariusza, bo mu tak przyszło do głowy. A profesor to wszystko tolerował – opowiadał kardiochirurg z Krakowa.

Skoro cała Polska usłyszała o doktorze G. takie złe rzeczy, to teraz kolej na rewanż. Profesor Dziatkowiak już wcześniej żarliwie bronił swego ucznia. Teraz zarzuca Relidze, że zgrzeszył pychą, zabierając w tej sprawie głos. Nie powinien był tego robić, skoro jest ministrem. – Mirek, gdy objął po Relidze klinikę, zastał tam stan lenistwa i nieróbstwa. A wywodzi się z mojej szkoły, gdzie dyscyplina jest jak na okręcie wojennym. Wiem, że gdy po raz kolejny zastał w dyżurce asystentów oglądających serial TV, przeciął nożyczkami przewód elektryczny, aż poraził go prąd. Konflikty były, bo musiały być, jeśli się kogoś zmuszało do pracy.

Teraz przed sądem profesor Dziatkowiak opowiada, jak lekarze ze szpitala MSW skarżyli mu się, że są przeciążeni pracą. Przyznaje, że było ich tylko sześciu, czyli o połowę za mało. Jednak główny problem w tym, że nie umieli docenić pasji, z jaką doktor G. oddawał się pracy. Nie umieli zrozumieć tego zamiłowania do dyscypliny na oddziale, którą Mirek wyniósł z Krakowa. A tak w ogóle to przy nim, Dziatkowiaku, doktor G. jest łagodny jak gołąbek pokoju. O nie! On nie był żadnym tyranem i podwładni wcale się go nie bali, bo przecież na niego donosili.

W zeznaniach Dziatkowiaka nie jest ważne to, jaki dobry był doktor G., tylko jaki zły był Religa na stanowisku szefa Kliniki Kardiochirurgii w szpitalu MSWiA.

– Wykonywano jedną operację dziennie, bo profesor Religa mało przebywał w szpitalu – jeśli się zjawiał, to o niespodziewanej porze. Nie przygotował asystentów do specjalizacji, w klinice bywał bardzo rzadko. Dyrektor szpitala powiedział mi wprost: „Tu trzeba zrobić porządek, bo za poprzedniego ordynatora było ochlejstwo, nieobyczajność i zdemoralizowanie" – mówi Dziatkowiak przed sądem. Nie wyjaśnia, na czym miała polegać ta nieobyczajność i demoralizacja. Oskarża: – Od kiedy tylko G. pojawił się w klinice, ktoś podjudzał lekarzy do buntu.

Mecenas lekarza dopytuje, kto to taki? Profesor z Krakowa jest bardzo dobrze wychowany i nie chce źle mówić o zmarłym już Relidze. Szybko jednak rezygnuje ze swych nienagannych manier. Wylewa pomyje.

Proces Mirosława G. rozpoczyna się w listopadzie 2008 roku.
Prokuratura wycofuje się z zarzutu zabójstwa pacjenta.
Lekarz będzie sądzony za korupcję

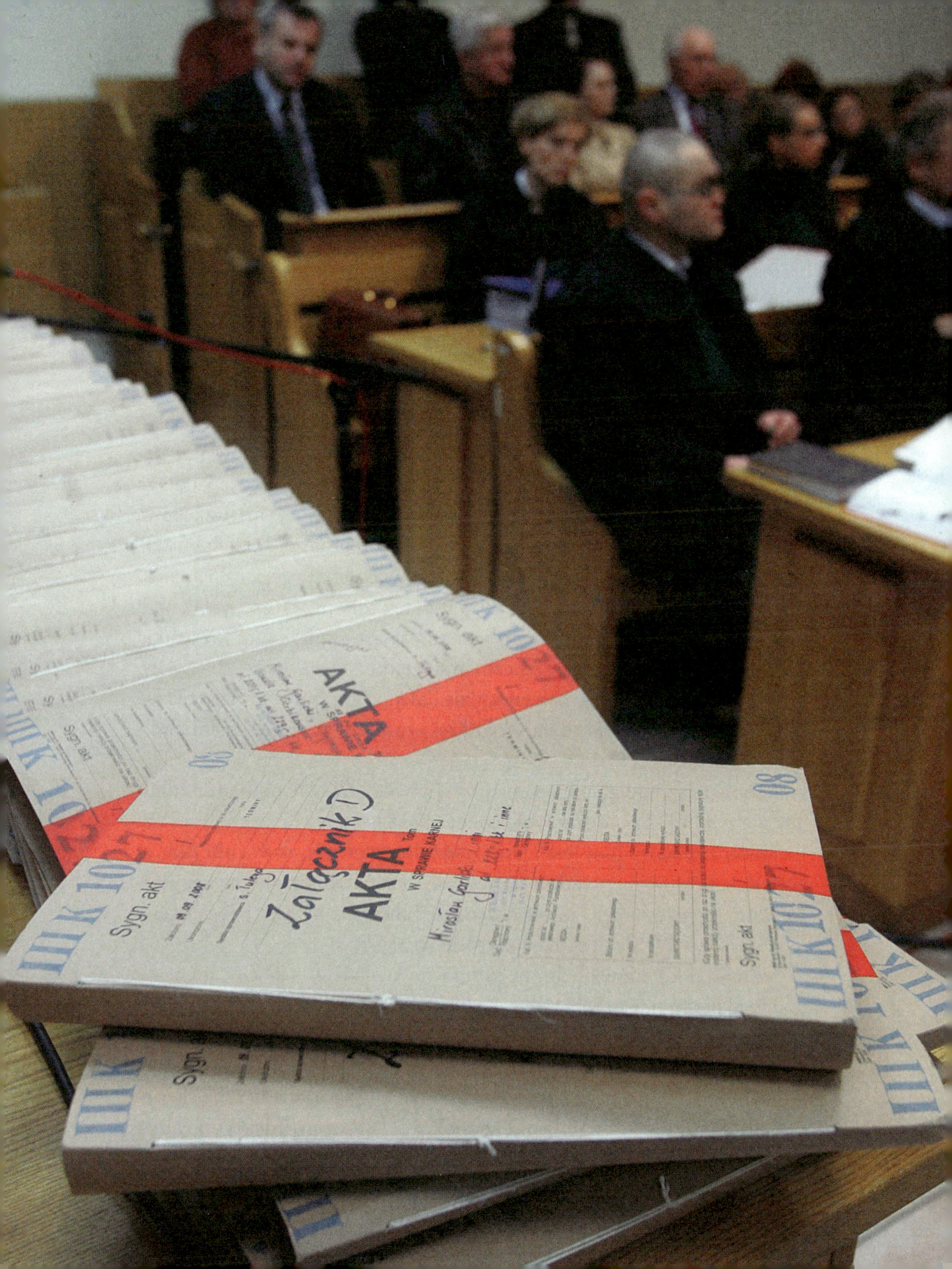

Sygn. akt
III K 1027
Załącznik D
AKTA
W SPRAWIE KARNEJ
08

Zaczyna od podbierania narządów. – Profesor Wojciech Rowiński, konsultant krajowy do spraw transplantologii, w najlepszej wierze zgłosił do Ministerstwa Zdrowia fakt, że zmalała liczba dawców w szpitalu, gdzie był dyrektorem Kliniki Transplantologii. Pismo wskazujące na dyrektora Durlika, że intensywnie zabiega o organy do przeszczepu, trafiło do rąk profesora Religi, który właśnie został ministrem zdrowia. Mając pismo profesora Rowińskiego w ręku, postanowił: „Teraz im pokażę". Ponieważ mnie nienawidził, trafił w mego ucznia. To swego czasu mój przyjaciel, któremu gratulowałem pierwszego przeszczepu. Ale potem sprawy potoczyły się, jak się potoczyły.

To seria kłamstw. Rowiński pisał przecież o sprawie w połowie 2004 roku, kiedy Religa był dyrektorem w Aninie, a nie ministrem. Dziatkowiak z Religą nigdy nie żył w przyjaźni. Wszystko ich dzieliło. – Nie przepadali za sobą, ale Religa nigdy nie mówił o nim źle. Nigdy też nie był mściwy. Słowa o nienawiści są krzywdzące i nieprawdziwe – mówi profesor Lech Poloński.

Nie ma też mowy o rywalizacji z Dziatkowiakiem. Profesor Bochenek: – Religa miał w dupie to, że ktoś poza nim też robi przeszczepy. Jak udał mu się któryś z rzędu, kazał je robić nam, asystentom, a sam już szukał nowego wyzwania. Zajął się sztucznym sercem.

Profesor Dziatkowiak mówi w sądzie dalej: – Religa dwukrotnie był ordynatorem kardiochirurgii na Wołoskiej i za każdym razem został zwolniony za pijaństwo.

I znów fałsz. Religa pił, wszyscy o tym wiedzieli. Ale nikt go za to nigdy nie zwolnił. Z pracy na Wołoskiej za każdym razem rezygnował sam. Pierwszy raz powodem jest wypowiedź dla telewizji. 1990 rok. Akurat trwa debata w Sejmie o zdrowiu, a on się poskarżył, że nie ma kasy nawet na szwy do operacji. Zarzucono mu, że chce obalić rząd, i obcięto etat w Warszawie. Wtedy postanawia wrócić na Śląsk.

W 1999 roku znów obejmuje klinikę na Wołoskiej. – Ojciec nienawidził tego pieprzonego MSW i poszedł tam tylko po to, żeby gdzieś się zaczepić, bo na stałe wrócił z Zabrza. Chciał jednak stamtąd jak najszybciej nawiać – mówi Grzegorz Religa.

Dyrektor Durlik zezna przed sądem, że owszem, kiedy kliniką kierował Religa, nie był zadowolony z jakości zabiegów i dyscypliny. Ale profesor był niezwykle lubiany przez pracowników, miał ogromną charyzmę i urok osobisty. Trudno im przyszło pogodzić się z odejściem takiego szefa. Dlatego G. miał pod górkę.

Ani przed sądem, ani w wypowiedziach dla prasy Durlik nie powie, że powodem odejścia Religi było opilstwo.

Profesor Dziatkowiak dalej swoje. Teraz tłumaczy sądowi, dlaczego Zbigniew Religa nie chciał widzieć doktora G. na stanowisku ordynatora: – Przypuszczam, że potrzebował tego stanowiska dla swego syna Grzegorza.

To kolejna bzdura. Konkurs odbywa się w 2001 roku. Grzegorz Religa nie ma jeszcze specjalizacji z kardiochirurgii. Zdobędzie ją dopiero dwa lata później. Po drugie, Religa odradza każdemu pracę w szpitalu MSW, bo nie lubi tego miejsca. Skoro sam stamtąd uciekł, dlaczego miałby tam posłać syna?

Obrońca doktora G. pyta świadka, co myśli o poglądach Religi, który powiedział, że stosowanie jednakowego schematu postępowania przy wszystkich operacjach jest niepotrzebne. – Nikt trzeźwy nie mógłby tak odpowiedzieć – triumfuje Dziatkowiak.

Według relacji Kowalik od śmierci Zbigniewa Religi w marcu 2009 roku nie ma rozprawy, podczas której oskarżony lub jego adwokat nie powiedzieliby o nim czegoś w oskarżycielskim tonie. Doktor G. uparcie pyta kolejnych świadków, czy w czasach, gdy Religa był szefem na Wołoskiej, piło się na oddziale. Żaden tego nie potwierdza.

Rok więzienia w zawieszeniu na dwa lata

Proces doktora G. kończy się w pierwszej instancji po 117 rozprawach i przesłuchaniu 700 świadków. Jest 4 stycznia 2013 roku. Sędzia Igor Tuleya krytykuje CBA: – Metody przesłuchań w tej sprawie budzą skojarzenia ze stalinizmem.

Uniewinnia doktora Mirosława G. od zarzutu mobbingu, bo twierdzi, że styl pracy kardiochirurga służył chorym. Zarzut, jakoby próbował wykorzystać seksualnie córkę jednej ze swoich pacjentek, uznaje za absurdalny. Uwalnia go też od 23 zarzutów korupcji. Uznaje jednak za winnego przyjęcia 18 łapówek i skazuje na rok więzienia w zawieszeniu na dwa lata.

Zarówno obrona, jak i prokuratura odwołują się od wyroku. W kwietniu 2014 roku w sądzie okręgowym zapada kolejny wyrok. Apelacja obrony zostaje odrzucona. Sąd uchyla także wyrok uniewinniający w sprawie dziewięciu zarzutów dotyczących korupcji. W tym zakresie proces zacznie się od nowa. Za 18 łapówek Mirosław G. zostaje prawomocnie skazany.

Proces w sprawie pozostawienia gazika w ciele Floriana Mastalerza trwa. Jest utajniony. Sprawa, od której cała awantura się zaczęła, czyli śledztwo w sprawie naruszenia przez lekarzy ze szpitala MSW ustawy transplantacyjnej, zostało zawieszone – prokuratura od 2012 roku czeka na opinię zespołu biegłych.

W innych procesach związanych z doktorem G. zapadły wyroki. Za słowa „już nikt nigdy przez tego pana życia pozbawiony nie będzie" Zbigniew Ziobro przeprosił doktora G. w styczniu 2010 roku – kilkanaście miesięcy po prawomocnym orzeczeniu w tej sprawie. Wcześniej Ziobro zapłacił lekarzowi 30 tys. zł odszkodowania.

15 czerwca 2011 roku Trybunał Praw Człowieka w Strasburgu uznaje, że orzekanie w procesie Mirosława G. nie tylko przez sędziów, ale przez asesora stanowi naruszenie Europejskiej Konwencji Praw Człowieka. Lekarzowi należy się za to od państwa polskiego 8 tysięcy euro.

Tego samego dnia przed sądem w Warszawie zapada wyrok w procesie, jaki Mirosław G. wytoczył „Faktowi". Za teksty opatrzone tytułami: „Zabijał w rządowym szpitalu" i „To bestia, nie lekarz", a także za nazwanie kardiochirurga „Doktorem Śmierć" ma przeprosić ich autor oraz redaktor naczelny. „Fakt" ma wypłacić lekarzowi 150 tys. zł odszkodowania.

Doktor G. domagał się 500 tysięcy. W sądzie tłumaczył: – Nie pracuję, bo nikt mnie nie przyjmie do pracy ze stygmatem „lekarza mordercy".

To nie tak. Pod koniec 2010 roku dyrektor Durlik proponuje mu powrót do pracy w szpitalu MSW. – Oferowaliśmy mu posadę kardiochirurga, ale on oczekiwał czegoś więcej. Miał nadzieję, że oczyszczony ze wszystkich zarzutów wróci na dawne stanowisko.

Klinika ma jednak nowy zespół i nowego szefa. W 2008 roku „Gazeta Wyborcza" pyta dyrektora wprost, czy gdyby przed laty wiedział o charakterze doktora G. to, co teraz, zrobiłby z niego ordynatora? – Zrobiłbym go szefem programu transplantacji serca i postawił na bloku operacyjnym – odpowiada Durlik.

Religa miał rację.

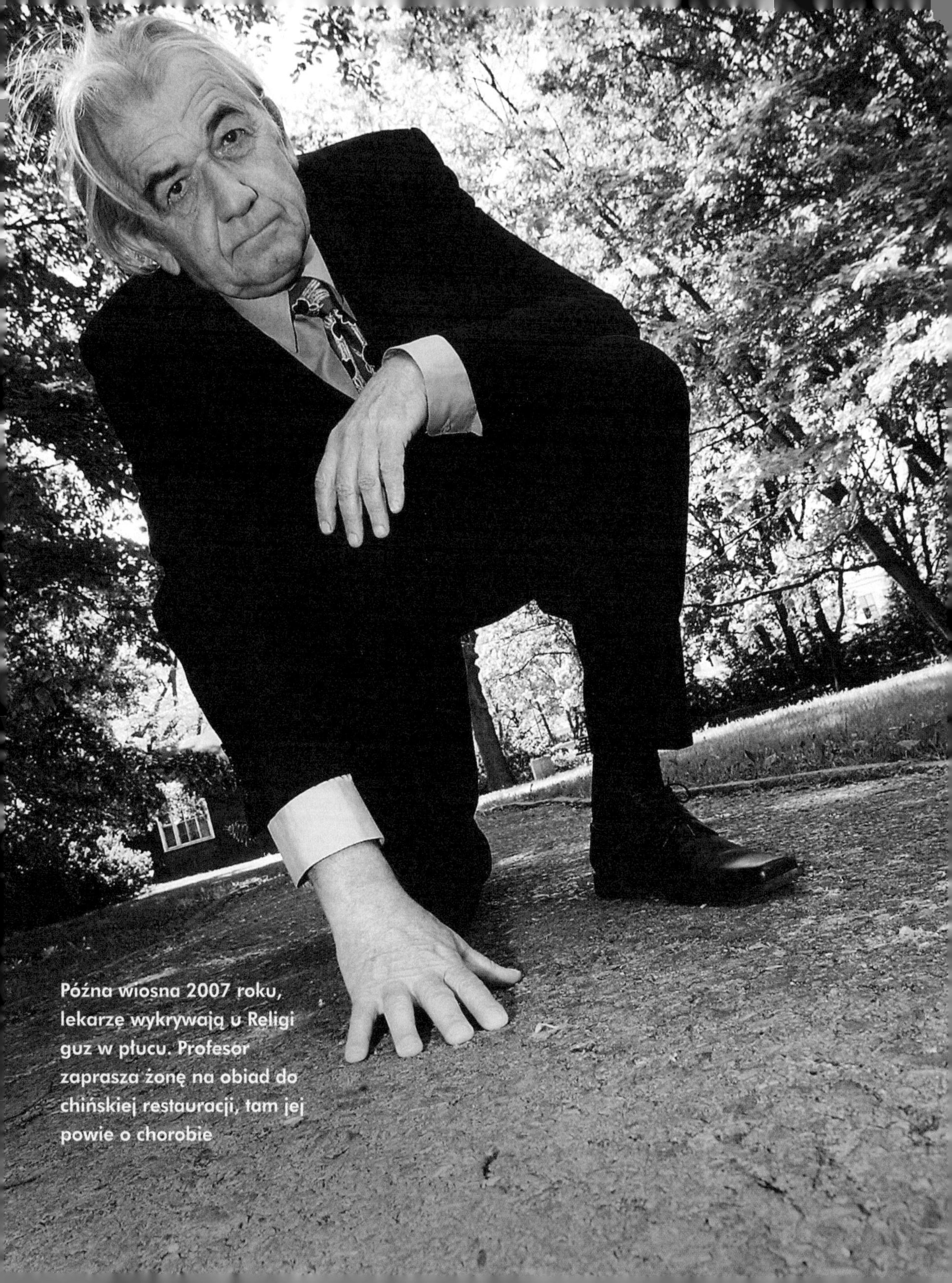

Późna wiosna 2007 roku, lekarze wykrywają u Religi guz w płucu. Profesor zaprasza żonę na obiad do chińskiej restauracji, tam jej powie o chorobie

PACJENT

– Nie boję się niczego, śmierci też nie. Dla mnie śmierć jest niczym, śmierć jest snem – mówi w październiku 2007 roku.

Jakiś znajomy lekarz zauważy, że jak wychodzi z hotelowego foyer na papierosa, to mocno kaszle. Czemu się dziwić, gdy ktoś pali od 55 lat. Zresztą on tryska energią. Jest pochłonięty pracą w ministerstwie, ma wielkie plany, przygotowuje reformę ochrony zdrowia.

Najpierw badania okresowe. Obowiązek dla każdego, nawet dla ministra. Ale on ma to w nosie. Zwodzi sekretarkę Małgosię, macha ręką, kiedy naciska. Małgosia za dobrze zna profesora. Pracowała dla niego już w Instytucie Kardiologii. Nie daje się zbyć. Minister kapituluje, pójdzie do lekarza, niech mu Małgosia da wreszcie święty spokój.

Tym razem badania nie kończą się jak zwykle, trzeba kolejnych. – Coś mi tam rzucał w przelocie, że tu idzie na konsultacje, tam idzie na konsultacje. Na kiedy? Na wtedy albo wtedy. Każdy chodzi do lekarza, coś tam sobie bada. Nie dziwiło mnie to. O nic nie pytałem – mówi Jan Sarna, przyjaciel.

Jest diagnoza. Profesorowie, którzy mają mu to powiedzieć, wyglądają, jakby mieli umrzeć. To jego koledzy albo znajomi. Rozmowa między lekarzami, więc nie ma owijania w bawełnę. On jest spokojny. Nie boi się. Dzwoni do żony, zaprasza ją na obiad do chińskiej restauracji. Tam jej powie.

Anna Religa od lat pracuje naukowo, wykłada. Z leczeniem i onkologią nie ma nic wspólnego. – Wiedziałam o raku tyle, ile przeciętny człowiek. Byłam przerażona – mówi.

Poza rodziną na razie nikt się nie dowie, ale po Warszawie zaczynają już krążyć plotki, że często nie ma go w ministerstwie. Jedni szepczą o chorobie. Inni, że znika, bo w szpitalach strajk, że się boi, chowa głowę w piasek.

Albo go wcale nie znają, albo są złośliwi. Przed niczym w życiu nie stchórzył, dlatego teraz też powie wprost, co jest na rzeczy, zwłaszcza że musi zniknąć na dłużej – czeka go leczenie.

Proponują mu najlepsze kliniki za granicą – odmawia, bo nie mogą mu zaproponować nic lepszego od tego, co jest możliwe w Polsce. Od lekarzy warszawskiego szpitala na Wawelskiej usłyszy: – Jest pan pierwszym VIP-em, który się w kraju leczy.

30 maja 2007 roku, dzień przed operacją, jest w Centrum Onkologii w Gliwicach. Szpital ma najnowocześniejszą aparaturę. Jeszcze raz badają ministra od stóp do głów. PET, czyli tomografia pozytonowa, pokazuje, że poza guzem w płucach jest tylko jedno niewielkie ognisko komórek nowotworowych w węźle chłonnym.

Z Gliwic minister jedzie prosto do sąsiedniego Zabrza, do swojej fundacji. Zaledwie wczoraj dzwonił do Sarny z prośbą: – Janek, zrób mi konferencję prasową.

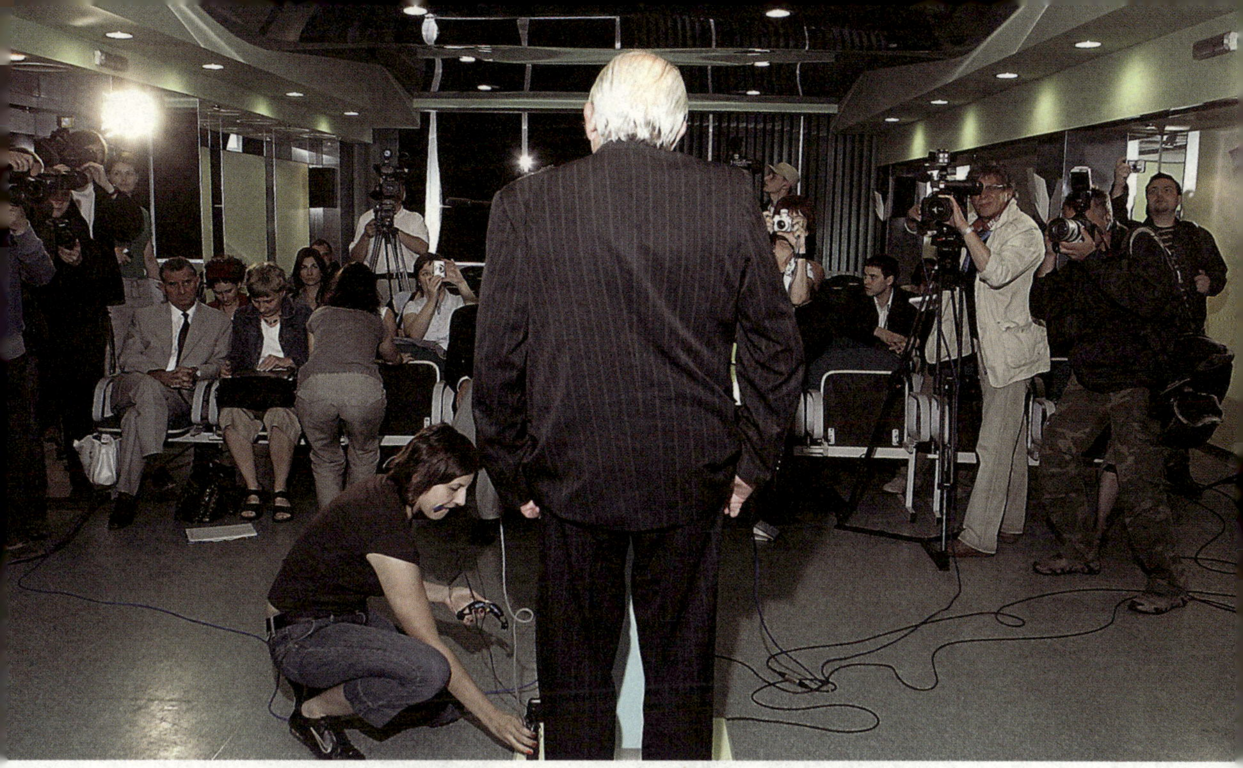

Zabrze, 30 maja 2007 roku. Minister Religa przez jakiś czas nie pokazywał się publicznie. Teraz ogłasza: – Ponieważ są spekulacje na temat mojej nieobecności, postanowiłem powiedzieć prawdę. Mam guz. Jutro będę operowany

– Po co?

– Mam ważną rzecz do powiedzenia. Jak przyjadę, to ci wyjaśnię.

Nawet z nim, jednym z najbliższych, o chorobie chce mówić jak najmniej. Przed konferencją wpada na chwilę do jego gabinetu. Mówi krótko, o co chodzi, i ucina: – Nie ma się co nad tym rozczulać. Zejdźmy na dół.

W sali konferencyjnej tłum dziennikarzy. Sitka mikrofonów, kamery, aparaty. Jeszcze się nie zdążą ustawić, kiedy zacznie mówić: – Ponieważ są spekulacje na temat mojej nieobecności, postanowiłem powiedzieć prawdę. Mam guz. Jutro będę operowany.

Sala słucha oniemiała. Profesor dodaje stanowczo: – Zamierzam być zdrowy.

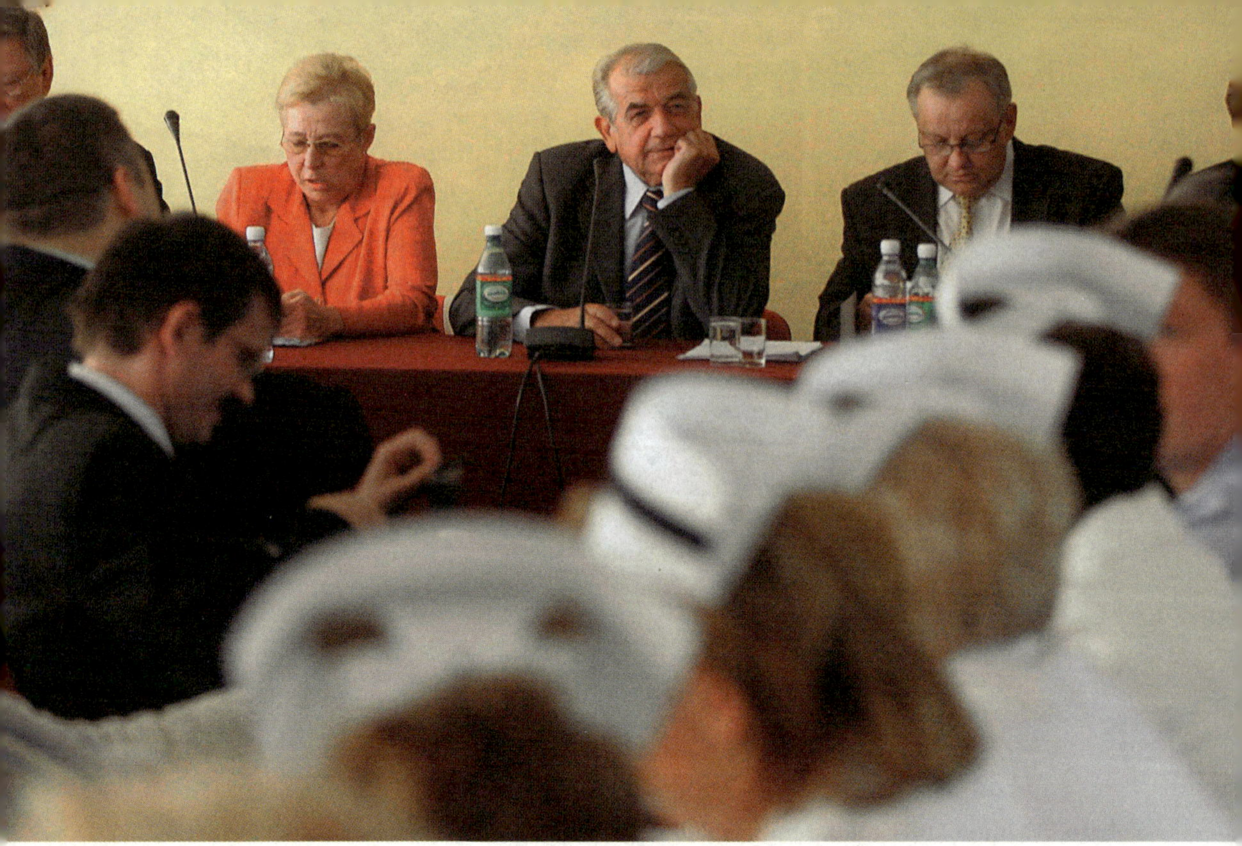

Kilka tygodni po ciężkiej operacji Religa wraca do pracy. Podpisuje porozumienie z pielęgniarkami w sprawie podwyżek

Zaraz, zaraz. Ma raka i coś tam zamierza? A ile tu może zależeć od człowieka?

Religa nie daje czasu na rozważania. Chce szybko zamknąć temat. – Dzięki mojej sekretarce, która zmusiła mnie do badania kontrolnego, guz został wykryty w fazie absolutnie początkowej, w związku z tym szansa na wyleczenie jest ogromna, wynosi powyżej 95 procent. Gdy się dowiedziałem, że mam raka, byłem przekonany, że to guz drobnokomórkowy, czyli związany z paleniem. A potem, ku mojemu zaskoczeniu, okazało się, że nowotwór jest zupełnie inny – taki, który dotyka palących, ale równie często tych, którzy nie palą – wyjaśnia.

O dymisji nie ma mowy. Oznajmia: – Zamierzam wrócić do pracy jako zdrowy człowiek. Rezygnację traktowałbym jak ucieczkę od problemu. Właśnie w sytuacji, kiedy są strajki, nie będę uciekał. Przez kilka tygodni nie będzie mnie w ministerstwie, ale będę podejmował decyzje. To przypadek, że wiadomość o chorobie ogłaszam tutaj, ale jestem bardzo szczęśliwy, bo na Śląsku czuję się jak w domu.

Potem o raku już ani słowa, tylko o planach na najbliższe pół roku, jakby choroby nie było: 29 czerwca chce ogłosić projekt ustawy o sieci szpitali, która pomoże w rozwiązaniu problemu z nadmiarem łóżek. Potem koszyk świadczeń gwarantowanych, następnie ustawa o Zakładach Opieki Zdrowotnej. Koniec z niemieckim systemem, w którym ordynator trzęsie całym oddziałem. Nie cierpi tego, więc zamieni go na angielski, z lekarzami konsultantami, których chorzy wybierają sobie sami.

Do końca roku będzie też gotowy elektroniczny rejestr usług medycznych i ustawa pielęgnacyjna, która zagwarantuje opiekę przewlekle chorym i starszym. Najważniejsze – zamierza zwiększyć wydatki na leczenie. Lekarze tego chcą, więc zgoda. Pieniądze, z których wypłaca się zasiłki chorobowe, zostaną przeniesione z ZUS do NFZ. Jeśli to się uda, a wzrost gospodarczy się utrzyma, w następnym roku nakłady na leczenie wzrosną do 5 proc. PKB. Wtedy będzie mógł odejść. – Wcześniej to byłoby nieuczciwe, niedobre, niemądre – kończy.

Lepiej wyciąć i po krzyku

To nie pierwszy rak. Sześć lat wcześniej spędzał z żoną wakacje na Wyspach Zielonego Przylądka. Zauważył, że mocz ma inna barwę niż zwykle. Jest czarny. Wiedział, że to nie mogą być kamienie. Nigdy ich nie miał.

Po powrocie z urlopu wizyta u urologa. Rak pęcherza. Urolodzy proponują: operacja albo radioterapia. Dla chirurga wybór jest oczywisty – lepiej wyciąć i po krzyku.

Jako lekarz kocha być w szpitalu. Jako pacjent – nienawidzi. Chce, żeby wszystko odbyło się tak szybko, jak to tylko możliwe. Zamiast leżeć spokojnie w łóżku, kręci się po oddziale, gotowy na każde wezwanie. Korytarzem przechodzi jakiś lekarz żółtodziób. Chyba go nie poznał, bo z pełną powagą pyta: „Czy pan ma chorobę sierocą?". – Zbaraniałem – śmieje się Religa, wspominając ten moment.

Profesor Andrzej Borówka wycina nowotwór i prosi pacjenta, żeby został w szpitalu. Nie ma mowy! Opuszcza szpital i od razu powikłania. Kontrolne badania raz na trzy miesiące. Rak jest jak hydra – odrasta. Kolejne zabiegi. Cierpi. Raz z powodu bólu po operacji. Dwa, bo go pielęgnują, opatrują, dotykają. Choćby najmilsze pielęgniarki świata, to zawsze obce. Po kilku kolejnych zabiegach choroba jest opanowana. Już nigdy nie da o sobie znać.

Udało się za pierwszym razem, teraz też musi się udać. Jan Sarna: – Był nastawiony bojowo. Jestem chory, ale pies jebał tego raka. I tyle. Najbardziej szokujące dla mnie było to, jak szedł na pierwszą operację. Pytam go: „Jak się czujesz? Boisz się?". Tylko się uśmiechnął: „Ja mam się bać!? Ja jestem pacjent, niech oni się stresują".

Lekarze z Instytutu Gruźlicy i Chorób Płuc w Warszawie wycinają fragment płuca z guzem. Musi brać chemię. Nie zgadza się.

Wychodzi ze szpitala cztery dni po operacji. Nawet jeśli chirurdzy chcieliby inaczej i tak ich nie pyta. Do domu wiezie go żona. Droga jest krótka, ale w ciele dreny, szwy. Bardzo boli. Z największym wysiłkiem pokonuje kilkadziesiąt metrów z auta do drzwi klatki schodowej. W windzie wydaje mu się, że do domu nie dojedzie.

Dużo śpi, stara się uśpić ból. Tydzień po operacji wyjeżdża na wieś łowić ryby. W połowie czerwca, jeszcze na zwolnieniu lekarskim, przychodzi do ministerstwa, żeby udzielić wywiadu Renacie Kim z „Dziennika". Kipi optymizmem.

– Panie ministrze, ludzie martwią się o pana.

– Nie widzę powodu.

– Jak się pan teraz czuje?

– A jak pani myśli? Chyba nie wyglądam na człowieka, który czuje się źle. Mam się bardzo dobrze i myślę z zapałem o najbliższej przyszłości.

– Nie obawia się pan, że inni chorzy, widząc, że pan zrezygnował z chemioterapii, zrobią to samo?

– Obarczanie mnie taką odpowiedzialnością jest nieludzkim draństwem! To jest moje życie, moje zdrowie, i to ja decyduję, co z nim zrobię. I proszę mnie nie namawiać do brania chemioterapii tylko po to, by inni Polacy ją brali. Takie oczekiwanie jest naprawdę nieludzkie.

Radzi chorym, żeby – jeśli tylko mogą – tak jak on szybko wracali do aktywnego życia. On może, bo ma dobrą pojemność płuc: – Ku mojemu zaskoczeniu po tej nieprawdopodobnej ilości papierosów, jaką wypaliłem w swoim życiu, pojemność moich płuc jest niemal w normie. Czyli te 54 lata palenia niemal mi nie zaszkodziły.

Już drugi raz tak chlapnął o paleniu. Lekarz, minister zdrowia. Onkolodzy są wkurzeni. Przyjmie krytykę, poprawi się. Potem powie, że gdyby wiedział kiedyś o paleniu tyle co dziś, prawdopodobnie nigdy nie zacząłby palić.

Nie mógł się powstrzymać, nawet w samolocie. Bochenek: – Lecieliśmy do Stanów, stary zapalił. Dym wydmuchiwał do pustej butelki po wodzie mineralnej. Ale i tak było czuć. Przybiegła do nas stewardesa. Spojrzała na mnie i zagroziła, że jak jeszcze raz zapalę, to mnie na lotnisku aresztują. Profesor udawał niewiniątko.

Na razie Religa rzuca nałóg. 29 czerwca wraca do pracy, choć rany po rozległej operacji jeszcze się goją. Trzeba zmieniać opatrunki. Minister pozwala, żeby zrobił to wiceminister. Potem jadą do Sejmu. Religa przedstawia tam swój sztandarowy projekt – koszyk świadczeń gwarantowanych. Prosto z Sejmu do białego miasteczka pod kancelarią premiera, gdzie od dziesięciu dni protestują pielęgniarki.

– Chciał iść do tych pielęgniarek, pogadać. Nie unikał konfrontacji. Ale akurat ktoś powiedział, że wykorzystuje własną chorobę w kampanii wyborczej, więc jechał na tak zwanym wkurwie – mówi Paweł Trzciński.

Jarosław Pinkas: – Z powodu szwów musiał trzymać ręce w pewnej odległości od tułowia, bo każde dotknięcie rany potwornie go bolało. Dlatego szedłem z jednej strony, z drugiej Jacek Lipiński. Mówiłem: pilnuj go. Jak tylko pielęgniarki zobaczyły Religę w miasteczku, rzuciły się na niego. Lipiński, silne chłopisko, jak ostatni cham stanął im na drodze. Odetchnąłem z ulgą.

Zabija mnie to gówno

Religa chodzi do pracy, organizuje konferencje i powoli szykuje kampanię, bo PiS ogłosił przedterminowe wybory. – Tak było nie tylko przed kamerami, ale i w domu. Żyliśmy normalnie – mówi Anna Religa. Nie rozmawia z mężem o chorobie, bo to niczego nie zmieni.

– Na początku było fajnie. Oczywiście rozumiałem, że rokowanie jest złe. Byłem na stażu na onkologii, trochę się napatrzyłem. Ale to było wiele lat wcześniej. Pomyślałem, że onkologia na pewno poszła do przodu i muszę sobie tylko poczytać. Poczytałem. Nie było to optymistyczne, ale uznałem, że skoro ojciec mówi, że wygra, to wygra. Nie przyjął do wiadomości, że może być z nim źle, to i ja tego nie chciałem przyjąć – mówi Grzegorz Religa.

Po przegranych dla PiS wyborach prezydent Lech Kaczyński mianuje Zbigniewa Religę marszałkiem seniorem. Ma otworzyć obrady Sejmu nowej kadencji. Religa najpierw nie chce przemawiać, ale w końcu wygłasza

W lutym 2008 roku Religa traci białe krwinki, wraz z nimi odporność. Czuje, że chemia niszczy go bardziej niż rak. – Zabija mnie to gówno – mówi jednemu z kolegów

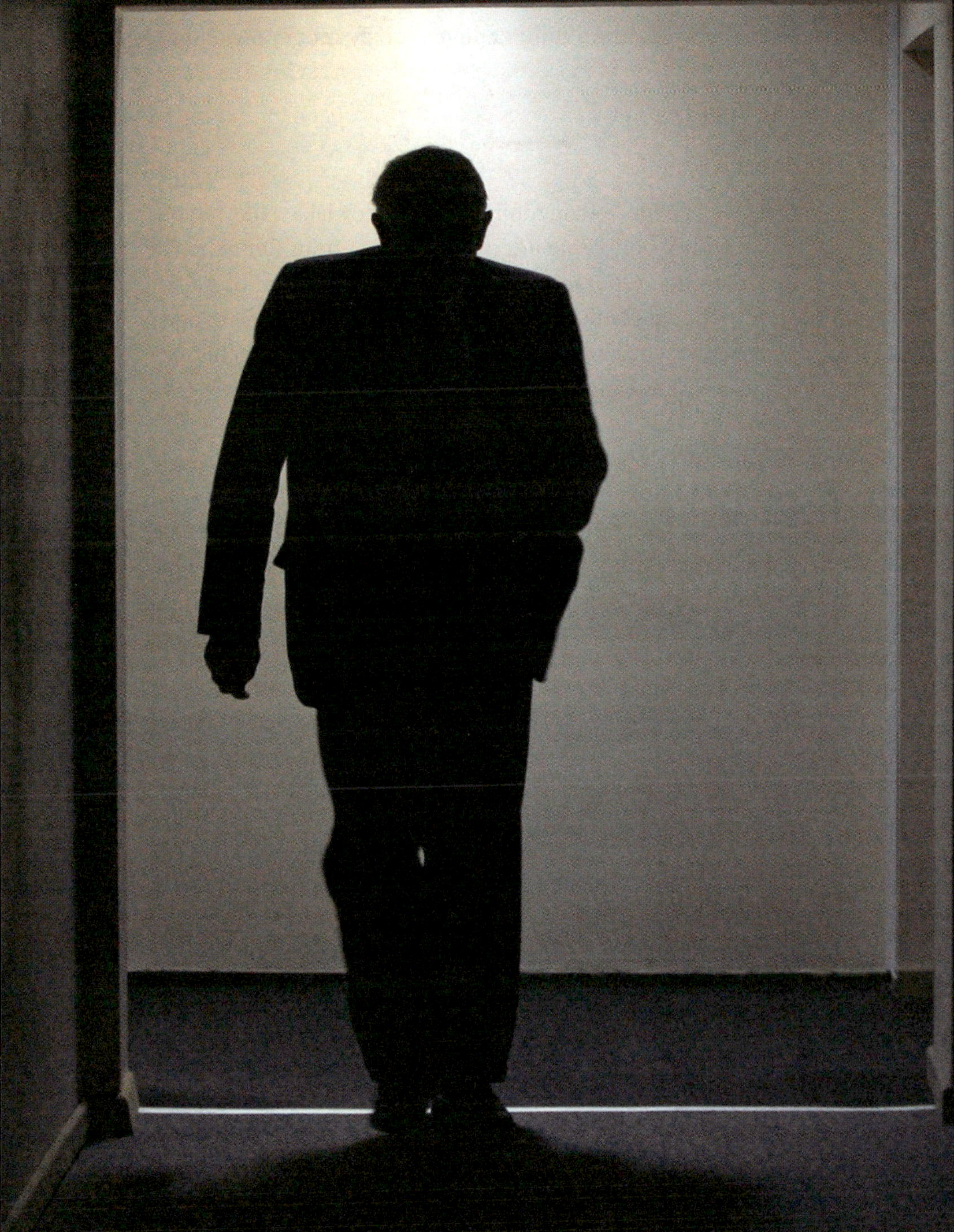

krótką mowę, od serca: – Nie możemy zawieść nadziei Polaków, nadziei spełnienia ich marzeń. Wszyscy Polacy chcą być dumni z Polski i ze swoich przedstawicieli.

Życzy posłom, by w ostatnim dniu kadencji każdy mógł powiedzieć: „Nie zawiodłem".

Wcześniej obiecywał, że nie będzie robił z siebie widowiska. Nikt nie będzie go oglądał, jeśli rak ponownie uderzy. Po koniec roku Religa znika z mediów. Ma przerzuty. Operacja, tym razem jednak chemioterapia. Pierwszą serię przechodzi gładko. W lutym 2008 roku, w trakcie drugiej serii, traci białe krwinki, wraz z nimi odporność. Czuje, że chemia niszczy go bardziej niż rak. – Zabija mnie to gówno – mówi jednemu z kolegów. Przerywa terapię.

Szybko dochodzi do siebie, ale przeczuwa, że nie ma czasu. Czerpie z życia, ile się da. W kwietniu leci z żoną na Teneryfę. Potem radioterapia. Czuje się świetnie, więc dwa dni po ostatnim zabiegu naświetlania jedzie z dziećmi i wnukami na Rodos. Wraca, zaraz rusza do Gołdapi trenować przed zaplanowanym na wrzesień turniejem dla wędkarzy. Wiosłuje. Czuje się kapitalnie.

Planują z żoną wyjazd do USA. Podróż sentymentalną. Chcą jeszcze raz odwiedzić miejsca, które poznawali trzydzieści kilka lat temu. Właściwie to przypadek, że udało im się w jednym czasie pojechać do Stanów Zjednoczonych. W PRL-u małżonkowie nigdy nie dostawali na to zgody. Za duże ryzyko, że zostaną na „zgniłym" Zachodzie. Tym razem urzędnicy w Ministerstwie Zdrowia przeoczyli, że doktor Anna Wajszczuk ma drugie nazwisko – Religa.

Ona wyjeżdża do Nowego Jorku w styczniu 1972 roku. On przyleciał w lipcu, do kliniki na Long Island profesora Adama Wesołowskiego.

Anna Religa: – Podczas tego stypendium mąż dostał w pakiecie samochód. Stary grat, ale bardzo fajny. Olbrzymi chevrolet z kanapami z przodu i z tyłu. Był niesamowicie wygodny, choć żarł benzynę jak smok. Akurat podczas naszego pobytu doszło do pierwszego kryzysu paliwowego i cena skoczyła z 30 centów za galon do niemal dolara.

Przejechali całe Wschodnie Wybrzeże, potem południowe stany, aż do Corpus Christi na granicy z Meksykiem. Urzekły ich miasta i przestrzeń między nimi.

Teraz swoją podróż sentymentalną zaczynają od Atlantic City. Pamiętają, że to miasto wielkich kongresów i rozrywki. Religa oddaje się swojej ulubionej: hazardowi. Idzie do kasyna i wygrywa 700 dolarów. Ale tylko raz, na więcej nie ma sił. Żona nalega, żeby wracali. On upiera się przy Detroit – tam się uczył u Kantrowitza. Tam mieszka brat żony. Wynajmą domek nad jeziorem Michigan i będą wspólnie łowić ryby.

800 mil, jakie dzieli Atlantic City od Detroit, pokonują w 12 godzin, na zmianę prowadząc samochód. O wędkowaniu nie ma jednak mowy. Religa nie ma sił wstać z łóżka – to odczyn popromienny. Po dwóch dniach w Detroit pierwszym samolotem wracają do Polski. Na miejscu lekarze ustawiają leczenie.

Jest jeszcze bardzo słaby, ale 2 sierpnia 2008 roku po raz ostatni jedzie do Zabrza. Jan Sarna obchodzi 60. urodziny. Siedzą w tłumie gości Pod Kasztanami. – Podszedł do niego taki młodziutki kelner: „Czego sobie profesor życzy?". Na to przybiega jeden stary i na tego młodego: „Co sie gupio pytosz! Idź po wodzionka". No jak to? Przecież wodzionki nie ma w menu! Stary na to: „Już tam w kuchni wiedzą, co Relidze ugotować". Oni go tam znali. Wiedzieli, że najbardziej lubi proste jedzenie – opowiada Sarna.

Po dwóch tygodniach znów odzyskuje siły. Jedzie na zawody wędkarskie do Gołdapi. – Nawet dobrze mu poszło – wspomina Anna Religa.

Miałem bardzo fajne życie

Zmieniony przez chorobę przychodzi jesienią do Sejmu. Nie udało mu się zmienić systemu ochrony zdrowia, nie jest już ministrem. Teraz ma nowy cel: zrobić wszystko, żeby nie spełniła się wizja jego następczyni. Ewa Kopacz

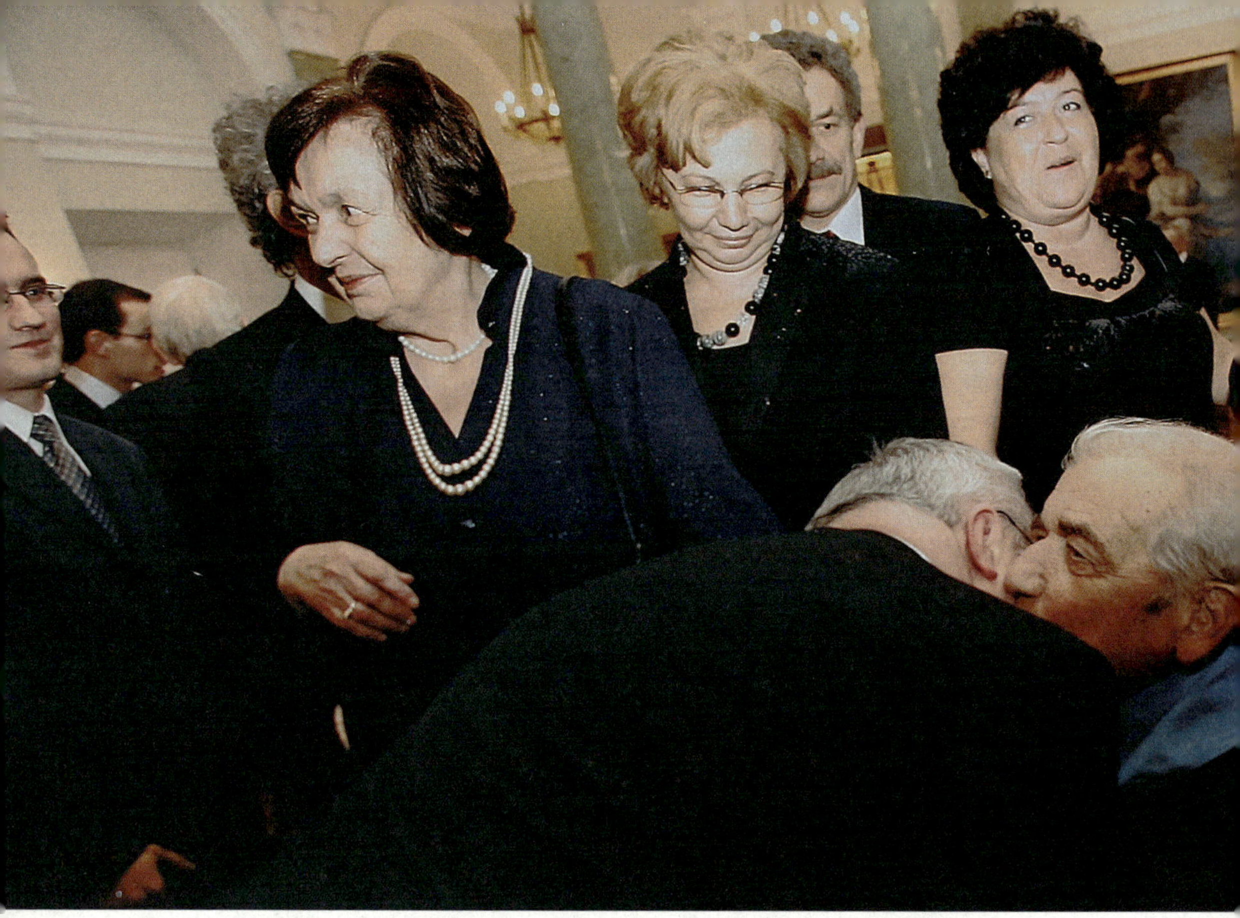

Grudzień 2008. Lech Kaczyński odznacza profesora Orderem Orła Białego. – Tej decyzji nie trzeba nawet uzasadniać – mówi prezydent. Na zdjęciu Religa odbiera gratulacje. W tle żona Anna i Małgorzata Mańka-Szulik, prezydent Zabrza

właśnie forsuje ustawy, które mają doprowadzić do przymusowego zamieniania szpitali w spółki. To otwarta droga do prywatyzacji. Prezydent Lech Kaczyński chce, żeby Polacy zdecydowali w referendum, czy chcą tego, czy nie. Pomysł prezydenta ma w Senacie przedstawić jego ekspert – poseł Religa.

28 października Senat zamiast o szpitalach zaczyna debatę o tym, czy można Religę dopuścić do głosu. Siedzi spokojnie w senatorskiej ławie, zgarbiony bardziej niż kiedyś. Milczy.

Cóż takiego by się stało, gdyby się odezwał? Platforma i tak ma większość, nie zgodzi się na referendum. Jednak nie może nic powiedzieć. Marszałek Bogdan Borusewicz pokazuje ekspertyzę prawnika z Uniwersytetu Warmińsko-Mazurskiego. Wystąpienie Religi z upoważnienia prezydenta jest formą zatrudnienia, a Kancelaria Prezydenta nie może zatrudniać parlamentarzysty. Prezydencki minister Andrzej Duda dowodzi, że Borusewicz za kilka dni będzie w imieniu prezydenta odznaczał orderami. Czy to znaczy, że też się u prezydenta zatrudnił? Borusewicz nie chce ustąpić. Senatorowie są zażenowani.

– Warto się tak szarpać w krucjacie przeciwko prywatyzacji szpitali? – pyta Religę „Dziennik". Odpowiada stanowczo: – Warto. Nic bym nie zmienił, niczego bym nie cofnął!

W tym wywiadzie mówi też, że jest dumny ze swojego życia, że było fajne. I że Pana Boga nie ma – im dłużej żyje, tym bardziej jest o tym przekonany. Wierzący mają w życiu gorzej, bo nie wiedzą, co będzie z nimi po śmierci. A on wie: – Nie będzie nic.

Wywiad ukazuje się w przeddzień Wszystkich Świętych. Dla jednych to prowokacja. Po co tak wygrażać Panu Bogu, kiedy się samemu stoi nad grobem? Dla innych totalne zaskoczenie.

– Nigdy ze mną na te tematy nie gadał, ale byliśmy razem na mszy. Jak trzeba było klęknąć, to klęknął, jak stanąć, to stanął. Zachowywał się najnaturalniej w świecie. Jak jeździł do Radia Maryja, witał się słowami „Szczęść Boże". Byłem przekonany, że to katolik, choć z pewnością nie ortodoksyjny – wspomina Bolesław Piecha.

Nie zawsze tak stanowczo deklarował niewiarę.

Zima 1988. Umiera Grażyna, młoda lekarka, stażystka, i jej ośmiomiesięczne dziecko. Nieszczelny piecyk, czad, straszna tragedia. Religa nie może wytrzymać w szpitalu. Każe Zembali zawieźć się do jakiegoś kościoła. Zembala wybiera św. Bartłomieja w Gliwicach. Jest potwornie zimno, a Religa siedzi przed ołtarzem w milczeniu półtorej godziny.

Jesień 2003. Wywiad dla „Gazety Wyborczej": – Najczęściej się modlę, gdy uważam, że dzieje się coś niesprawiedliwego.

Lato 2007, tuż po operacji: – Ja na pytanie, czy jest drugie życie, odpowiadam, że nie wiem. Po prostu nie wiem. Może jest, a może go nie ma.

Jednak teraz dla tych, którzy dobrze go znają, wyznanie niewiary nie jest żadnym zaskoczeniem. Jest szczerą odpowiedzią na pytanie. Stanisław Sołtysik: – Szedł często po bandzie. Jak mówił, że jest niewierzący, to się nawet powoływał na papieża i Watykan.

Jan Sarna: – Zawsze był ateistą, choć z domieszką agnostycyzmu. Tylko nie zawsze miał w sobie siłę albo ochotę, żeby otwarcie o tym mówić. Nie miał ochoty, bo było wielu takich, którzy próbowali go nawrócić. Kto? Sołtysik: – Za Chiny nie powiem.

Kiedyś wyznał, że chce umrzeć w jednym momencie. Jak teść albo jak ojciec, który po prostu upadł na ulicy. Miał wszczepiony stymulator i chyba mu się skończyła bateria.

Los chciał inaczej. W listopadzie lekarze odkrywają przerzuty. Wszędzie. Czwarta operacja. Powie o niej: – Rozległa i straszna. To operacja, po której długo potrzebuję dochodzić do siebie. Ale dojdę!

Z jednej strony manifestuje optymizm. Życzy wszystkim nadziei, bo bez niej nie można żyć. Choroba to jest tylko wróg, to draństwo, z którym należy walczyć i nigdy, przenigdy się nie poddawać.

Z drugiej strony wie, na czym stoi. Nigdy nie powie, że będzie źle. Ale po tej operacji w prywatnych rozmowach już nigdy nie powie, że będzie dobrze.

Grzegorz Religa: – Dla mnie to było niesamowite. Nawet nie umiem o tym za bardzo rozmawiać... Nie przypuszczałem, że można się tak pogodzić z końcem. Nie poddać, ale pogodzić. Przyszła pora i już. Umrze i nic się wielkiego nie wydarzy. Takie miał podejście: nic wielkiego się nie dzieje. Nie ma mnie na rybach, ale świat się od tego nie zmieni. Nie siedziałem w jego głowie, ale jestem przekonany, że on rzeczywiście tak myślał. Był pewien, że gdy umrze, nic się nie stanie. Świat będzie trwał.

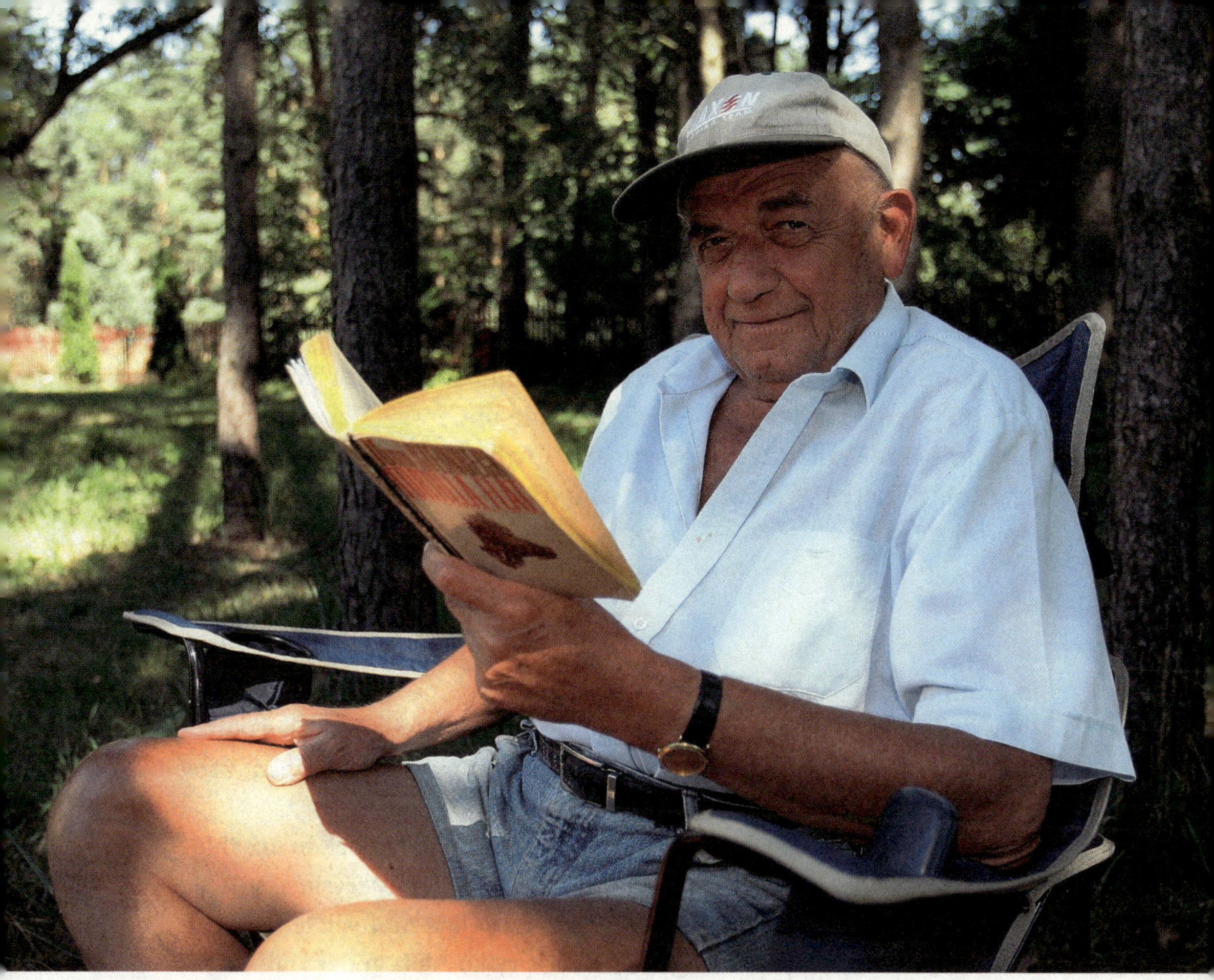

– Jestem dumny z mojego życia – powie Religa przed śmiercią. A co będzie, kiedy umrze? Odpowie, że nic się nie stanie. Zabraknie na świecie jednego człowieka, ale świat się od tego nie zmieni

Wraca do nałogu. – Żona nie zabraniała mu palić, ale czekał, aż przyjdę i zapalimy wspólnie. Patrzyłem na niego. Był jak obrazek z reklamy – czysta przyjemność! Papieros mu wybitnie smakował – opowiada Piecha.

Profesor czuje, że nie ma już czasu. Prosi Jana Sarnę, żeby przyjechał. Rozmawiają. Nie pada ani jedno słowo o śmierci, pożegnaniu. – Gadaliśmy w jego gabinecie, co dalej z fundacją, co z dziećmi. Jak on to widzi, jak ja. Na kim chcę się w przyszłości oprzeć. To była rozmowa testamentowa. Nie padło: żegnaj. Nie było patosu. Nie znosił tego. Ale jego oczy mówiły wszystko.

Do Anny Religi dzwoni warszawska dziennikarka i pyta, co by poradziła Krystynie Jandzie, bo jej mąż właśnie umiera? – Czy obce osoby mogą sobie coś radzić w takiej sytuacji? Chyba nie. Można tylko posłuchać, nic poza tym. Człowiek musi sam to przeżyć i na nowo poukładać – mówi Anna.

---

10 grudnia 2008. Tego dnia prezydent Kaczyński ma mu wręczyć Order Orła Białego. Sarna: – Czekał na mnie w swoim mieszkaniu, siedział na zydelku w korytarzu. Potem kazał iść, potrzebował więcej czasu, żeby wyjść z domu.

W pałacu ludzie prezydenta, żona, dzieci i wnuki. Maciek to już chłopisko, stoi w tyle. Za to z przodu ciekawa wszystkiego Marysia, ciągle się rozgląda na boki. Pozostali to goście, których Religa zaprosił: lekarze, ludzie z fundacji, politycy. Poza tymi z PiS są tylko Aleksander Hall, Artur Balazs, Marek Balicki i Aleksander Pociej.

Orzeł Biały za nieprzeciętny wkład w życie publiczne, za tysiące uratowanych ludzi, za okazywane im serce. Religa słucha prezydenta na siedząco, a kiedy wstaje, głos mu się łamie. Dziękuje tym, z którymi współpracował, żonie, prezydentowi.

Po tej uroczystości pojawi się publicznie chyba jeszcze tylko raz, 14 stycznia w hotelu Bristol na gali „Pulsu Medycyny". Po raz trzeci wygrywa plebiscyt na najbardziej wpływowego człowieka w ochronie zdrowia.

Bardzo chciał tam pójść, żeby jeszcze raz powiedzieć, co uważa za ważne. – Będzie tam kupa ludzi wszystkich opcji. Chcę im powiedzieć jedną tylko rzecz: że bez dodatkowych pieniędzy publicznych żadna reforma służby zdrowia się nie uda. Żadna! I tyle mam do powiedzenia tym ludziom!

Na zdjęciach jest uśmiechnięty.

Patrz tam jako, Zbyszku

W niedzielę 8 marca w telewizji trwa akcja „Z sercem dla serca". Fundacja Rozwoju Kardiochirurgii zbiera pieniądze na budowę sztucznego serca. Między jednym a drugim programem 10-15 minut na żywo lub z taśmy. Sarna jest od rana w warszawskim studiu TVP. Ma być też Grzegorz Religa, ale dzwoni, że jednak nie przyjdzie. – Nic więcej nie powiedział, a ja go nawet nie spytałem dlaczego – mówi Sarna.

Po południu wraca autem z Warszawy. Dzwoni Anna Religa. To koniec.

– On uratował mi życie i dziś nie żyje. A ja żyję dalej. Czy to jest w porządku? – pyta Jerzy Badurski. Czuje, że nie, że to niesprawiedliwe. Na pogrzebie pojawią się setki takich jak on. Po przeszczepie, po zastawkach, po by-passach. Oni żyją, a on w grobie. Niesprawiedliwe.

Co powiedziałby na to Religa? Kiedyś już go o to pytano. Odparł: – Czy śmierć jest sprawiedliwa? Co znaczy sprawiedliwość w przypadku walki o życie? Kiedyś trzeba umrzeć! Nie jesteśmy w stanie przedłużać ludziom życia w nieskończoność.

Było jasne, że ceremonia będzie świecka. Tysiące ludzi, setki sztandarów. Prezydent, premier, delegacje z Sejmu i Senatu. Lekarze z Zabrza przyjeżdżają autokarem, podobnie jak piłkarze i działacze Górnika. Ze

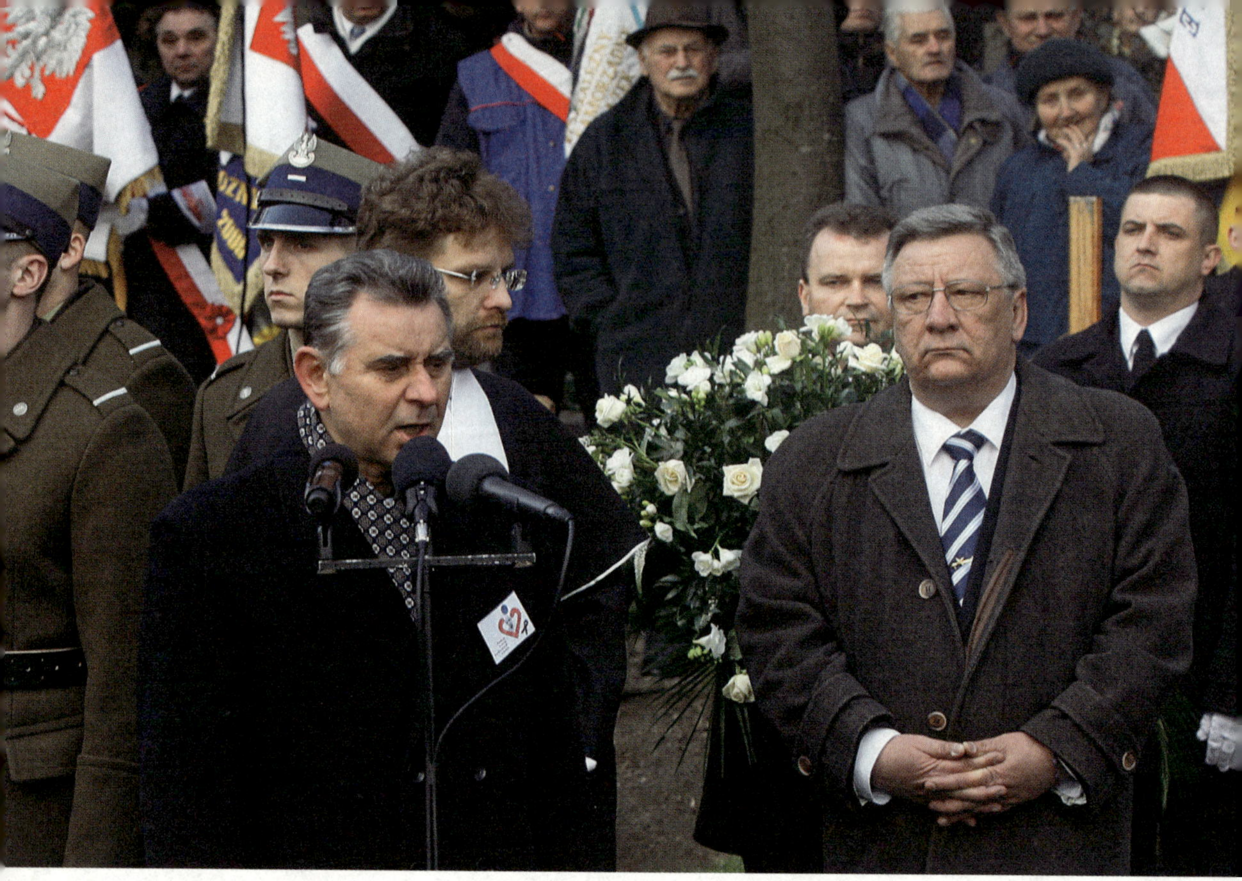

Pogrzeb odbywa się 13 marca w piątek. Było jasne, że ceremonia będzie świecka. Profesora żegna przyjaciel Jan Sarna. – Zajrzę tu do Ciebie od czasu do czasu – obiecuje. – Opowiem, co ze sztucznym sercem, jak grał Górnik...

Śląskiej Akademii Medycznej tylko jeden prorektor, choć to najsłynniejszy lekarz tej uczelni. Rektor Ewa Małecka-Tendera przyśle wieniec pocztą kwiatową.

Poza tym wszyscy, każdy chce przemawiać: prezesi, burmistrzowie, wójtowie.

Jan Sarna: – Mówię im, że za dużo tych przemówień, ale wójt Wiskitek, do której należą rodzinne Miedniewice, załatwił to sobie w Kancelarii Prezydenta. Obiecał, że będzie mówił tylko minutę. Potem gadał więcej, ale – szczerze mówiąc – jakie to ma znaczenie.

Sarna mówi krótko:

– Posłuchaj, Zbyszku. Są tu Maciek i Marysia, Małgosia i Grzesiek – a wszyscy wokół twojej Hanki.

Przed chwilą zagrał ci Armstrong. Może kiedyś zanuci ci Presley?

Chciałeś mieć pogrzeb skromny – i masz! Skromniejszego już się nie dało zrobić.

A zrobilibyśmy znacznie bogatszy, gdybyś tylko nam pozwolił.

Dzwonili już do mnie: dyrektor zespołu Śląsk, Marek Torzewski, ktoś nawet oferował sztuczne ognie.

Mówię mu, że nie ma takiej tradycji, a głos na to: „No tak, ale dla Religi!?".

Jest nas tu wielu, ale niedługo będzie cicho.

Zajrzę tu do Ciebie od czasu do czasu. Opowiem, co ze sztucznym sercem, jak grał Górnik...

Jak biorą ryby – nie powiem, bo wiesz, że się na tym nie znam.

Myślałem, jakich wielkich słów użyć, by pożegnać takiego giganta jak Ty.

I wiesz co? Powiem ci po naszemu, po śląsku: „Patrz tam jako, Zbyszek, patrz tam jako!".

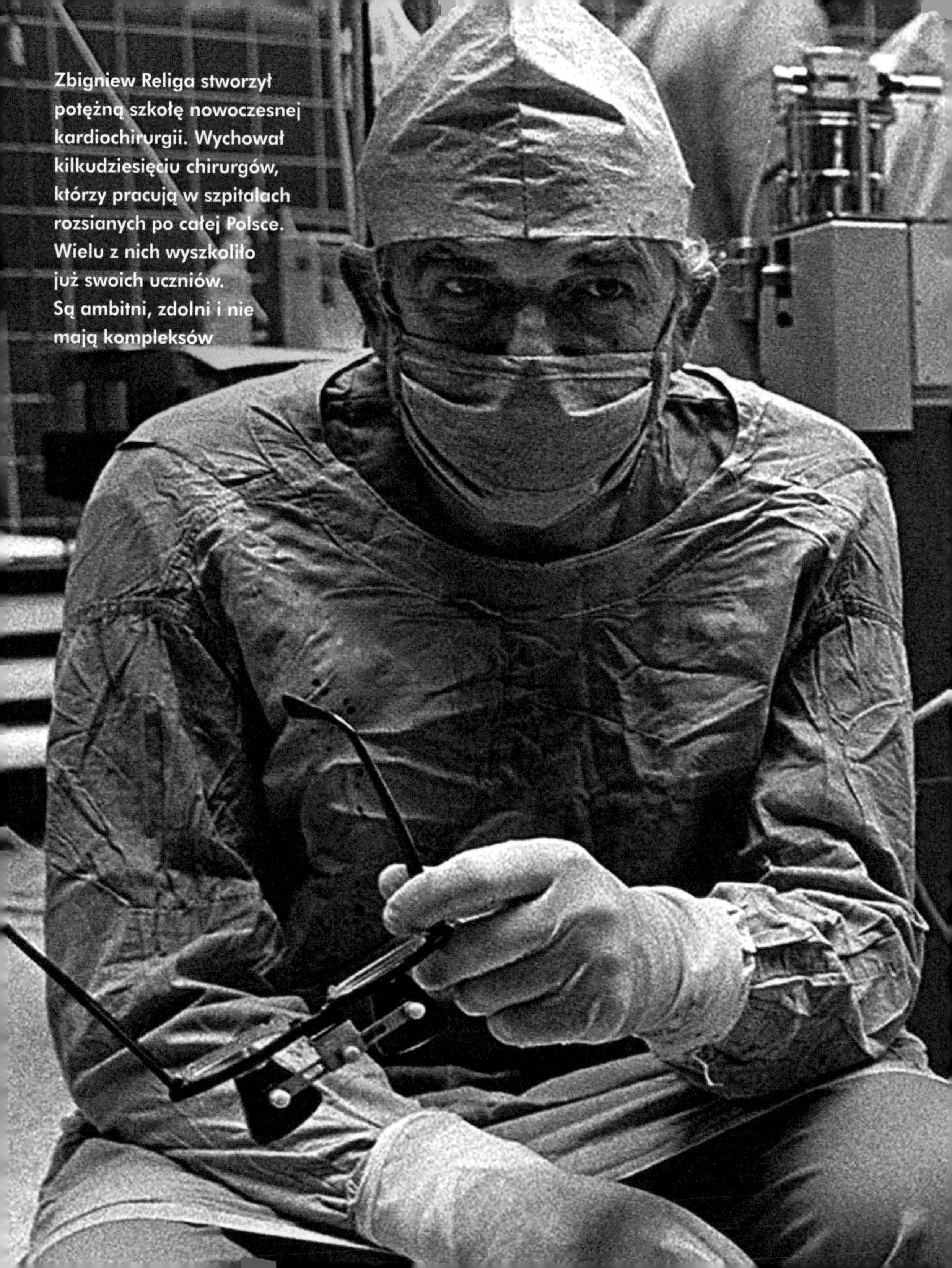

Zbigniew Religa stworzył potężną szkołę nowoczesnej kardiochirurgii. Wychował kilkudziesięciu chirurgów, którzy pracują w szpitalach rozsianych po całej Polsce. Wielu z nich wyszkoliło już swoich uczniów. Są ambitni, zdolni i nie mają kompleksów

TO JESZCZE NIE KONIEC

Do roku 1985 w Polsce przeszczepiano tylko nerki – około 140-150 rocznie. Po pierwszej udanej transplantacji serca nastąpił boom – przeszczepów nerek było dwa razy tyle, w 1987 doszło do pierwszej próby przeszczepienia wątroby, rok później do pierwszej równoczesnej transplantacji nerki i trzustki u chorego z cukrzycą. Od 1985 roku w Polsce przeprowadzono ponad 22 tysiące operacji przeszczepienia narządów, w tym ponad 2 tysiące serc.

W 1988 roku profesor Andrzej Bochenek był pierwszym z najbliższych współpracowników Religi, który opuścił Zabrze. Został szefem Kliniki Kardiochirurgii w Górnośląskim Centrum Medycznym w Katowicach Ochojcu. Kierował nią niemal przez ćwierć wieku. Zasłynął między innymi z pierwszych w kraju operacji małoinwazyjnych z użyciem robota. Dziś jest współwłaścicielem American Heart of Poland – największej w Polsce prywatnej sieci szpitali dla chorych na serce.

W 1990 roku w Ochojcu została otwarta II Klinika Kardiochirurgii. Kierował nią – z rekomendacji Religi – profesor Stanisław Woś. W roku 1996 wykonał pierwszą w Polsce operację wszczepiania by-passów bez otwierania klatki piersiowej (przez szparę w żebrach). W latach 1996-99 profesor Woś był prorektorem Śląskiej Akademii Medycznej, a w latach 2001-12 konsultantem krajowym w dziedzinie kardiochirurgii.

Profesor Michał Wojtalik, któremu Religa powierzył w 1990 roku rozwijanie w Zabrzu kardiochirurgii dziecięcej, kieruje dzisiaj własną kliniką na Uniwersytecie Medycznym w Poznaniu. Nieustraszony. Jeździł z Religą i innymi lekarzami do Gruzji, żeby ratować dzieci. – Pamiętam, że jak weszli do sali, to od razu się cofnęli. Stwierdzili, że w takich warunkach nie będą operować. Tylko Wojtalik powiedział, że nie jesteśmy od tego, żeby oceniać warunki, ale żeby pomóc – wspominał Jan Sarna. Profesor Wojtalik zbudował przy swojej klinice hotel dla rodziców swoich małych pacjentów oraz dla młodych lekarzy z Ukrainy, Białorusi i Gruzji, którzy przyjeżdżają do niego po naukę.

Profesor Janusz Skalski, z zamiłowania nie tylko kardiochirurg, ale i historyk medycyny, opuścił Zabrze, by poprowadzić klinikę w Uniwersyteckim Szpitalu Dziecięcym w Krakowie.

Jacek Moll, syn słynnego profesora Jana Molla, postanowił zostać lekarzem dopiero, gdy zdobył tytuł inżyniera mechanika. Zostawił Łódź i przyjechał do Zabrza, żeby się uczyć kardiochirurgii. Teraz kieruje Kliniką Kardiochirurgii w Centrum Matki Polki.

Ulubiony uczeń Religi, profesor Romuald Cichoń, opuścił Zabrze w połowie lat 90. Wyjechał do Niemiec, gdzie zyskał ogromną sławę jako niezwykle zręczny operator i specjalista od zabiegów z użyciem robota chirurgicznego – przeprowadził ich około 300, najwięcej na świecie. W 2002 roku otworzył pierwszy w Polsce prywatny szpital kardiochirurgiczny – Dolnośląskie Centrum Chorób Serca we Wrocławiu. Religa chciał, żeby Cichoń kierował Instytutem Kardiologii w Aninie, ale ten odmówił. Swojemu mentorowi wyjaśniał, że woli od zera budować coś swojego. Religa długo nie mógł mu wybaczyć tej odmowy.

Profesor Cichoń poza pracą w swoich prywatnych szpitalach kieruje także Kliniką Kardiochirurgii w Centralnym Szpitalu Klinicznym

Warszawskiego Uniwersytetu Medycznego. Razem z zespołem pracuje także okresowo w Clinique des Oasis, w pustynnym mieście Ghardaia, 600 km na południe od Algieru.

Syn profesora, Grzegorz Religa, bardzo chciał operować, byle nie serca. Los chciał inaczej. Znajdował pracę przy szefach, którzy – wzorem starej szkoły – niechętnie dopuszczali młodych lekarzy do stołów zabiegowych. W końcu w 1997 roku przyjął pracę na kardiochirurgii w Instytucie w Aninie. Kiedy cztery lata później profesor Zbigniew Religa zaczął kierować instytutem, chcąc nie chcąc, stał się podwładnym ojca.

– Ale ani mnie nie forował, ani nie gnębił. Nienawidził jednego: ciągle się spóźniałem. Mówił wtedy bardzo surowym tonem: „Panie doktorze, jeśli pan chce tutaj dalej pracować, to proszę więcej tego nie robić". To było na serio – wspomina doktor Grzegorz Religa. W 2009 roku wraz z profesorem Jackiem Różańskim pierwsi w Polsce wszczepili choremu implantowalną pompę wspomagania serca HeartWare. Prowadzi badania nad nową polską pompą – Religa Heart Ext.

Dawny Wojewódzki Ośrodek Kardiologii w Zabrzu nosi teraz nazwę: Śląskie Centrum Chorób Serca. To najważniejsze dziecko profesora. Od 1993 roku dyrektorem centrum jest profesor Marian Zembala. Szpital cieszy się opinią wiodącego w kraju ośrodka leczenia chorób serca.

W 1999 roku rozpoczął się tu program transplantacji serca u małych dzieci – do tej pory przeprowadzono prawie sto przeszczepów, a najmłodszym pacjentem był zaledwie sześciomiesięczny chłopiec. W 2000 roku zespół w składzie Roman Przybylski, Adam Grzybowski i Ewa Urbańska po raz pierwszy w Polsce uratował w Zabrzu nowo narodzone dziecko ze skrajną niewydolnością oddechową, stosując ECMO, czyli aparat zastępujący jednocześnie pracę serca i płuc. W tym samym roku profesor Janusz Skalski i doktor Ireneusz Haponiuk przeprowadzili tu pierwsze małoinwazyjne operacje wrodzonych wad serca u dzieci.

W 2001 roku w Zabrzu wykonano pierwszą, zakończoną powodzeniem, transplantację serca i płuc. Rok później doktor Roman Przybylski i profesor Lech Cierpka przeprowadzili pierwszą i jak dotąd jedyną równoczesną transplantację serca i nerek.

Od 2007 roku szpital w Zabrzu jako pierwszy w kraju rozpoczął program mechanicznego wspomagania krążenia u dzieci, a w 2011 roku dokonano tu pierwszego w Polsce przeszczepu płuc u chorego z mukowiscydozą.

Zbigniew Religa stworzył potężną szkołę nowoczesnej kardiochirurgii. Wychował kilkudziesięciu chirurgów, którzy pracowali i pracują na oddziałach kardiochirurgicznych rozsianych po całej Polsce. Wielu z nich wyszkoliło już swoich uczniów. Można ich spotkać niemal w każdym szpitalu, w którym operuje się serce. Są ambitni, szybko się uczą, jeżdżą po świecie i nie mają kompleksów. Potrafią robić wszystko to, co się robi w najlepszych ośrodkach na świecie. Ta armia świetnie wyszkolonych kardiochirurgów to największe dzieło profesora Religi.

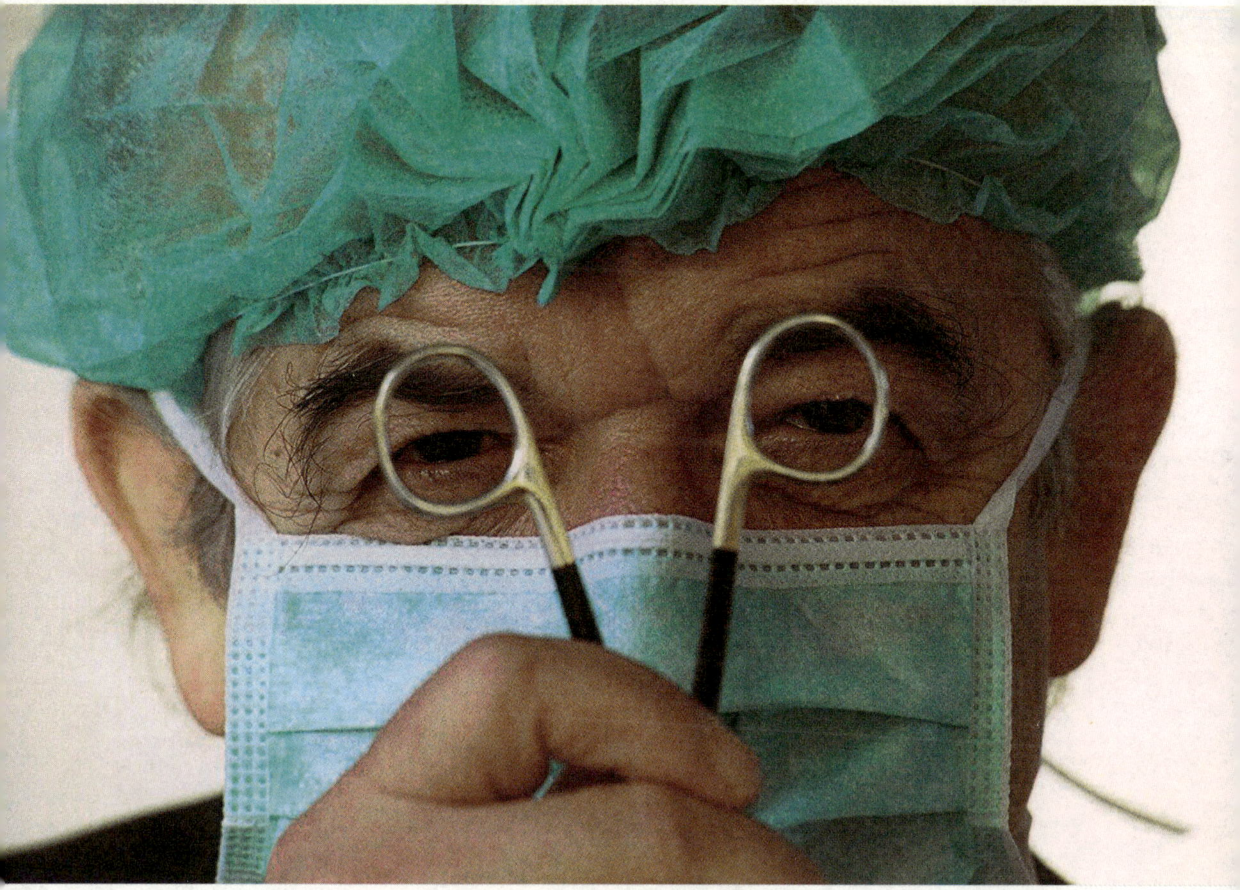

Bibliografia

KSIĄŻKI

Tadeusz Bujak, *Darowane życie*, Warszawa – Zabrze 2007

Tadeusz Bujak, *Drugie serce*, Zabrze 2000

Grażyna Cetys-Ratajska, *Profesor Religa*, Nitrotest, Koszalin 1992

Antoni Jan Dziatkowiak, *Serce i skalpel*, Anabasis, Kraków 2010

Helena Kowalik, *Hipokrates przed sądem*, Muza, Warszawa 2013

Jan Osiecki, *Zbigniew Religa. Człowiek z sercem w dłoni*, Prószyński i S-ka, Warszawa 2009

Hubert Swolkień, *Serce do polityki. Rozmowa ze Zbigniewem Religą*, Octopus Centre, Wrocław 2006

Jürgen Thorwald, *Pacjenci*, Wydawnictwo Literackie, Kraków 1995

Jürgen Thorwald, *Triumf chirurgów*, Znak, Kraków 2009

Jacek Żakowski, *Rozmowy z lekarzami*, Młodzieżowa Agencja Wydawnicza, Warszawa 1987

ARTYKUŁY

Marian Bijoch, *My to będziemy robić*, „Panorama Śląska", 1895

Anna Bikont, *W politykę wpadłem na środku jeziora*, „Gazeta Wyborcza", 22.01.1994

Krystyna Bochenek, Dariusz Kortko, *Zbigniew Religa: Moich siedem grzechów głównych*, „Magazyn" dodatek „Gazety Wyborczej", 13.10.2003

Elżbieta Cichocka, *Z chirurga prezydent?*, „Gazeta Wyborcza" 19.02.2005

Elżbieta Cichocka, *Religa: Nie wierzę, by lekarz zabił pacjenta*, „Gazeta Wyborcza", 15.02.2007

Elżbieta Cichocka, *Religa: to był błąd, nie morderstwo*, „Gazeta Wyborcza", 16.02.2007

Elżbieta Cichocka, *Prezydent pogodził Religę z Piechą. Lekarze dalej protestują*, „Gazeta Wyborcza", 12.05.2006

Adam Czerwiński, *Profesor Moll przeszczepia serce*, „Ale Historia" dodatek „Gazety Wyborczej", 07.05.2012

Marek Dreszer, Olena Skwiecińska, Robert Sołtyk, *Dla chorych zrobię wszystko*, „Gazeta Wyborcza", 19.03.1994

Iwona Hajnosz, Agnieszka Pochrzęst, *Wykonywał najwięcej przeszczepów*, „Gazeta Wyborcza", 15.02.2007

Iwona Hajnosz, *Trudny charakter doktora G.*, „Gazeta Wyborcza", 19.02.2007

Iwona Hajnosz, Bogdan Wróblewski, *Religa nie odpuszcza dr. G.*, „Gazeta Wyborcza", 1.12.2008

Michał Henzler, *Zagubione serca (i inne narządy)*, „Polityka", 27.11.2004

Rafał Kalukin, *Kandydat mało polityczny*, „Gazeta Wyborcza", 23.06.2006

Elżbieta Karalińska, *Serce ponownie zaczęło bić*, „Trybuna Robotnicza", 7.11.1985

Barbara Kasprzycka, Renata Kim, *Jestem dumny z mojego życia*, „Dziennik", 31.10.2008

Renata Kim, *Religa: Nie boję się niczego, nie boję się śmierci*, „Dziennik", 18.06.2007

Renata Kim, *Doktora G. operacja sądowa*, „Wprost" nr 25/2011

Aleksandra Klich, Judyta Watoła, *Wojny krzyżowe Andrzeja Sośnierza*, „Gazeta Wyborcza", 14.06.2006

Dariusz Kortko, Judyta Watoła, *Droga do serca*, „Duży Format", dodatek „Gazety Wyborczej", 15.03.2001

Agnieszka Kublik, Monika Olejnik, *Zemsta ministrów PiS na doktorze G.*, „Gazeta Wyborcza", 12.01.2008

Agnieszka Kublik, *Operacja CBA na otwartym sercu*, „Magazyn", dodatek „Gazety Wyborczej", 12.01.2013

Błażej Kupski, *Prawie siedem lat bez ojca*, „Gazeta Wyborcza Katowice", 4.05.2012

Placido Domingo w Zabrzu, PAP, „Gazeta Wyborcza", 14.10.1992

Piotr Machajski, Bogdan Wróblewski, *Sąd zdecyduje, czy wybitny chirurg trafi za kratki*, „Gazeta Stołeczna", 14.02.2007

Piotr Machajski, Bogdan Wróblewski, *Sąd nie wierzy, że doktor zabił*, „Gazeta Wyborcza", 08.05.2007

Piotr Machajski, wrób., Elżbieta Cichocka, *Wyrok na doktora G.*, „Gazeta Wyborcza", 15.02.2007

Piotr Machajski, wrób., *Jak CBA namierzyło doktora G.*, „Gazeta Wyborcza", 16.02.2007

Ewa Solińska, *Król tenorów*, „Życie Warszawy", 7.12.1992

Mariusz Szczygieł, *Aria dla serc*, „Gazeta Wyborcza", 7.12.1992

Małgorzata Solecka, *Znowu się zakotłowało*, „Rzeczpospolita", 9.01.2006

Sylwia Szparkowska, *Czarne chmury nad Millerem*, „Rzeczpospolita" 17.01.2006

Sylwia Szparkowska, *Gdzie powstają ustawy o zdrowiu*, „Rzeczpospolita", 20.01.2006

Robert Walenciak, *Koniec mnie nie przeraża*, „Przegląd" nr 4/2009

Judyta Watoła, *Tu bije serce*, „Gazeta Wyborcza – Raport z Górnego Śląska", 18.04.2000

Judyta Watoła, *Niech się mury pną do góry*, „Gazeta Wyborcza Katowice", 21.04.2001

Judyta Watoła, *Życie na szpitalu*, „Gazeta Wyborcza", 6.10.2004

Judyta Watoła, *Przywrócony do życia*, Przeszczep.pl, dodatek „Gazety Wyborczej", 26.01.2006

Judyta Watoła, *Religa: Liczy się tylko serce*, „Gazeta Wyborcza", 13.09.2006

Judyta Watoła, *Zbigniew Religa, jakiego nie znacie*, „Gazeta Wyborcza Katowice", 13.03.2009

Barbara Warpechowska, Marek Dreszer, *Nici z francuskiego kredytu*, „Gazeta Wyborcza Katowice", 12.08.1994

Bogdan Wróblewski, mint., kid., PAP, *Dr G. bez taryfy ulgowej. CBA potępione*, „Gazeta Wyborcza", 5.01.2013

Bogdan Wróblewski, *Przeszczepów nie ma, CBA na tropie*, „Gazeta Wyborcza", 16.03.2007

Bogdan Wróblewski, *Dr Mirosław G., podejrzany o zabójstwo i korupcję kardiochirurg, zostaje w areszcie*, „Gazeta Wyborcza", 16.03.2007

Bogdan Wróblewski, *Prof. Dziatkowiak: Ja też popełniłem wiele takich „morderstw"*, „Gazeta Wyborcza", 19.03.2007

Bogdan Wróblewski, *42 zarzuty korupcji dla doktora Garlickiego*, „Gazeta Wyborcza" 10.09.2008

Łukasz Wyrzykowski, *Serce*, „Przekrój", 17.11.1985

Sławomir Zagórski, *Zastawka Religi*, „Gazeta Wyborcza", 9.06.1995

FILMY

Halina Szymura, *Zbigniew Religa – profesor od serca*, film dokumentalny, TVP 2010

AUDYCJE RADIOWE I TELEWIZYJNE

Aleksander Trzaska, *Tylko jedna matka płacze*, Radio Katowice 1985

Wywiady radiowe z prof. Zbigniewem Religą w Radiu Piekary z 16.03.2007 i 14-15.05.2008

Marek Nowicki, *Ostatnia rozmowa z prof. Religą*, TVN 24, grudzień 2008

Program specjalny TVN 24, z 8.03.2009

DOKUMENTY

1. Wspomnienia Eugeniusza Religi, rękopis, zbiory Anny Wajszczuk-Religowej
2. Życiorys Zofii Religi sporządzony przez męża Eugeniusza, zbiory Anny Wajszczuk-Religowej
3. Życiorys Eugeniusza Religi sporządzony przez niego samego, maszynopis, zbiory Anny Wajszczuk-Religowej
4. Listy Eugeniusza Religi z oflagu do żony, zbiory Anny Wajszczuk-Religowej
5. Stenogram z 19. posiedzenia Sejmu 7.06.2006. „Informacja rządu na temat sytuacji w służbie zdrowia"
6. Poświadczone tłumaczenie opinii prof. dr. med. h.c. mult. Rolanda Hetzera w sprawie pacjentów doktora Mirosława Garlickiego przygotowana na zlecenie Prokuratury Okręgowej w Warszawie
7. Opinia prof. Zbigniewa Religi dotycząca postępowania przed- i pooperacyjnego oraz ocena badania sekcyjnego u zmarłego Jerzego Gołąba przygotowana na zlecenie Prokuratury Okręgowej w Warszawie

WWW

TVN24.pl

kdj, *Relidze ufamy najbardziej*, 25.10.2007

apl, *Religa: Nie rozpaczam i nie szlocham*, 18.06.2007

mpj, *Kopacz: Poprawię projekt Religi*, 9.01.2008

mkos, *Zdrowy duet – Kopacz i Religa*, 22.01.2008

prm/mlas, *Religa: Nie myliłem się w sprawie G.*, 9.05.2008

mpj/mat, *Kto mówi, że ekspertyza jest zła, ten skurczysyn*, 9.05.2008

Dziennik.pl:

Amelia Łukasik, *Anna Religa: Mąż nie był wojującym ateistą*, 30.05.2009

Fakt.pl

Adam Iwański, *Religa o mężu: Uciekał ze szpitala*, 5.05.2009

Styl.pl

Małgorzata Domagalik, *Trudno jest mi uwierzyć w życie pozagrobowe*, 1.12.2009

INNE

Błażej Kupski, Materiały do biografii Zbigniewa Religi, doktoranckie badania naukowe

Blisko serca, materiał filmowy o Fundacji Rozwoju Kardiochirurgii

Materiał wideo rejestrujący 60. urodziny prof. Religi w Zabrzu, Fundacja Rozwoju Kardiochirurgii, 1998

Redakcja
Mariusz Burchart

Korekta
Teresa Kruszona

Fotoedytor
Sylwia Tukendorf

Przygotowanie zdjęć do druku
PANCZAKIEWICZ ART.DESIGN – www.panczakiewicz.pl

Zdjęcie na okładce
Wojciech Surdziel/Agencja Gazeta

Projekt graficzny okładki i makiety oraz skład
Paweł Panczakiewicz / PANCZAKIEWICZ ART.DESIGN

Fotografie

Grzegorz Celejewski/Agencja Gazeta str. 2, reprodukcje z archiwum prywatnego profesora Andrzeja Bochenka str. 62, 126; Krzysztof Miller/Agencja Gazeta str. 4, 10-11, 278, 308; Wojciech Surdziel/Agencja Gazeta str. 313; Bartosz Bobkowski/Agencja Gazeta str. 248, 283; Jacek Łagowski/Agencja Gazeta str. 252; Wojciech Olkuśnik/Agencja Gazeta str. 255, 262, 267, 273, 292; Darek Redos/Reporter str. 297; Adam Kozak/Agencja Gazeta str. 259; Andrzej Iwańczuk/Agencja Gazeta str. 233; Dariusz Kulesza/Agencja Gazeta str. 237; Sławomir Kamiński/Agencja Gazeta str. 178, 238, 270; Joanna Nowicka/Agencja Gazeta str. 184; Dawid Chalimoniuk/Agencja Gazeta str. 188, 227; Grzegorz Rogiński/Forum str. 230; Wojciech Barczyński/Forum str. 288; Grzegorz Celejewski/Agencja Gazeta – reprodukcje str. 6, 97, 207, 208, 216, 291; Marta Błażejowska/Agencja Gazeta str. 221; Piotr Jankowski/Agencja Gazeta str. 9; Corbis/FotoChannels str. 12, 45, 170; Franciszek Mazur/Agencja Gazeta – reprodukcje z archiwum prywatnego Anny Religi str. 15, 16, 24, 32, 48, 54, 65, 72, 77, 78, 82, 88, 118, 145, 148, 150, 153, 154, 162, 165, 300; Adam Nocoń/SE/East News str. 303; Kuba Kamiński/Fotorzepa/Forum str. 306; Irena Jarosińska/Forum str. 21; Photoshot/UPPA/BE&W str. 26; Topfoto/Forum str. 34; fotopolska.eu str. 39; Wikimedia Commons str. 42; Stanisław Jakubowski/PAP str. 50, 70-71, 90, 93, 102, 111, 134; Getty Images/Gallo Images Poland str. 59, 106; archiwum Fundacji Rozwoju Kardiochirurgii str. 68; Agencja Gazeta str. 81; Lucjan Fogiel/Forum str. 87; PAP/ITAR-TASS str. 114; Foka/Forum str. 123; CAF/PAP/Zbigniew Matuszewski str. 130; CAF/PAP/Ireneusz Radkiewicz str. 133; Michał Mutor – reprodukcje z archiwum prywatnego Anny Religi str. 157; Irek Dorożański/Edytor.net str. 159; Adam Iwański/Fakt/Forum str. 166; Maciej Jarzębiński/Agencja Gazeta str. 168; Bartłomiej Barczyk/Agencja Gazeta str. 195; Jacek Bednarczyk/PAP str. 198; Marcin Łobaczewski/Reporter str. 241; Sławomir Mielnik/Agencja Gazeta str. 245

Redaktor naczelny
Paweł Goźliński

Producenci wydawniczy
Małgorzata Skowrońska, Robert Kijak

Koordynacja projektu
Katarzyna Kubicka

WYDAWCA
Agora SA
ul. Czerska 8/10
00-732 Warszawa
www.wydawnictwoagora.pl

ISBN: 978-83-268-1354-2

Druk
Drukarnia Perfekt